Guide de médecine intégrative de la Clinique Mayo

Cet ouvrage a bénéficié du soutien de la

Fondation Medintegra pour le développement de la médecine intégrative

Au service du public, des professionnels de la santé et des institutions, la Fondation Medintegra soutient des projets qui visent au développement d'une offre de soins de qualité, par des collaborations et des synergies entre médecines conventionnelle et complémentaire, dans le respect des sensibilités et attentes de chacun. Fondée en 2015, la Fondation Medintegra est la plus ancienne fondation suisse dédiée à la médecine intégrative.

Principales missions de Medintegra
Afin d'améliorer significativement la santé des patients, la Fondation Medintegra s'est fixé trois missions principales :

- Soutenir la formation de médecins, infirmiers ou étudiants dans le domaine de la médecine complémentaire et intégrative.
- Renforcer l'implémentation de soins de médecine intégrative destinés aux patients dans les hôpitaux publics de Suisse romande.
- Informer au sujet de la médecine complémentaire et intégrative, en tenant compte des données scientifiques les plus récentes.

Faire un don
Votre soutien est précieux. 100% de vos dons vont directement aux projets pour les patients. Les frais de fonctionnement sont couverts par nos partenaires. La Fondation Medintegra est reconnue d'utilité publique. En Suisse, tous vos dons sont fiscalement déductibles.

Pour faire un don : www.medintegra.ch
CH76 0076 7000 T537 2982 8 ou BCV, Lausanne CCP 10-725-4,
en faveur de Fondation Medintegra, 1009 Pully

Medintegra
Together for better care

Guide de médecine intégrative de la Clinique Mayo

Quand la médecine conventionnelle s'allie à la médecine complémentaire

Brent A.Bauer
Préface de Pierre-Yves Rodondi

Cet ouvrage a bénéficié du soutien de la Fondation Leenaards
et de l'initiative Santé Intégrative & Société

Initiative Santé intégrative & Société (santeintegra.ch)
La médecine intégrative souhaite rassembler les différentes approches de soins dans le respect de leur pratique et pour le bien des patients. Le patient est au début du processus de guérison et devient acteur de son équilibre et de son bien-être. La médecine intégrative reste pour l'instant un domaine émergeant de la médecine et des soins. L'initiative Leenaards «Santé Intégrative» (SantéIntégra) soutient des projets qui rassemblent les différents mondes de la santé.

L'initiative Santé intégrative & Société est portée par la Fondation Leenaards et par Médecine & Hygiène/Planète Santé.

FONDATION LEENAARDS

Santé Intégrative & Société
santeintegra.ch
Rassembler les mondes de la santé

Conception graphique: Jennifer Freuler
Illustration de couverture: Muti/Folioart
Provenance des images: alamy (p.113), istock (pp. 123, 137, 164, 171, 172, 177, 179, 181, 185, 186, 189, 193), adobestock (p. 174), wikicommons (p. 190).

ISBN: 978-0-8487-5660-4
Numéro de référence de la bibliothèque du Congrès: 2017932106

Chemin de la Mousse, 46
CH-1226 Chêne-Bourg
boutique.planetesante.ch

ISBN: 9782889410750
ISBN epub: 9782889410866
ISBN mobi : 9782889410927

Clinique Mayo

Rédacteur médical
Pr Brent A. Bauer

Directeur de la rédaction
Paula M. Markiw Limbeck

Rédacteur en chef
Karen R. Wallevand

Directeur de la rédaction
Stéphanie K. Vaughan

Directeur Produit
Christopher C. Frye

Illustration, Photographie et Production
Steward J. (Jay) Koski, Kent McDaniel, Matthew C. Meyer, Gunnar T. Soroos, Malgorzata (Gosha) B. Weivoda

Recherche
Abbie Y. Brown, Deirdre A. Herman, Eirka A. Riggin

Révision
Mirand M. Attleseh, Alison K. Baker, Julie M. Mass

Référencement
Steve Rath

Contributions
Anjali Bhagra, M.D.,
Barbara K. Bruce, Ph.D., L.P.,
Paul E. Carns, M.D.,
Tony Y. Chon, M.D.,
Edward T. Creagan, M.D.,
Kevin C. Fleming, M.D.,
Ralph E. Gay, M.D., D.C.,
Jennifer L. Hauschulz,
Jennifer L. Koski,
James T Li, M.D., Ph.D.,
Connie A. Luedtke, R.N., RN-BC,
Denise M. Millstine, M.D.,
Arya B. Mohabbat, M.D.,
Katherine M. Piderman, Ph.D.,
Jessica M. Smidt,
Amit Sood, M.D.,
Jon C. Tilburt, M.D.

Pour la version française
Traduction : Virginie Barral
Validation scientifique :
Pr Pierre-Yves Rodondi

Avertissement : Les noms commerciaux de médicaments qui apparaissent dans l'ouvrage sont cités à titre d'exemple et ne constituent en aucun cas leur promotion.

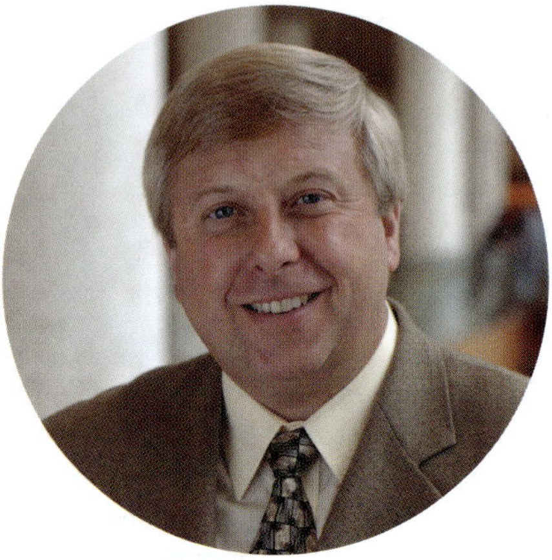

Pr Brent A. Bauer

Rédacteur médical du Guide de Médecine Intégrative de la Clinique Mayo *et Directeur de recherche du programme Médecine Intégrative et Santé, à la Clinique Mayo de Rochester, Minnesota.*

Le domaine de la médecine intégrative connaît une croissance fulgurante aux États-Unis, car les Américains cherchent à toujours mieux contrôler leur santé. Nombreux sont ceux qui recherchent des méthodes plus « naturelles » ou « holistiques » pour rester en bonne santé. Par ailleurs, de plus en plus de gens souhaitent non seulement gérer et prévenir les maladies mais également améliorer de manière générale leur qualité de vie.

Parallèlement, de plus en plus de traitements autrefois considérés comme « en marge » sont progressivement intégrés à la médecine conventionnelle ; le mot-clé ici étant « intégré ».

Bien que vous n'ayez peut-être encore jamais entendu l'expression médecine intégrative, celle-ci fait partie du titre de cet ouvrage pour une bonne raison. Cela fait plusieurs années qu'elle prend de l'ampleur. Ce concept était connu en 2007 sous l'appellation *médecine alternative* lorsque l'ouvrage *Médecine alternative – Clinique Mayo*[1] fut publié pour la première fois aux États-Unis. En effet, ces traitements étaient alors considérés comme des alternatives aux traitements conventionnels. Depuis, l'expression *médecine alternative* a évolué au fur et à mesure des découvertes dans ce domaine en pleine expansion

Aujourd'hui, l'efficacité et l'innocuité de ces thérapies étant de plus en plus avérées, les médecins intègrent certains aspects de la médecine autrefois dite alternative, dans leurs soins médicaux conventionnels. Voilà pourquoi vous entendez de plus en plus souvent l'expression *médecine intégrative*. Et c'est cette évolution que reflète le titre de cet ouvrage.

L'objectif de ce que vous vous apprêtez à lire est de vous donner un aperçu scientifique des traitements intégratifs les plus répandus permettant de consolider la santé et le bien-être. Vous allez découvrir les techniques et traitements intégratifs qui selon la Clinique Mayo sont étayés par les meilleures recherches.

Avant de vous plonger dans la lecture de cet ouvrage, prenez un moment pour réfléchir à votre état de santé actuel et à votre qualité de vie. Si vous n'êtes pas satisfait·e, peut-être pourriez-vous discuter avec votre médecin de la possibilité d'associer la médecine intégrative à vos soins conventionnels. Le plus important est de trouver les produits et techniques les mieux documentés, qui fonctionnent en association avec la médecine conventionnelle pour vous permettre d'améliorer votre santé : âme, corps et esprit.

1 *Mayo Clinic Book of Alternative Medicine*

En route vers la médecine intégrative

Voici trois manières de découvrir la médecine intégrative dès cette semaine.

1. Essayez une nouvelle activité physique

Essayez une nouvelle forme d'activité physique cette semaine. Voici trois options :

Yoga

Le yoga est une technique esprit-corps qui associe des positions physiques, une respiration contrôlée et la méditation ou la relaxation. Avant de vous essayer au yoga, vérifiez page 50 que cette activité est sans danger pour vous. Vous trouverez des positions de yoga à réaliser sur *www.MayoClinic.org* puis cliquez sur « yoga video ».

Tai Chi

Le Tai Chi est un ensemble d'exercices physiques et d'étirements que vous réalisez à votre rythme. Découvrez le Tai Chi page 50. Apprenez le Tai Chi sur : *https://nccih.nih.gov/video/taichidvd-full.*

Qi gong

Le Qi gong (CHI – Gong ou CHI-KONG) combine généralement la méditation, la relaxation, les mouvements physiques et des exercices de respiration pour restaurer et conserver l'harmonie intérieure. Apprenez le Qi gong sur : *https://nccih.nih.gov/video/tachidvd-3.*

2. Cette semaine, essayez une nouvelle technique de gestion du stress

Essayez une ou plusieurs des techniques ci-après :

Relaxation musculaire progressive
Tout d'abord, trouvez un endroit tranquille où vous ne serez pas interrompu. Contractez chaque groupe musculaire pendant au moins cinq secondes puis relâchez jusqu'à 30 secondes. Recommencez avant de passer au groupe musculaire suivant. Découvrez la relaxation musculaire progressive à la page 72.

Respiration profonde
Avec la respiration profonde, vous respirez à partir du muscle situé sous votre cage thoracique (le diaphragme). Inspirez profondément, retenez votre respiration, expirez, puis faites une pause avant de recommencer. Pour en savoir plus voir page 75.

Imagerie mentale
Créez des images mentales d'endroits ou de situations qui vous détendent. Mobilisez autant de sens que possible comme l'odorat, la vue, l'ouïe et le toucher. Pour en savoir plus sur l'imagerie mentale voir page 101.

Méditation de pleine conscience
Lors de séances de méditation de pleine conscience, concentrez-vous sur ce que vous ressentez, comme votre souffle. Observez vos pensées et vos émotions mais laissez-les passer sans les juger. Pour en savoir plus sur la méditation de pleine conscience voir page 91.

3. Cette semaine, pratiquez pour vous-même, une activité spirituelle

La spiritualité peut se présenter sous différentes formes :

- Prier, méditer, respirer profondément, exprimer sa gratitude, observer silencieusement, expérimenter l'art et des techniques de relaxation pour focaliser ses pensées.
- Écrire un journal pour exprimer ses sentiments et enregistrer ses progrès.
- Chercher un référent ou un ami de confiance, quelqu'un dont l'expérience est similaire, pour découvrir ce qui est important dans la vie.
- Lire des essais ou récits inspirants pour évaluer différentes philosophies de vie.
- Communiquer avec d'autres, comme des amis, la famille ou un groupe qui se réunit à des fins spirituelles.
- Aider quelqu'un dans le besoin.
- Mettre les choses en perspective dans la vie, notamment pendant les périodes de stress.
- Passer du temps dans la nature.
- Chercher et faire des choses qui donnent un sens et un objectif à la vie comme son travail ou une activité qui permet de se sentir connecté à quelque chose de plus grand.

Qu'est-ce que la médecine intégrative ?

Les personnes qui prennent activement soin de leur santé sont plus en forme et guérissent mieux. Il s'agit là d'un concept issu du bon sens qui jouit d'un soutien scientifique de plus en plus grand depuis maintenant plusieurs années.

Alors que les études ne cessent de montrer le rôle primordial de l'esprit dans la guérison et la lutte contre la maladie, les choses évoluent dans les hôpitaux et les cliniques. Les médecins en partenariat avec leurs patients se tournent vers des pratiques autrefois considérées comme alternatives afin d'essayer de traiter la personne tout entière : âme, esprit et corps. Ce type d'approche est aujourd'hui connu comme étant la *médecine intégrative.*

Établir des bases solides du bien-être signifie prendre en compte tous les aspects de votre santé : âme, corps et esprit. Cela vaut également pour la médecine intégrative. Les chercheurs ne cessent de mettre en lumière le rôle primordial que joue l'esprit dans la guérison et dans la lutte contre la maladie. Par conséquent, les médecins en partenariat avec leurs patients se tournent vers des pratiques autrefois considérées comme alternatives afin d'essayer de traiter l'être humain dans son ensemble.

Une évolution vers le bien-être

Le concept de médecine intégrative reflète l'évolution en cours dans de nombreuses institutions de soins. Cette évolution est en partie due à un changement dans le paysage médical avec des professionnels de santé qui se concentrent non seulement sur le traitement de la maladie mais également sur le bien-être. Ce changement ouvre la voie à de nouvelles possibilités pour les thérapies intégratives.

La médecine intégrative consiste à associer des traitements complémentaires scientifiquement prouvés à la médecine conventionnelle. L'objectif de la médecine intégrative n'est pas de remplacer la médecine conventionnelle mais de déterminer comment venir en complément des traitements existants.

Par exemple, la prise de médicaments sur ordonnance ne suffira peut-être pas à faire baisser la tension à des niveaux adéquats. En revanche, ajouter la méditation à sa routine de bien-être quotidienne pourrait être exactement ce qu'il faut pour éviter de passer à un deuxième traitement.

La médecine intégrative n'est pas juste là pour réparer ce qui ne fonctionne plus, elle est là au contraire pour empêcher que la machine ne s'enraye dès le départ. Et dans la plupart des cas, il s'agit de proposer de nouvelles thérapies et approches comme la méditation, la méditation de pleine conscience ou le Tai Chi. Parfois même, il arrive que ces approches intégratives incitent à s'orienter vers un mode de vie entièrement centré sur le bien-être.

Passé et présent

La médecine intégrative a considérablement évolué ces vingt dernières années. Dans les années quatre-vingt-dix, la médecine intégrative a pris un tournant majeur. Des adjectifs comme *peu orthodoxe* ou *alternatif* ont été remplacés par l'expression *médecine alternative et complémentaire* (MAC). La MAC, à son tour, est devenue un terme générique pour les médicaments à base de plantes, les thérapies corps-esprit, la médecine traditionnelle chinoise, etc.

Aujourd'hui, alors que les médecins intègrent de plus en plus ces traitements à leurs pratiques médicales, l'expression MAC a laissé place à *médecine intégrative*. Comme le suggère le mot « intégrative », la médecine intégrative constitue l'intégration des pratiques naturelles ou holistiques aux soins de santé pour apporter un complément à la médecine occidentale conventionnelle et promouvoir le bien-être.

Au départ, les professionnels de la santé désapprouvaient globalement la médecine intégrative alors dite « alternative », c'est-à-dire une alternative à la médecine conventionnelle. En dépit de la désapprobation du corps médical, de nouvelles approches en santé ont continué d'être expérimentées et testées, souvent influencées par les pratiques médicales d'autres cultures.

Pourquoi la médecine intégrative ?

De nombreux centres universitaires médicaux cherchent à mieux comprendre les traitements non conventionnels et déterminer s'ils sont sûrs et efficaces.

À ce jour, plus de 70 centres universitaires médicaux américains font partie d'une organisation appelée le Consortium Universitaire pour la Médecine Intégrative & la Santé. Ce consortium compte parmi ses membres la Clinique Mayo, l'Université Duke, l'École de Médecine de Harvard et l'Université de Californie à Los Angeles (UCLA). La mission de cette organisation est de promouvoir les principes et les techniques de médecine intégrative.

Par ailleurs, un certain nombre d'études sur l'utilisation de la médecine intégrative par des adultes aux États-Unis suggère que plus d'un tiers des Américains utilise déjà ces techniques dans le cadre de leur parcours de santé.

Ces études montrent que même si les États-Unis disposent de la technologie médicale la plus à la pointe au monde, les Américains se tournent vers les traitements intégratifs pour plusieurs raisons. Voici les trois principales raisons pour lesquelles de plus en plus de personnes s'intéressent à la médecine intégrative.

Les consommateurs sont plus investis dans leurs soins de santé

La première raison pour laquelle la médecine intégrative est si populaire est que de manière générale les gens prennent une part de plus en plus active à leurs propres soins de santé. Ils sont davantage conscients de leurs problèmes de santé et sont plus ouverts aux différentes approches de traitements.

L'accès à internet alimente également cette tendance en jouant un rôle important dans l'amélioration de l'éducation des patients. Il y a une vingtaine d'années, les consommateurs avaient peu accès à la recherche ou à des informations médicales fiables. Aujourd'hui, les essais cliniques et les évolutions dans le domaine pharmaceutique sont plus largement disponibles.

Par exemple, les personnes souffrant d'arthrite peuvent trouver énormément d'informations en ligne à ce sujet. Ils peuvent, notamment, trouver des études qui montrent que la glucosamine soulage les douleurs articulaires et ne semble pas présenter trop d'effets secondaires. Grâce à ces informations, ils se sentent en droit de demander à leur médecin traitant si la glucosamine peut fonctionner en parallèle de leurs protocoles de traitements en cours.

Les baby-boomers et les traitements intégratifs

La deuxième raison de cette large acceptation des traitements intégratifs est l'influence de la génération des baby-boomers. Cette génération est ouverte à un éventail de traitements dans leur quête du mieux vieillir. Par ailleurs, les baby-boomers souffrent souvent de différents problèmes médicaux allant de la gestion pondérale aux douleurs articulaires en passant par une tension artérielle et un cholestérol élevés. Tout le monde ne souhaite pas nécessairement se lancer dans un traitement médicamenteux tout de suite, et nombreux sont ceux qui préfèrent commencer par des méthodes complémentaires.

Stress chronique

La troisième raison expliquant l'augmentation, l'intérêt et l'utilisation des thérapies intégratives est le niveau de stress chronique dans le mode de vie américain. Le stress sur le lieu de travail, la durée des temps de trajet, les problèmes conjugaux, les problèmes financiers ne sont que quelques-uns des exemples d'une longue liste de causes de stress.

Bien que les traitements médicamenteux puissent traiter efficacement le stress à court terme, ils peuvent s'avérer nuisibles, parfois même dangereux, tout comme peut l'être le stress, lorsqu'ils sont pris sur le long terme. La médecine intégrative, en revanche, propose différentes approches efficaces et scientifiquement prouvées pour traiter le stress sans avoir recours à un traitement médicamenteux. Beaucoup de personnes, par ailleurs en bonne santé, apprennent à gérer avec succès le stress dans leur vie en utilisant des méthodes complémentaires comme le yoga, la méditation, les massages et l'imagerie mentale.

Étant donné que beaucoup de personnes en bonne santé se tournent vers ces méthodes intégratives, c'est sans surprise que l'on constate qu'elles se tournent également vers ce type de traitements en cas de maladie. Voici quelques exemples d'utilisation de la médecine intégrative pour faire face à un problème médical:

- La méditation peut aider à gérer l'anxiété et l'inconfort lors d'interventions chirurgicales.
- Il a été prouvé que les massages améliorent le taux de guérison après une chirurgie cardiaque.
- Un Tai Chi doux ou du yoga peuvent aider à une transition en douceur vers la vie active après une maladie ou une intervention chirurgicale.

La médecine occidentale conventionnelle ne soigne pas tout. De nombreuses personnes souffrant d'arthrite, de dorsalgie ou de cervicalgie, de fibromyalgie et d'anxiété se tournent vers les traitements intégratifs pour les aider à gérer ces pathologies souvent chroniques sans avoir recours à des traitements médicamenteux qui peuvent avoir de graves effets secondaires ou causer une dépendance.

Ce que dit la recherche en médecine intégrative

L'intérêt pour la médecine intégrative ne cessant d'augmenter, la recherche dans ce domaine s'intensifie également. Les scientifiques étudient les différentes approches afin de distinguer les thérapies efficaces reposant sur des preuves de celles qui n'ont pas fait preuve d'efficacité, ou encore pouvant être dangereuses. Par la même occasion, ces recherches permettent d'identifier de nombreux traitements véritablement bénéfiques. En substance, c'est grâce à l'intérêt de l'utilisateur et à la recherche scientifique qu'un examen approfondi des thérapies associées aux traitements de médecine moderne a été mené.

L'efficacité et l'innocuité de ces thérapies étant de plus en plus avérées, les médecins intègrent donc certains aspects de la médecine complémentaire dans leurs soins conventionnels. Et c'est finalement ce qui a conduit à l'expression actuelle de *médecine intégrative*.

Si vous voulez améliorer votre santé, de nombreuses techniques de médecine intégrative peuvent vous y aider. Elles accéléreront non seulement la guérison suite à une maladie ou une intervention chirurgicale, mais elles permettront également de mieux gérer les maladies chroniques. En outre, les techniques complémentaires comme la méditation et le yoga peuvent contribuer à maintenir en bonne santé et peuvent même prévenir certaines maladies.

Dans cet ouvrage, vous découvrirez les pratiques intégratives les plus prometteuses en termes d'efficacité et d'innocuité. Vous découvrirez également l'impact crucial de vos choix au quotidien sur votre santé. Vous aurez, en outre, un aperçu direct de la manière dont la médecine intégrative est pratiquée à la Clinique Mayo et dans de plus en plus de centres académiques proposant de la médecine intégrative. Et enfin, nous conclurons cet ouvrage avec quelques idées sur la manière dont ce que vous avez appris peut être utilisé et incorporé dès à présent dans votre vie.

Intégrative versus alternative : quelle est la différence ?

La médecine alternative est utilisée à la place de la médecine conventionnelle. Un exemple de thérapie alternative est l'utilisation d'un régime alimentaire spécial pour soigner un cancer en lieu et place de la chirurgie, la radiothérapie ou la chimiothérapie recommandées par un médecin conventionnel.

La médecine intégrative, en revanche, *associe* des traitements médicamenteux conventionnels et des thérapies complémentaires reposant sur des preuves scientifiques de leur innocuité et de leur efficacité. Un exemple de thérapie intégrative est l'utilisation de l'acupuncture pour réduire les nausées post-opératoires.

Médecine intégrative et santé

« Le concept 'Médecine intégrative et Santé' réaffirme l'importance de la relation entre le médecin traitant et le patient, s'intéresse à la personne dans son ensemble, est basé sur les données scientifiques et utilise toutes les approches thérapeutiques et les modes de vies, les professionnels de santé et les disciplines les plus appropriés pour obtenir une santé et une guérison optimales. »

Source :
Consortium académique pour la Médecine Intégrative et la Santé, 2017

Point de vue d'expert

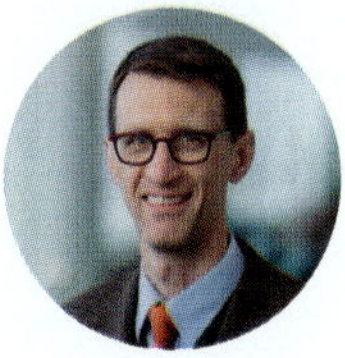

Dr Jon C. Tilburt
Médecine interne générale

Le Dr Tilburt pratique la médecine dans le cadre du programme de médecine intégrative de la Clinique Mayo à Rochester, Minnesota.

Au cours des ans, la médecine intégrative a porté différents noms, tous visant à décrire quelque chose de distinct de la médecine conventionnelle. Mais cela va bien au-delà. Il s'agit d'un pragmatisme ouvert d'esprit, centré sur le patient, traitant de la santé de la personne tout entière.

La réforme du système de santé étant toujours en discussion, les organisations de santé perçoivent la médecine intégrative comme une manière de prévenir les troubles chroniques et de promouvoir une bonne santé. Un rapport de l'Académie Nationale de la Médecine aux États-Unis suggère que la santé intégrative, en utilisant les meilleures approches de soins scientifiquement prouvées, peut donner à chacun la possibilité de construire son propre bien-être et de le faire efficacement en collaboration avec son équipe soignante.

La médecine intégrative à la Clinique Mayo

Le programme Médecine intégrative et santé de la Clinique Mayo fut développé il y a près de vingt ans afin de répondre à l'intérêt des patients pour les produits et techniques n'appartenant typiquement pas à la médecine conventionnelle. Des médecins et autres professionnels de santé spécialisés travaillent avec les patients et leurs médecins pour fournir des informations sur les thérapies intégratives et promouvoir la guérison et le bien-être au travers d'un éventail de possibilités.

Les traitements suivants proposés par le programme Médecine intégrative et santé de la Clinique Mayo ne se substituent pas aux soins médicaux traditionnels. Ils sont utilisés en parallèle des traitements standards pour aider à atténuer les symptômes et les pathologies et promouvoir un sentiment de bien-être.

Massage
Le massage est utilisé dans différents cadres au sein de la Clinique Mayo. Des patients souffrant de douleurs et autres symptômes liés à une fibromyalgie, à des migraines ou à des

problèmes de dos et de cervicales peuvent bénéficier de massothérapie. Le massage est également utilisé avant ou après une intervention chirurgicale afin de réduire l'anxiété préopératoire et les douleurs et nausées postopératoires.

Méditation
À la Clinique Mayo, nous enseignons la méditation et fournissons aux participants des outils afin qu'elles perfectionnent elles-mêmes leur technique.

Acupuncture
À la Clinique Mayo, des acupuncteurs agréés utilisent l'acupuncture pour traiter un ensemble de pathologies et de symptômes allant des douleurs dorsales, cervicales et des épaules à la fibromyalgie et la stérilité. Une étude de la Clinique Mayo a mis en lumière qu'une seule séance d'acupuncture permet également de réduire les nausées post-opératoires.

Musicothérapie
La Clinique Mayo utilise depuis de nombreuses années la musicothérapie pour les patients hospitalisés. Comme pour d'autres thérapies intégratives, la musicothérapie est utilisée en parallèle d'approches médicales conventionnelles.

Gestion du stress
La Formation à la gestion du stress et à la résilience[2] (SMART) est un programme structuré qui a prouvé scientifiquement qu'il réduisait les symptômes du stress et de l'anxiété et augmentait le bien-être, la résilience, l'autodiscipline, la pleine conscience, le bonheur et des comportements bons pour la santé.

Les participants aux programmes SMART apprennent à entraîner leur attention afin qu'elle soit plus grande et plus centrée sur le moment présent. Ils apprennent à orienter leurs pensées en fonction de grands principes plutôt qu'en se fondant sur des préjugés. Le programme a été testé dans le cadre de plus de 20 études de recherche, réalisées au sein et en dehors de la Clinique Mayo. Les résultants montrent une réduction du stress et de l'anxiété et une amélioration des comportements bons pour la santé. Pour en savoir plus voir ci-après.

Étude de cas : comment fonctionne SMART

La Clinique Mayo a testé le programme SMART sur du personnel infirmier fraîchement diplômé, lors d'un parcours d'intégration, l'une des périodes les plus stressantes de la carrière d'infirmier agréé. Les scientifiques ont demandé à la moitié du personnel infirmier d'assister à un cours d'1 h 30 sur

2 Stress Management and Resilience (SMART)

les compétences de base dans le domaine «corps-esprit» et la façon d'interpréter les choses de manière positive.

Le personnel infirmier de ce groupe a découvert le stress et la résilience dans l'esprit et le corps ainsi que des techniques corps-esprit à utiliser pour gérer le stress comme:
- entraîner son attention;
- se concentrer sur une signification plus large;
- s'entraîner à la gratitude, la compassion, l'acceptation et le pardon.

Le second groupe a participé à une conférence sur le programme d'orientation infirmier. Dans le cadre de cette conférence, le personnel infirmier a découvert des sujets liés au stress dont le lien entre travail et vie privée.

Les scientifiques ont suivi le personnel infirmier des deux groupes pendant un an et sont arrivés à la conclusion que les soignants qui avaient suivi la formation SMART et mis en pratique les techniques corps-esprit étaient plus épanouis dans leur travail et moins stressés.

Principaux traitements intégratifs

Quelles sont les techniques parmi les plus prometteuses en matière de médecine intégrative? Voici une liste de dix traitements que vous pourriez envisager pour votre santé et votre bien-être. Tous ces traitements sont utilisés à la Clinique Mayo et seront développés plus en détail dans cet ouvrage.

- **L'acupuncture** est une pratique chinoise qui consiste à insérer des aiguilles très fines en des points stratégiques du corps. Pour en savoir plus sur l'acupuncture, lire à partir de la page 142.
- **L'imagerie mentale** consiste à créer dans son esprit une image précise ou à évoquer une série de souvenirs afin de déclencher certaines réponses dans le corps. Pour en savoir plus sur l'imagerie mentale, lire à partir de la page 101.
- **L'hypnose clinique** crée un état de transe dans lequel l'esprit est plus réceptif à la suggestion. Pour en savoir plus sur l'hypnothérapie, lire à partir de la page 109.
- **Le massage** utilise la pression pour manipuler les tissus mous du corps. Il existe plusieurs types de massages et certains ont des objectifs de santé précis. Pour en savoir plus sur la massothérapie, lire à partir de la page 126.
- **La méditation** consiste à dégager et calmer son esprit en se concentrant sur la respiration, un mot, une phrase ou un son. Pour en savoir plus

sur la méditation, lire à partir de la page 90.

- **La musicothérapie** peut avoir un impact sur la santé mentale et physique. Pour en savoir plus sur la musicothérapie, lire à partir de la page 80.
- **La manipulation vertébrale** ou encore ajustement vertébral, est pratiquée par les chiropraticiens, les ostéopathes et certains physiothérapeutes. Pour en savoir plus sur la manipulation vertébrale, lire à partir de la page 118.
- **La spiritualité** a plusieurs définitions mais son point central est le lien entre l'individu et les autres, ainsi que la recherche d'un sens à la vie. Pour en savoir plus sur la spiritualité, lire à partir de la page 113.
- **Le Tai Chi** est un exercice qui consiste à passer gracieusement d'une position à une autre. Le Tai Chi est mentionné tout au long de cet ouvrage et détaillé page 50.
- **Le yoga** consiste en une série de positions qui impliquent souvent une concentration sur la respiration. Le yoga est communément pratiqué pour gérer le stress ainsi que dans le traitement de maladies cardiovasculaires et la dépression. Le yoga est mentionné tout au long de cet ouvrage et détaillé page 50.

Établissez d'abord les bases de votre bien-être

Avant de découvrir les techniques intégratives, prenez un moment pour réfléchir à votre bien-être personnel. Aucune technique, qu'elle soit conventionnelle ou intégrative, ne vous permettra d'atteindre vos objectifs en matière de santé si vous n'établissez pas au préalable les bases de votre bien-être.

Les ingrédients de base d'une vie saine (alimentation, exercice, gestion du stress et un solide réseau d'entraide) constituent la base de votre bien-être. Sans eux, aucune intervention médicale ne fonctionnera correctement. Aucune approche intégrative ne peut remplacer ces principes fondamentaux du bien-être personnel. Vous découvrirez les étapes à suivre pour établir une base solide du bien-être à partir de la page 34.

Établir les bases du bien-être est la première étape pour éviter des problèmes de santé et c'est là que la médecine intégrative peut avoir un rôle à jouer.

En effet, les thérapies et techniques intégratives peuvent permettre de réduire le stress, de mieux s'alimenter et d'améliorer l'équilibre et la tonicité musculaire. Ce sont là quelques mesures à prendre pour améliorer sa santé et éviter de tomber malade.

Si après avoir lu le chapitre suivant vous estimez avoir de solides bases de bien-être mais que vos symptômes ou problèmes persistent, la médecine intégrative peut en ce cas être adaptée à vous. Il peut alors être utile de s'intéresser aux thérapies intégratives ciblées et scientifiquement prouvées et en discuter avec votre équipe soignante.

Dans votre cheminement vers une santé meilleure, commencez par le commencement. Laissez de côté la restauration rapide au profit de plus de fruits et légumes. Détendez-vous dans un bain chaud ou prenez quelques minutes de réflexion au calme. Allez vous promener tous les jours dans votre quartier. Retrouvez vos amis proches, ceux avec qui vous pouvez vraiment parler. Chaque pas que vous faites pour améliorer votre bien-être personnel est un pas vers une vie plus longue et plus plaisante.

Comment utiliser ce guide ?

Les médecins et le personnel du programme Médecine intégrative et santé de la Clinique Mayo ont rédigé cet ouvrage pour vous apporter des informations claires sur les différentes thérapies utilisées et ce que l'on en sait.

Chaque traitement abordé dans cet ouvrage sera accompagné de la recherche la plus récente à son sujet, d'information sur l'innocuité et l'efficacité du produit ou de la technique et des risques potentiels, le cas échéant. Nous continuerons à parler des comportements qui vous permettront d'établir des bases solides pour votre bien-être et comment ceux-ci vous permettront de tirer au mieux parti des efforts que vous mettez en œuvre pour améliorer votre santé.

Le *Guide de médecine intégrative de la Clinique Mayo* est un guide de santé personnel qui va vous permettre d'être en excellente santé et de profiter pleinement de la vie.

À propos des feux tricolores

Les feux tricolores, que vous découvrirez dans les prochaines pages, sont une particularité de cette partie de notre ouvrage. L'objectif est de vous donner un aperçu de ce qu'il faut que vous fassiez quant à la thérapie abordée.

Un feu rouge signifie qu'il ne faut pas utiliser le traitement ou l'utiliser avec précaution et uniquement sous contrôle médical étroit. Une thérapie reçoit un feu rouge lorsque les études ont déterminé qu'elle n'est pas sûre ou que les risques dépassent largement les bienfaits.

Un feu orange signifie que la thérapie doit être utilisée avec prudence. Un traitement reçoit un feu orange lorsque les études démontrent qu'il peut être utile mais qu'il présente également un certain nombre de risques. Les thérapies dont l'innocuité et l'efficacité n'ont pas entièrement été étudiées, recevront également un feu orange. Par ailleurs, un traitement peut recevoir un feu orange si, bien que sûr, aucune étude n'a pu mettre en avant les bienfaits.

Un feu vert signifie que la thérapie est généralement sûre pour la plupart des gens et que les études ont prouvé son efficacité. Toutefois, si vous souffrez d'une pathologie spécifique, une thérapie ayant reçu un feu vert ne sera pas nécessairement adaptée à votre situation. Même en cas de feu vert, il reste important de discuter du traitement avec votre médecin et de l'utiliser de manière appropriée.

Le bien-être au centre des soins

Établir les bases d'une bonne santé

L'un des éléments-clés de la médecine intégrative est l'accent mis sur l'être humain dans son ensemble.

Dans ce chapitre, vous découvrirez des méthodes prouvées scientifiquement pour améliorer votre santé personnelle et votre bien-être en général. Vous découvrirez les étapes à suivre en termes d'alimentation, d'activité physique et sportive, de gestion du stress, de repos et de relaxation, et de liens avec les autres.

Que vous soyez malade ou en bonne santé, la médecine intégrative vous permettra de vivre plus sainement et de manière plus attentive. Commencez par les piliers du bien-être, une bonne alimentation, une activité sportive, les relations personnelles et le sommeil, puis réfléchissez aux façons dont les techniques intégratives peuvent vous aider dans ces domaines ou vous permettre d'atteindre des objectifs plus ciblés, spécifiques à votre situation.

Quels sont les principaux risques pour la santé ?

Pourquoi est-il important que vous sachiez ce qui menace votre santé ? Non pas pour vous effrayer mais plutôt pour vous guider dans les choix que vous faites en matière de santé et de sécurité.

Que devez-vous absolument éviter ? Consultez les principaux risques pour la santé et le bien-être dans le tableau ci-dessous. Vous serez sans doute étonné·e de voir le nombre de choix que vous pouvez faire pour augmenter considérablement vos chances de vivre une vie plus longue et plus saine juste en prenant des mesures simples au quotidien pour réduire les risques liés à ces causes principales de mortalité.

Cette liste offre la possibilité supplémentaire de voir comment la médecine intégrative permet d'améliorer vos chances de vivre plus longtemps et plus plaisamment.

Par exemple, vous remarquerez que la gestion du stress est un choix de vie que vous pouvez faire pour réduire les risques liés à quasiment toutes les causes de mortalité. Décider de gérer votre stress dès aujourd'hui vous permet de réduire vos chances de développer à l'avenir différentes pathologies.

À partir de ce chapitre et dans tout l'ouvrage vous découvrirez comment la médecine intégrative peut aider à faire des choix de vie sains, améliorer le bien-être général et les chances de vivre une vie plus longue et plus agréable.

Les 10 principales causes de mortalité aux États-Unis

Causes de mortalité	Choix de vie permettant de réduire les risques
1. Maladies cardiovasculaires	• Ne pas fumer ou consommer du tabac • Faire du sport 30 minutes par jour, presque tous les jours • Avoir un régime alimentaire riche en fruits, légumes et céréales complètes • Maintenir un poids sain • Dormir suffisamment d'un sommeil de bonne qualité • Gérer le stress • Vérifier régulièrement la tension artérielle et les taux de cholestérol et de sucre

Causes de mortalité	Choix de vie permettant de réduire les risques
2. Cancer	• Ne pas fumer ou consommer du tabac • Avoir un régime alimentaire sain à base de fruits et légumes, limiter la viande transformée, les aliments hautement caloriques dont les sucres raffinés et les graisses d'origine animale. Boire de l'alcool avec modération, le cas échéant. • Maintenir un poids sain • Pratiquer une activité physique régulière • Se protéger du soleil • Se faire vacciner contre certaines infections virales comme l'hépatite B et le papillomavirus humain (VPH)
3. Maladie chronique des voies respiratoires inférieures	• Ne pas fumer et éviter l'exposition au tabagisme passif • Éviter l'exposition aux polluants atmosphériques domestiques et professionnels • Se laver les mains régulièrement avec de l'eau et du savon afin d'éviter de contracter une infection respiratoire • En cas de problèmes respiratoires, consultez votre médecin afin de déterminer s'il est souhaitable que vous fassiez des tests de dépistage de maladies respiratoires • Manger sainement. Des recherches démontrent que des stratégies d'alimentation saine visant à lutter contre certaines pathologies dont les maladies cardiovasculaires, le diabète et le cancer peuvent également aider à lutter contre les maladies chroniques des voies respiratoires inférieures.
4. Accidents (blessures involontaires)	• Porter des équipements de protection comme un gilet de sauvetage ou un casque adapté à l'activité exercée • Chercher et retirer ce qui risque de vous faire trébucher dans la maison • Apprendre à nager • Ne pas pratiquer l'automédication et ranger les médicaments hors de portée des enfants • Installer les enfants dans des sièges auto adaptés • Mettre sa ceinture de sécurité • Marcher sur le trottoir dès que possible

Causes de mortalité	Choix de vie permettant de réduire les risques
5. Accident vasculaire cérébral	• Prévenir ou gérer l'hypertension artérielle • Réduire la quantité de cholestérol et de matières grasses saturées dans l'alimentation • Ne pas fumer ou consommer de tabac, si c'est le cas arrêter • Prévenir ou gérer le diabète • Maintenir un poids sain • Avoir un régime alimentaire riche en fruits et légumes • Boire de l'alcool avec modération, le cas échéant • Soigner l'apnée du sommeil si nécessaire • Éviter les drogues illégales
6. Maladie d'Alzheimer	Bien qu'il n'y ait actuellement aucune méthode éprouvée pour prévenir la maladie d'Alzheimer, la recherche suggère que les risques sont moindres lorsque les risques de maladies cardiovasculaires sont réduits (voir point 1 concernant la prévention des maladies cardiovasculaires).
7. Diabète	• Manger sainement, notamment des fruits, des légumes et des céréales complètes ainsi que des aliments pauvres en matières grasses et calories et riches en fibre. • Viser 30 minutes d'activité physique modérée par jour • Atteindre et maintenir un poids sain
8. Grippe et pneumonie	**Pour réduire le risque de grippe :** • Se faire vacciner annuellement • Se laver les mains régulièrement • Se couvrir la bouche et le nez en éternuant ou en toussant • Éviter les foules durant le pic annuel de grippe saisonnière **Pour réduire les risques de pneumonie :** • Voir avec votre médecin si le vaccin contre la pneumonie est approprié dans votre cas • Se laver les mains régulièrement • Ne pas fumer

Causes de mortalité	Choix de vie permettant de réduire les risques
9. Maladie rénale	• Ne prendre des médicaments sans ordonnance qu'en suivant strictement les recommandations • Maintenir un poids sain • Ne pas fumer • Gérer les pathologies pouvant augmenter les risques de maladies rénales
10. Suicide	• **Suivre le traitement dont vous avez besoin.** Il se peut que vous soyez gêné de vous faire soigner pour des problèmes de santé mentale, mais avoir le bon traitement pour soigner la dépression, l'abus de substance ou autre problème sous-jacent vous aidera à vous sentir mieux et assurera votre sécurité. • **Développer un réseau d'entraide.** Il peut être difficile de parler de pensées suicidaires. Vos amis et votre famille peuvent ne pas pleinement comprendre pourquoi vous avez ces pensées. Tournez-vous vers eux malgré tout et assurez-vous que ceux qui vous aiment sont là en cas de besoin. Envisagez aussi de demander de l'aide à votre groupe religieux, à des groupes de soutien ou autres ressources locales. Le sentiment d'appartenance et le fait de se sentir soutenu réduit le risque de suicide. • **N'oubliez pas que les pensées suicidaires sont passagères la plupart du temps.** Si vous avez perdu espoir, que vous avez le sentiment que la vie ne vaut plus la peine d'être vécue, souvenez-vous qu'il est possible de retrouver un équilibre grâce à des soins et que la vie s'améliorera. Chaque chose en son temps et n'agissez pas sans réfléchir.

Nutrition

Au fil des ans, de nombreux régimes alimentaires ont été à la mode puis ont disparu, mais quelques-uns, que vous connaissez peut-être, se sont avérés efficaces dans l'amélioration de la santé. Voici quelques informations concernant plusieurs régimes connus.

Régime méditerranéen et régime DASH

Vous connaissez certainement le régime méditerranéen et l'approche nutritionnelle pour réduire l'hypertension[2] (régime DASH). Ces deux régimes:

- aident à lutter contre l'hypercholestérolémie, l'hypertension et les maladies cardiovasculaires;
- offrent une grande variété pour aider à développer des habitudes alimentaires saines et durables;
- n'interdisent pas les sucreries, la viande rouge ou l'alcool mais limitent les quantités;
- offrent l'avantage supplémentaire d'aider à atteindre un poids correct, bien que la perte de poids ne soit pas l'objectif principal de ces régimes.

Bien que ces deux types de régimes présentent des similitudes, le régime DASH met davantage l'accent sur la réduction du sodium et le contrôle des portions.

Ce que dit la recherche

Il a été prouvé par de très nombreuses études que les régimes méditerranéen et DASH réduisaient les risques de maladies cardiovasculaires, de diabète ainsi que le risque de développer certains types de cancer. S'ils sont suivis rigoureusement, ces régimes pourraient même prévenir ou ralentir la progression de la maladie d'Alzheimer. Il a été prouvé scientifiquement que les régimes méditerranéen et DASH sont les meilleurs régimes à suivre pour atteindre un bien-être et une bonne santé durables. Les études ont également montré qu'ils permettaient de réduire le risque d'accident vasculaire cérébral, de maladies cardiovasculaires et de démence.

2 *Dietary Approaches to Stop Hypertension*

Régime MIND

En 2015, le centre médical de l'université Rush a publié une étude sur le régime MIND[3]. Ce régime s'inspire des régimes méditerranéen et DASH et se concentre principalement sur la santé cérébrale.

Le régime MIND privilégie 10 aliments bons pour la santé cérébrale, et limite la consommation de 5 moins bons.

Les 10 aliments à favoriser sont :

- les aliments à feuilles vertes (une salade par jour) ;
- les autres légumes (en plus d'une salade par jour) ;
- les oléagineux (à peu près tous les jours) ;
- les baies (au moins deux fois par semaine, notamment les myrtilles mais également les fraises) ;
- les légumineuses (à peu près tous les deux jours) ;
- les céréales complètes (au moins trois portions par jour) ;
- le poisson (au moins une fois par semaine) ;
- la volaille (au moins deux fois par semaine) ;
- l'huile d'olive ;
- le vin (un verre de 15 cl).

Les 5 aliments à limiter sont :

- les viandes rouges (moins d'une portion par semaine) ;
- le beurre et la margarine (moins de 15 g par jour) ;
- le fromage (moins d'une portion par semaine) ;
- les pâtisseries et sucreries (moins d'une portion par semaine) ;
- les produits de restauration rapide ou frits (moins d'une portion par semaine pour chacun).

Ce que dit la recherche

Des scientifiques ont étudié une cohorte de plus de 900 personnes âgées de 58 à 98 ans pendant 4 ans et demi. Ils ont découvert que pour ceux qui avaient suivi le régime MIND avec assiduité, le taux de prévalence de la maladie d'Alzheimer avait diminué de 50 %. Pour ceux qui l'avaient suivi avec une assiduité modérée le risque avait diminué de 35 %.

3 *Mediterranean-DASH Intervention for Neurodegenerative Delay*

Le régime de la Clinique Mayo

La Clinique Mayo a développé un régime conçu pour aider ceux qui le suivent à perdre du poids et par conséquent à jouir des bienfaits que procure un poids sain. Ce régime s'appelle le régime de la Clinique Mayo.

Développé par les experts santé de la Clinique Mayo et publié pour la première fois dans un ouvrage du même nom en 2010, le régime de la Clinique Mayo est un programme conçu pour aider à perdre du poids en adoptant un style de vie durable. Ce régime consiste à choisir des aliments sains et à développer des habitudes de vie saines en pratiquant notamment une activité physique.

L'idée derrière le régime de la Clinique Mayo est que pour réussir à contrôler son poids sur le long terme, il faut se concentrer sur la santé générale et pas simplement sur ce qu'il y a dans son assiette. Pour réguler son poids durablement, l'accent est mis sur la nécessité de modifier son style de vie et d'adopter de nouvelles habitudes saines. Le régime de la Clinique Mayo peut être adapté à vos besoins et situations individuels.

Quel régime pour vous ?

Il n'existe pas un seul régime alimentaire adapté pour tous. Lorsque vous allez réfléchir aux changements que vous souhaitez apporter à vos habitudes alimentaires, il vous faudra également déterminer quels aspects de ces régimes amélioreront votre santé et votre bien-être tout en s'adaptant au mieux à votre situation personnelle.

Vous pourriez, par exemple, afficher sur la porte de votre réfrigérateur la liste des 15 aliments recommandés et déconseillés par le régime MIND. Vous pourriez également afficher la pyramide alimentaire pour un poids sain de la Clinique Mayo ou encore la pyramide alimentaire recommandée par la Société Suisse de Nutrition*, afin de surveiller ce que vous mangez et en quelle quantité. Ou peut-être que de nouvelles recettes extraites du régime méditerranéen sont exactement le coup de pouce dont vous aviez besoin ! Quoi qu'il en soit, n'oubliez pas que ce sont les petits changements qui font la différence dans le temps.

* www.sge-ssn.ch/fr/toi-et-moi/boire-et-manger/equilibre-alimentaire/pyramide-alimentaire-suisse

Comment mangez-vous ?

Ce qui est dans l'assiette est un aspect important d'une bonne alimentation. Mais la manière dont vous mangez est une autre facette clé d'une alimentation saine. Voici trois questions à vous poser lorsque vous réfléchissez à votre alimentation :

- Mangez-vous en faisant autre chose en même temps comme regarder la télévision, lire un livre ou devant un ordinateur ou autre appareil électronique ?
- Mangez-vous à votre bureau ou dans la voiture en allant au travail ?
- Faites-vous attention à ce que vous mangez ?
- À quelle vitesse mangez-vous ? Lentement ou rapidement ?

En fonction des réponses à ces questions, une autre manière d'améliorer vos habitudes alimentaires peut être d'utiliser les techniques de pleine conscience lors de votre prochain repas.

La pleine conscience a une signification différente pour chacun, mais de manière générale il s'agit d'être présent dans l'instant. Manger en pleine conscience signifie prendre le temps de manger et être pleinement conscient des goûts et textures des aliments dans votre bouche. Ce faisant, vous ralentissez, donnant ainsi à votre corps la possibilité de signaler la satiété. D'autres manières de procéder consistent à poser sa fourchette ou boire une gorgée d'eau entre chaque bouchée.

Mangez pour votre santé

Ce que vous mangez a un effet direct sur ce que vous ressentez et sur vos fonctions corporelles. Un régime alimentaire sain, riche en légumes, fruits et céréales complètes, peut réduire les risques de développer de nombreuses pathologies. L'objectif est de manger des aliments qui non seulement sont bons mais qui sont surtout bons pour vous.

Fruits et légumes

Les scientifiques en apprennent chaque jour plus sur la manière dont les fruits et légumes apportent au corps les substances lui permettant de lutter contre la maladie.

Les personnes dont le régime alimentaire est riche en fruits et légumes risquent moins de développer les causes principales de mortalité :

- les maladies cardiovasculaires,
- l'hypertension artérielle,
- le cancer,
- le diabète.

Féculents

S'agissant des féculents, le mot-clé à ne pas oublier est *complet*, comme dans *céréales complètes*. Moins un féculent est raffiné, meilleur il est pour la santé. Les céréales complètes sont riches en vitamines, minéraux et autres nutriments importants.

Choisissez dans la mesure du possible des pains complets, des pâtes et céréales complètes ainsi que du riz brun plutôt que du riz blanc.

Protéines et produits laitiers
Malgré ce que l'on vous a peut-être appris depuis tout petit, il n'est pas nécessaire de manger de la viande tous les jours.

Bien que la viande soit riche en protéines, de nombreux morceaux de viande contiennent des taux élevés de matières grasses saturées et de cholestérol. Lorsque vous mangez de la viande préférez les morceaux maigres.

Un éventail d'autres aliments sont également riches en protéines, dont :

- les produits laitiers allégés en matières grasses,
- les fruits de mer,
- les légumineuses (haricots secs, lentilles et pois).

Essayez de remplacer régulièrement la viande par ces aliments, lesquels présentent en outre d'autres vertus. Par exemple, les produits laitiers allégés en matières grasses sont riches en calcium et en vitamine D et les fruits de mer apportent des acides gras oméga-3 qui permettent de lutter contre les maladies cardiovasculaires.

Matières grasses
Toutes les matières grasses ne sont pas mauvaises. Les oléagineux, par exemple, contiennent de la vitamine E qui empêche aux dépôts nuisibles de s'installer dans le cœur et les artères. La recherche montre que les personnes qui remplacent la graisse animale dans leur alimentation par de l'huile végétale liquide, comme l'huile d'olive ou de colza, réussissent à faire baisser leur taux de cholestérol.

Bien que les oléagineux et les produits comme l'huile végétale soient bons pour la santé, ils sont également très caloriques et doivent donc être utilisés avec modération.

Sucreries
Il n'est pas nécessaire d'arrêter les sucreries pour s'alimenter sainement, mais sélectionnez-les intelligemment et réduisez les portions. Le chocolat, notamment le chocolat noir, en petite quantité, contient des antioxydants qui présentent des bienfaits pour la santé.

Trouver une routine saine
Assurer une alimentation saine pour sa famille, dans l'agitation du quotidien, peut sembler herculéen.

Bien des gens disent ne pas avoir le temps de cuisiner car une alimentation saine est souvent associée à des recettes compliquées, des temps de préparation longs et des heures passées au supermarché. Vous pouvez toutefois préparer des repas sains aussi vite qu'un repas qui ne l'est pas. Voici quelques conseils simples pour bien manger.

Planifiez par semaine
Il est plus efficace de planifier vos repas sur la semaine, surtout si vous faites des courses hebdomadaires. Vous aurez ainsi tous les ingrédients nécessaires au moment de préparer le petit-déjeuner, le déjeuner ou le dîner.

Simplifiez-vous la vie

Une autre façon de simplifier la préparation des repas et de gagner du temps est d'acheter des légumes et des fruits prédécoupés, de la viande précuite et de la salade en sachet. Les légumes surgelés ou en conserve peuvent également être pratiques pour certains plats. Rincez les légumes en conserve afin de retirer le sodium utilisé dans la transformation.

Faites une liste de courses

Suivre une liste empêche les achats impulsifs. N'allez pas faire vos courses le ventre vide, vous serez tenté d'acheter tout ce qui vous semblera vaguement appétissant.

Lisez les étiquettes nutritionnelles

Lorsque vous faites vos achats, comparez les étiquettes nutritionnelles de produits similaires afin de choisir le meilleur pour la santé. L'un des produits contiendra peut-être moins de matières grasses, de calories ou plus de fibres.

Adaptez-vous aux saisons

Recherchez le plus souvent les produits fraîchement récoltés. Par exemple :

- au printemps : les asperges, les petits pois, les cerises ;
- l'été : les pêches, le maïs doux, les tomates ;
- à l'automne : les pommes, les poires, les courges.

Au printemps, en été et au début de l'automne allez au marché près de chez vous. Les maraîchers proposent des produits locaux plus frais qu'ailleurs.

Soyez téméraires

Découvrir de nouveaux produits et de nouvelles saveurs fait partie du plaisir de cuisiner et de manger, n'ayez donc pas peur d'explorer des cuisines que vous ne connaissez pas. N'oubliez pas que plus vos repas sont variés, plus les bénéfices pour la santé sont grands.

Soyez souple

Chaque aliment que vous mangez n'a pas forcément besoin d'être une source parfaite de nutriments. Les aliments riches en matières grasses et en calories ne sont pas non plus entièrement à bannir. Ce qu'il faut, c'est choisir plus fréquemment des aliments bons pour la santé.

Exercice

Commencer un programme de remise en forme est peut-être ce qu'il y a de mieux pour la santé. Il s'agit une décision importante, mais qui ne doit pas être insurmontable. Si vous prenez le temps de planifier soigneusement et si vous vous ménagez, vous en ferez une habitude saine à vie.

Vers le bien-être

Nous savons que l'activité physique et les exercices structurés sont bons pour la santé. Néanmoins, il est bon de le répéter car les scientifiques ont trouvé que bouger plus à un impact sur tous les aspects de la santé : âme, corps et esprit.

Voici un échantillon de ce que les scientifiques ont découvert sur les bienfaits de l'exercice et de l'activité physique.

Exercice aérobique et santé cognitive
Plusieurs études ont montré que l'exercice aérobique – comme la marche, le vélo, la natation et la danse – réduit l'atrophie du cerveau due au vieillissement tout en améliorant la mémoire et les fonctions cognitives.

En effet, une étude auprès de 120 adultes âgés a révélé que l'exercice aérobique augmentait la taille de la partie du cerveau impliquée dans la mémoire spatiale, en améliorant ainsi le fonctionnement.

D'autres études ont montré que l'exercice aérobique augmente la taille de l'hippocampe, partie du cerveau associée à la mémoire, et améliore la mémoire des personnes souffrant de sclérose en plaques.

Enfin, les scientifiques qui ont étudié les effets du sport sur les hommes âgés souffrant d'une maladie coronarienne ont mis en lumière un lien entre le sport et l'augmentation de la densité de la matière grise cérébrale.

Capacité cardiaque et pulmonaire
L'activité physique améliore le fonctionnement du cœur et des poumons. En effet, elle :

- réduit l'accumulation de dépôts nuisibles dans les artères en augmentant la concentration de lipoprotéine de haute densité (HDL), ou bon cholestérol, dans le sang ;
- renforce le cœur de sorte qu'il pompe le sang plus efficacement, réduisant ainsi le risque d'hypertension.

Prévention
L'exercice permet de lutter contre plusieurs maladies et problèmes de santé. Il renforce l'ossature et les muscles en protégeant la densité osseuse, ce qui permet de prévenir l'ostéoporose. L'exercice permet également d'atteindre et maintenir un poids sain, réduisant ainsi les risques de développer des maladies et problèmes de santé liés à l'embonpoint, comme le diabète. L'exercice semble également réduire le risque de développer

certains cancers comme celui du côlon, de la prostate, du sein, de la muqueuse utérine et peut-être même d'autres.

Mieux dormir
L'exercice physique modéré, au moins trois heures avant de se coucher, aide à se détendre et à mieux dormir la nuit, notamment parce que le niveau de sérotonine augmente. Par ailleurs, une bonne nuit de sommeil contribue à une meilleure santé physique et mentale.

Système immunitaire et maladie
Bien que des études à plus grande échelle soient nécessaires pour en confirmer les résultats, la recherche montre que des exercices aérobiques modérés peuvent aider à prévenir les rhumes.

Les chercheurs qui ont découvert que l'exercice physique est bénéfique suggèrent qu'il a un effet positif sur les cellules du système immunitaire.

Santé émotionnelle
Les effets de l'exercice physique sont en partie comparables à ceux des médicaments. Par exemple, sur le plan psychologique, l'exercice augmente la sécrétion d'endorphines, ce qui stimule l'énergie.

L'activité physique apporte également un certain sentiment d'accomplissement. En effet, si au départ vous ne marchiez que 10 minutes mais que maintenant vous marchez 15 minutes vous aurez sûrement envie de persévérer.

La relation aux autres
Les activités de remise en forme et le sport en équipe impliquent naturellement d'autres personnes et donc favorisent la relation aux autres.

Toutefois, les sports et activités d'équipe ne sont pas les seules activités physiques à rassembler les gens. En effet, un scientifique a étudié une grande course de ski de fond dans le Minnesota. Il a découvert que même dans ce sport en solo, les athlètes développaient un fort sentiment communautaire en partageant des conseils d'exercices physiques et des recettes.

Une expérience spirituelle
Certains coureurs expliquent que la course en forêt les aide à être plus attentifs et conscients de ce qui les entoure. D'autres voient une dimension spirituelle au plaisir d'une journée de kayak ou de canoë sur un lac.

Avant de commencer
Si vous n'avez pas fait de sport depuis un moment ou si vous mettez en place une nouvelle routine sportive et que vous souffrez de problèmes de santé ou que vous avez des inquiétudes, parlez-en à votre médecin. Vous trouverez une liste des mises en garde à la page 52.

Définir des objectifs de remise en forme

Peu importe votre condition physique ; définir des objectifs peut vous aider à rester motivé et à apprécier l'activité physique. Si vous débutez un nouveau programme de sport, réfléchissez à vos objectifs et planifiez votre activité physique (quantité et fréquence) selon vos aptitudes actuelles et vos objectifs. Votre médecin peut vous aider à déterminer des objectifs raisonnables en fonction de votre situation.

La première étape est de déterminer votre condition physique grâce à l'évaluation courte ci-dessous.

Évaluer votre forme physique

Avant de vous lancer dans un programme d'activité physique, faites cette courte évaluation. Notez vos réponses aux questions suivantes et évaluez vos résultats en cherchant dans « *fitnesstest* » sur *www.MayoClinic.org*.

1. Votre pouls avant et après une marche de 1,5 km environ.
2. Combien de temps vous a-t-il fallu pour parcourir 1,5 km ?
3. Combien de pompes pouvez-vous réaliser d'affilée ?
4. Jambes étendues devant vous, assis par terre, jusqu'où descendez-vous en avant ?
5. Tour de taille sur votre ventre nu juste au-dessus des hanches.
6. Votre indice de masse corporelle ou IMC.

Concevoir votre programme d'exercice physique

Après avoir évalué votre forme physique, réfléchissez à la routine sportive qui vous convient, et ce qui va vous permettre d'atteindre vos objectifs. Concevez votre programme en vous posant les questions suivantes :

Quels sont mes objectifs ?
Souhaitez-vous perdre du poids ? Ou avez-vous une autre motivation comme la préparation à un marathon ? Des objectifs clairs, écrits, peuvent vous aider à évaluer vos progrès.

Quelle quantité d'activité sportive dois-je viser ?
L'objectif par semaine pour la plupart des adultes est d'au moins 150 minutes d'activité aérobique d'intensité modérée, 75 minutes d'activité aérobique d'intensité vigoureuse ou une combinaison des deux. Il est également important de viser au moins deux séances de musculation par semaine.

En outre, bien des personnes commencent le sport de manière trop intensive, et abandonnent lorsque leurs muscles ou articulations sont trop douloureux ou qu'ils sont blessés. Laissez du temps entre chaque session pour permettre à votre corps de se reposer et se remettre.

Quel rythme dois-je viser ?
Si vous commencez tout juste le sport, ou que vous n'en avez pas fait depuis un moment, soyez prudent et allez-y lentement. Si vous êtes blessé ou

souffrez d'un problème de santé, consultez votre médecin traitant ou un physiothérapeute. Ils vous aideront à mettre au point un programme qui améliorera progressivement votre amplitude de mouvement, votre force et votre endurance.

Prenez le temps de vous échauffer en marchant et en vous étirant doucement, et faites de même la fin de votre séance. Puis passez à une cadence que vous pouvez maintenir pendant 5 à 10 minutes sans vous épuiser. Votre endurance va augmenter et vous pourrez progressivement prolonger vos séances. Allez jusqu'à 30 puis 60 minutes d'exercice quasiment tous les jours de la semaine.

Enfin, n'oubliez pas d'écouter votre corps. Si vous ne vous sentez pas bien, autorisez-vous à faire une pause d'un jour ou deux. Si vous avez des douleurs, si vous êtes essoufflé, si vous avez des vertiges ou des nausées pendant l'activité sportive, faites une pause. Vous en faites peut-être trop.

Comment intégrer le sport dans ma routine quotidienne ?
Planifiez du temps pour le sport comme vous le feriez pour n'importe quel rendez-vous. Prévoyez, par exemple, de regarder votre émission préférée en marchant sur un tapis roulant, ou lisez pendant que vous faites du vélo de salle. Inutile de faire tous vos exercices en une seule fois. Des sessions plus courtes mais plus fréquentes peuvent également être bénéfiques.

Comment faire en sorte que ma routine sportive reste intéressante ?
Un peu de créativité est toujours bonne. Envisagez une routine sportive qui inclut différentes activités comme la marche, le vélo, le rameur. Mais ne vous arrêtez pas là. Organisez un week-end de randonnée en famille ou participez à une soirée de danse de salon.

Ou encore mettez-vous au Cross Fit[4]. Cette activité diminue les risques de blessures ou l'utilisation excessive d'un muscle ou d'une articulation spécifique. Alternez les activités mettant l'accent sur différentes parties du corps comme la marche, la natation et la musculation.

4 NDTR : activité sportive alternant plusieurs sessions courtes d'exercices physiques variés et de temps de récupération

Activités physiques intégratives

Une fois que vous savez où vous en êtes physiquement, et que vous avez une idée des étapes à suivre pour être plus actif, vous devez choisir les activités qui vous correspondent le mieux.

Si vous avez du mal à faire du sport régulièrement, une approche moins traditionnelle vous aidera peut-être. Les formes intégratives d'activité physique sont peut-être ce qu'il vous faut pour faire du sport régulièrement, et même pourquoi pas y prendre du plaisir.

Ces exercices ne répondront peut-être pas à tous vos besoins aérobiques mais ils vous permettront de profiter d'un ensemble d'activités physiques différentes.

Yoga

Le yoga peut vous aider à améliorer votre équilibre, votre souplesse, vos mouvements et votre résistance. Comme d'autres formes d'activité physique, le yoga permet de réduire le risque de maladie chronique, comme les maladies cardiovasculaires et l'hypertension artérielle. Il peut également vous aider à gérer des problèmes chroniques comme la dépression, la douleur, l'anxiété et l'insomnie.

Les scientifiques ont trouvé que les personnes qui font du yoga ont davantage confiance dans leur capacité à faire de l'exercice, ce qui peut conduire à une plus grande régularité dans la pratique d'un programme d'activité physique. Dans une étude sur les adultes en surcharge pondérale qui ne faisaient peu ou pas de sport, les scientifiques ont montré que le yoga était un tremplin vers de l'exercice régulier leur permettant de se tenir à un programme sportif régulier.

Tai Chi

Le Tai Chi consiste en un ensemble d'exercices corps-esprit réalisés à votre rythme. Il comprend des étirements doux, des exercices de respiration profonde et de relaxation, en plus d'une activité physique considérée comme d'intensité faible à modérée. Le Tai Chi étant une activité à faible impact, il est généralement recommandé pour tous les âges et toutes les conditions physiques.

Il a été montré que le Tai Chi améliore les capacités aérobiques chez les personnes plus âgées qui font peu ou pas de sport. La recherche a également mis en avant que la pratique du Tai Chi permet de se sentir plus capable d'avoir une activité physique régulière, et qu'il améliore la qualité de vie et le moral chez les adultes souffrant d'insuffisance cardiaque.

Pilates

Le Pilates permet de développer la tonicité des muscles profonds et ainsi améliorer la posture, la tonicité interne, la stabilité, l'équilibre et la souplesse. Le Pilates est composé d'une série d'exercices de souplesse à faible impact, de tonicité musculaire et de mouvements d'endurance.

Comme pour le Tai Chi et le yoga, les scientifiques ont découvert que la méthode Pilates est une autre forme d'activité physique permettant d'améliorer la confiance qu'a une personne dans sa capacité à s'engager dans une activité physique régulière.

Qi gong

Le qi gong consiste en une série de mouvements longs et rythmés conçus pour apprendre l'équilibre et augmenter la souplesse. Il permet d'améliorer la santé osseuse, le fonctionnement cardiaque et pulmonaire ainsi que la qualité de vie et parfois même les douleurs chroniques.

Les scientifiques ont passé en revue les vertus du qi gong et ont découvert que celui-ci améliore non seulement la confiance qu'a une personne dans sa capacité à s'engager dans une activité physique régulière, mais également lui permet de se sentir mieux à même de gérer le stress et les nouvelles expériences.

Que signifie être en bonne condition physique ?

Être en bonne condition physique ne veut pas dire la même chose en fonction des personnes. Être en bonne forme physique peut signifier être capable de réaliser toutes les activités que vous voulez sans aucun désagrément. Ou bien cela peut vouloir dire que votre fréquence cardiaque ralentit pour atteindre une pulsation saine ou que votre tension artérielle est sous contrôle et que votre glycémie est satisfaisante. Ce sont là quelques-uns des indicateurs vous permettant d'évaluer votre condition physique.

Nous sommes, finalement, tous constitués différemment et nos motivations varient. Commencez par réfléchir à une activité physique quotidienne qui vous conviendrait. C'est déjà un premier pas vers le bien-être.

Mises en garde

Consultez votre médecin avant de commencer une activité sportive dans les cas suivants :

- si vous souffrez d'une maladie cardiovasculaire ;
- si vous souffrez d'asthme ou d'une maladie pulmonaire ;
- si vous souffrez de diabète de type 1 ou 2 ;
- si vous souffrez d'une maladie rénale ;
- si vous souffrez d'arthrose ;
- si vous suivez ou venez de terminer un traitement contre un cancer.

Consultez votre médecin traitant si vous présentez l'un des symptômes ou signes suivants. Ils peuvent indiquer que vous souffrez d'une maladie cardiaque, pulmonaire ou autre pathologie sérieuse :

- douleur ou gêne dans la poitrine, la nuque, la mâchoire ou les bras lors d'une activité physique ;
- vertiges, étourdissements ou évanouissements lors d'exercices physiques ou d'un effort ;
- peine à respirer lors d'efforts moyens, au repos ou lorsque vous vous allongez ou allez vous coucher ;
- chevilles enflées, notamment la nuit ;
- fréquence cardiaque rapide ou des palpitations ;
- souffle cardiaque préalablement diagnostiqué par votre médecin ;
- douleurs dans le bas des jambes lorsque vous marchez et qui disparaissent au repos.

L'American College of Sports Medicine recommande de consulter un médecin avant de vous mettre à un sport intensif si vous présentez au moins deux des facteurs suivants :

- vous avez plus de 35 ans ;
- vous avez dans votre famille des cas de maladies cardiovasculaires avant l'âge de 60 ans ;
- vous fumez ou vous avez arrêté de fumer dans les 6 derniers mois ;
- vous ne faites généralement pas 30 minutes de sport minimum la plupart des jours de la semaine ;
- vous présentez une importante surcharge pondérale ;
- vous souffrez d'hypertension artérielle ou d'hypercholestérolémie ;
- vous souffrez de diabète de type 1 ou 2 ou d'intolérance au glucose (prédiabète).

Stress

Vous vous surprenez à serrer les poings ou les dents. Vos muscles sont contractés et provoquent des douleurs dans votre nuque et vos épaules. Vous avez mal à l'estomac, vous avez mal à la tête ou vous avez de la peine à dormir. Vous mangez quand vous n'avez pas faim, vous ne faites plus de sport. Vous perdez vite votre sang-froid même avec ceux qui vous sont le plus chers.

Ce ne sont là que quelques exemples de réactions fréquentes, mais nuisibles, au stress. Vous sentez-vous concerné?

Comment le stress affecte votre corps

Le corps est programmé pour répondre à un certain type de stress qui n'a plus rien à voir avec le stress d'aujourd'hui. Cette réaction s'appelle réaction de lutte ou de fuite et se produit de manière totalement inconsciente. Le corps accélère la fréquence cardiaque, augmente l'afflux sanguin vers les muscles dont vous avez besoin et coupe la circulation sanguine vers les fonctions corporelles les moins vitales.

Voici étape par étape ce qui se passe dans le corps lorsque vous êtes face à une situation de stress:

- Les glandes surrénales, situées sur les reins, libèrent une quantité exceptionnelle d'hormones dont de l'adrénaline et du cortisol, principales hormones corporelles du stress.
- L'adrénaline accélère la fréquence cardiaque, augmente la tension artérielle et la quantité d'énergie que le corps peut utiliser.
- Le cortisol augmente le taux de sucre dans le sang, accentue son utilisation par le cerveau et s'assure que le corps dispose de suffisamment de substances permettant de réparer les tissus.
- Le cortisol limite également les fonctions corporelles dont vous n'avez pas besoin dans une situation de lutte ou de fuite. Les systèmes immunitaire, digestif et reproductif, ainsi que les processus de croissance sont tous impactés.

Le stress a une autre conséquence sur le cœur: il affecte la *variabilité de fréquence cardiaque*. Plus simplement, une fréquence cardiaque équilibrée est assurée par deux parties du système nerveux autonome. Sans cet équilibre, ces deux parties du système nerveux autonome entrent en suractivité, ce qui alors augmente les risques de maladies cardiovasculaires et par extension d'autres pathologies (voir plus loin l'encadré «Qu'est-ce que la variabilité de fréquence cardiaque»).

La réponse naturelle du corps au stress peut être utile et parfois salvatrice. Mais ce n'est plus nécessairement le cas aujourd'hui, car la plupart du temps le stress actuel ne met pas la vie en danger. Toutefois, le corps l'ignore, donc lorsque vous vous disputez par exemple, instinctivement il va vous protéger. Il libère un flux d'adrénaline et votre fréquence cardiaque s'accélère.

Cette réaction ne vous permettra pas de gérer la plupart des facteurs de stress auxquels vous êtes confronté de nos jours, mais c'est ainsi que votre corps vous protège des menaces, certes rares aujourd'hui.

Dans la plupart des cas, une fois le stress (ce que votre corps considère comme une menace) s'est éloigné, vos fonctions corporelles redeviennent normales. Cependant, certaines personnes se sentent en permanence stressées, ce qui signifie que cette réaction de lutte ou de fuite est continuellement activée.

Si la réaction de lutte ou de fuite est en permanence active, une exposition trop prolongée au cortisol et autres hormones du stress peut augmenter dans le temps les risques de :

- anxiété ;
- dépression ;
- problèmes digestifs ;
- maux de tête ;
- maladies cardiovasculaires ;
- problème de sommeil ;
- prise de poids ;
- problèmes de mémoire et de concentration.

Mesures à prendre pour réduire le stress

Le stress étant, dans une large mesure, au centre de notre mode de vie moderne, il est crucial de trouver des modes de gestion sains.

Pour commencer, analysez honnêtement votre réaction naturelle au stress. Votre alimentation est-elle saine ? Vous mettez-vous en colère ? Avez-vous des maux de tête ou de ventre ? De telles réactions, ainsi que celles mentionnées en début de cette partie, vous permettront de voir comment améliorer votre réponse au stress.

À partir de là, utilisez les stratégies de gestion personnelle du stress.

- **Prenez soin de vous.** Cuisinez sainement, faites du sport régulièrement et veillez à dormir suffisamment d'un sommeil de bonne qualité.
- **Ralentissez dès que possible.** Regardez votre emploi du temps quotidien, hebdomadaire et mensuel et repérez les réunions, activités, dîners ou corvées que vous pouvez supprimer ou déléguer.
- **Essayez les techniques de relaxation.** Le yoga, la respiration profonde et la méditation, par exemple. Peu importe la technique de relaxation que vous choisirez, ce qui compte c'est de recentrer votre attention sur quelque chose d'apaisant et de prendre davantage conscience de votre corps.

- **Prenez le temps pour des loisirs,** comme lire ou écouter de la musique, activités où vous n'êtes pas en compétition et qui par conséquent ne génèrent pas de stress. Une activité plaisante peut apaiser et calmer l'esprit.
- **Créez des liens avec les autres.** Rester en contact avec les personnes positives et attentionnées de votre entourage.
- **Nourrissez votre spiritualité.** Cultiver sa spiritualité permet de prendre conscience de ce qui a le plus de sens dans la vie, de réaliser que vous n'êtes pas responsable de tout, de donner un sentiment d'appartenance à quelque chose de plus grand et même d'élargir votre réseau social.
- **Gardez votre sens de l'humour.** Le rire est réellement un bon remède. Il peut vous aider à faire face au stress, mais il présente également des avantages à long terme.
- **Engagez-vous dans votre communauté.** Aider les autres en consacrant du temps à une cause importante, permet également de s'aider soi-même.
- **Si besoin, faites-vous aider par un professionnel.** Si vos efforts pour gérer votre stress ne sont pas suffisants, consultez votre médecin traitant.

Bien que le stress s'améliore rarement seul, vous pouvez agir activement pour le contrôler afin de vivre une vie qui ne soit pas dominée par le stress.

Au-delà des principes de bases

Dans les pages suivantes, vous découvrirez un certain nombre de techniques qui vous permettront de vous détendre et de réduire le stress.

Le principal point positif des thérapies corps-esprit visant à réduire le stress est qu'elles sont sans danger et souvent efficaces.

Si vous souhaitez en savoir plus sur les thérapies intégratives permettant de gérer le stress, voici une liste d'options que vous découvrirez dans cet ouvrage :

- biofeedback (voir page 104) ;
- imagerie mentale dirigée (voir page 101) ;
- massage (voir page 126) ;
- méditation (voir page 90) ;
- relaxation musculaire progressive (voir page 72) ;
- musicothérapie (voir page 80) ;
- respiration détendue (voir page 75).

Qu'est-ce que la variabilité de fréquence cardiaque (appelée également cohérence cardiaque) ?

Que savez-vous de la cohérence cardiaque ?
Testez vos connaissances et découvrez quel est son impact sur la santé et comment l'améliorer.

Vrai ou faux ?

Le cœur joue un rôle complexe dans votre santé
Réponse : vrai
Avoir un cœur en bonne santé est important pour l'état de santé général et ce pour plusieurs raisons. Le rôle que joue le cœur dans l'état de santé général est encore plus complexe que ce que l'on pensait autrefois. Le cœur est une pompe, il produit un rythme, c'est un organe sensoriel qui joue un rôle clé dans la communication qui se produit dans le corps. Le cœur joue même un rôle dans la manière dont vous interprétez le monde qui vous entoure.

Un cœur sain bat toujours à un rythme régulier
Réponse : faux
Un cœur sain ne bat pas toujours à un rythme aussi régulier que ce que vous pensez. La fréquence cardiaque est un processus bien plus compliqué, affecté par la respiration aussi bien que par l'environnement.

La fréquence cardiaque varie d'un battement à l'autre. Si vous en regardez une représentation graphique, vous remarquerez que les battements du cœur suivent des schémas qui peuvent être réguliers ou irréguliers. Les fluctuations d'un battement à l'autre au sein de ces schémas sont appelées variabilité de fréquence cardiaque.

La variabilité de fréquence cardiaque peut avoir un effet sur la santé
Réponse : vrai
Commençons par la base : en termes simples, la variabilité de fréquence cardiaque représente les petites variations dans le timing de chaque battement. Ces variations sont provoquées par un équilibrage continu en arrière-plan dans la manière dont bat votre cœur. Cet équilibrage a lieu entre les deux branches du système nerveux : le système nerveux sympathique et le système nerveux parasympathique.

Lorsque vous êtes confronté·e à une menace, le système nerveux sympathique permet à votre corps d'entrer en mode de lutte ou de fuite. La mission du système parasympathique en revanche, est différente. Elle consiste à ralentir la fréquence cardiaque permettant aux vaisseaux sanguins de se dilater et d'améliorer la circulation du sang.
Une variabilité de fréquence cardiaque élevée est en principe un indice de bonne santé, tandis qu'une variabilité de fréquence cardiaque faible a été reliée à un risque élevé de maladie.

Lorsque l'équilibre avec le système parasympathique est bon, la variabilité est plus grande car un système incite le cœur à battre plus vite tandis que l'autre travaille à le ralentir. Une variabilité plus élevée signifie un équilibre plus actif entre les deux systèmes, ce qui s'avère améliorer la santé.

On ne peut rien faire pour améliorer la variabilité de fréquence cardiaque

Réponse : faux

Lorsque vous êtes confronté·e à une situation de stress, il est normal que le système sympathique s'active et libère les hormones nécessaires pour que vous puissiez réagir aux facteurs de stress. Sur le long terme en revanche, si le stress est constant cette réaction est trop souvent déclenchée. Dans ce cas, une trop grande quantité d'hormones de stress est libérée. Le système parasympathique est alors déclenché pour essayer de soulager le système sympathique. Lorsque les deux parties du système nerveux autonome sont en suractivité continue, la variabilité de fréquence cardiaque est affectée et vous vous sentez à la fois tendu·e et léthargique, et les risques de problèmes cardiaques augmentent. La bonne nouvelle est que vous pouvez changer les choses.

La méditation par exemple est un des domaines étudiés par les scientifiques pour réduire l'activité du système nerveux sympathique et augmenter celle du système parasympathique, ce qui augmente la variabilité de fréquence cardiaque et ainsi potentiellement réduit les risques de maladies.

La respiration profonde et la relaxation sont d'autres techniques permettant d'améliorer la variabilité de fréquence cardiaque. Le simple fait de ralentir sa respiration de 12 à 14 fois par minute, rythme naturel, à 5 à 6 respirations par minute, augmente l'activité de votre système nerveux parasympathique produisant ainsi une réaction de relaxation dans le corps.

Repos et relaxation

Bien que le repos et la relaxation fassent partie des meilleures méthodes de gestion du stress, on les oublie souvent alors qu'elles sont tout aussi importantes pour la santé qu'un bon régime alimentaire et une activité physique régulière.

Le repos et la relaxation aident à ralentir la fréquence cardiaque, ce qui permet de ménager le cœur. La relaxation réduit la tension artérielle et augmente la circulation sanguine vers les muscles principaux. Le repos, c'est-à-dire un sommeil régulier et profond, peut améliorer les fonctions immunitaires et diminuer les signes et symptômes de problèmes de santé comme les maux de tête, les nausées et la douleur.

Bienfaits du repos et de la relaxation

Chaque jour, vous voyez s'accumuler une quantité de choses à faire telle qu'il est à peine possible d'inscrire en bas de liste « repos et relaxation ». Si c'est le cas, vous n'êtes pas seul·e à expérimenter cela.

Au lieu de continuer ainsi, prenez peut-être les choses dans l'autre sens. Accordez suffisamment de temps au sommeil et à la relaxation, et ensuite voyez ce que vous pouvez faire dans le temps qu'il vous reste. Vous allez être surpris. En effet, le repos et la relaxation présentent de nombreux avantages pour la santé. Ils :

- ralentissent la fréquence cardiaque, ce qui signifie moins de travail pour le cœur ;
- réduisent la tension artérielle ;
- augmentent la circulation sanguine vers les muscles principaux ;
- réduisent les tensions musculaires ;
- diminuent les signes et symptômes de problèmes de santé comme les maux de tête, les nausées, la diarrhée et les douleurs ;
- donnent davantage d'énergie ;
- améliorent la concentration.

Conseils pour bien dormir

Dormir sept à huit heures par nuit a des bienfaits sur la santé en général. Vous avez plus d'énergie et votre concentration dans la journée est meilleure. Une bonne nuit de sommeil peut même aider à perdre du poids. En effet, lorsque vous êtes fatigué·e, vous mangez davantage d'aliments à forte valeur calorique pour maintenir votre niveau d'énergie. En revanche lorsque vous êtes reposé·e, vous n'avez pas besoin de ces calories pour rester alerte.

Si vous avez du mal à dormir ou si vous souhaitez améliorer la qualité de votre sommeil, vous devrez peut-être modifier quelque peu votre routine quotidienne. Testez les astuces ci-après pour une bonne nuit de sommeil et bénéficiez des bienfaits d'un sommeil régulier et de qualité.

- **Mettre en place et suivre une routine avant de dormir.** De nombreuses personnes s'endorment en lisant. Des mouvements doux de Tai Chi vous aideront peut-être à vous détendre. Éteignez la télévision et tous les appareils électroniques une heure avant de vous coucher. Couchez-vous et levez-vous à peu près à la même heure tous les jours, y compris le week-end.
- **Réduisez la prise de caféine notamment dans les heures qui précèdent le coucher.** Les thés, le thé froid, le café et la plupart des sodas contiennent de la caféine. Le chocolat (notamment le chocolat noir) en contient également. Recherchez-en donc toutes les sources. Sachez que si vous avez l'habitude de consommer de grandes quantités de caféine et que vous en réduisez soudainement la consommation, vous aurez peut-être des maux de tête ou serez plus fatigué·e qu'à l'accoutumée pendant quelques jours, mais vous vous sentirez rapidement mieux et la qualité de votre sommeil s'en trouvera améliorée.
- **Faites du sport et restez actif.** L'activité physique est propice à un sommeil profond et reposant. Évitez toutefois de faire du sport trop près de l'heure du coucher car vous auriez peut-être du mal à vous endormir à cause d'un surcroît d'énergie. Si cela semble poser problème, faites du sport plus tôt dans la journée.
- **N'allez pas vous coucher le ventre vide ou trop plein.** Cela risque de vous empêcher de dormir.
- **Éviter l'alcool et la nicotine avant de vous coucher.** Ces deux substances sont incompatibles avec un sommeil réparateur. Si vous souffrez de brûlures d'estomac, mangez plusieurs heures avant d'aller vous coucher.
- **« Ne vous forcez pas à dormir » et ne vous inquiétez pas de ne pas dormir suffisamment.** Cachez votre réveil dans un tiroir ou retournez-le si vous vous surprenez à vérifier l'heure trop souvent. Si le sommeil ne vient pas naturellement, lisez ou écoutez de la musique jusqu'à ce que vous vous assoupissiez.
- **Créer un environnement confortable, une chambre silencieuse, obscure et confortablement fraîche.** Si nécessaire utilisez des rideaux opaques, des volets, des protections auditives, un ventilateur ou tout autre appareil qui permettra de créer un environnement adapté à vos besoins.
- **Évitez ou limitez les siestes en journée.** Si vous faites des siestes trop longues, vous aurez du mal à vous endormir le soir venu. Si vous deviez faire une sieste dans la journée, ne dépassez pas 10 à 30 minutes et faites-la en milieu d'après-midi.

- **Vérifiez vos traitements.** Demandez à votre médecin traitant si les médicaments, sur ordonnance ou non, ou les compléments alimentaires que vous prenez, peuvent provoquer vos insomnies. De nombreux médicaments sur ordonnance ont un impact sur le sommeil et certains médicaments sans ordonnance peuvent contenir de la caféine et autres stimulants.

Si vous avez du mal à dormir, ne le prenez pas à la légère. L'insomnie chronique à long terme peut augmenter le risque de dépression et d'anxiété, et aggraver les troubles chroniques comme l'hypertension artérielle et le diabète.

Traitements intégratifs de l'insomnie
Certes, les médicaments sur ordonnance et sans ordonnance peuvent aider à dormir, mais ils ne sont généralement pas recommandés sur le long terme. De nombreux traitements complémentaires sont utilisés pour aider à traiter l'insomnie. Comme pour tout traitement intégratif que vous n'avez pas encore utilisé, discutez des avantages et des inconvénients avec votre médecin pour vous assurer que le traitement que vous souhaitez utiliser est sans danger et adapté à votre cas.

La mélatonine est une hormone sécrétée naturellement par le cerveau, et bien que des compléments alimentaires à base de mélatonine soient largement utilisés pour lutter contre le décalage horaire, ils sont parfois aussi utilisés pour aider à dormir. En général, la mélatonine est sans danger, mais elle peut provoquer des problèmes de coagulation chez les personnes prenant des anticoagulants pour liquéfier le sang. N'en prenez pas en cas de grossesse ou si vous essayez de tomber enceinte.

Valériane. Ce complément alimentaire à base de plante peut contribuer à un endormissement plus rapide et améliorer la qualité du sommeil. La valériane est également utilisée contre l'anxiété. La recherche issue d'une étude multicentrique (étude réalisée dans plusieurs lieux de soins) a mis en lumière que la combinaison de valériane et de houblon pouvait aider à traiter l'insomnie. Parlez de la valériane avec votre médecin avant de l'utiliser. Certaines personnes ayant utilisé la valériane en doses élevées ou sur la durée ont vu augmenter leur risque de contracter une maladie du foie, même s'il n'est pas certain que la valériane en soit la cause.

Acupuncture et hypnose clinique. L'acupuncture et l'hypnose clinique sont souvent utilisées dans le traitement de l'insomnie, bien que la recherche n'ait pas clairement établi leur valeur ajoutée.

Relaxation et bien-être

La relaxation, tout comme un sommeil de bonne qualité, est essentielle pour être en bonne santé. L'association repos et relaxation peut vous aider à mieux vous concentrer, améliorer vos relations avec les autres et votre productivité au travail. Vous verrez plus loin dans cet ouvrage quelles sont les techniques de relaxation. Pour l'instant, concentrons-nous sur un autre aspect important de la relaxation : les loisirs.

Trouver les activités de loisirs appropriées

Les activités de loisirs, c'est-à-dire ce que vous choisissez de faire pendant votre temps libre, peuvent réduire le stress et améliorer votre vision de la vie.

De plus en plus d'études montrent que les personnes qui prévoient du temps pour se détendre, aller voir la famille et les amis, faire du sport ou participer à des activités religieuses présentent une tension artérielle et des niveaux d'hormones du stress moins élevés. Elles sont également plus heureuses dans leur vie.

Les activités de loisir varient d'une personne à l'autre. Ce qu'une personne peut trouver intéressant et agréable peut être ennuyeux et même stressant pour une autre.

Si vous avez besoin d'idées d'activités de loisir, commencez par déterminer ce dont vous avez besoin. Répondre à ces questions vous aidera à choisir des activités de loisir épanouissantes :

- **Faites-vous suffisamment d'activité physique et d'exercice ?** Une activité physique régulière améliore à la fois la santé physique et mentale.
- **Êtes-vous suffisamment stimulé·e intellectuellement ?** Il est important d'avoir des activités intellectuellement stimulantes.
- **Vos besoins spirituels sont-ils satisfaits ?** En fonction de votre définition de la spiritualité, vous pourrez peut-être participer à une activité religieuse organisée ou vous exprimer à travers la musique ou l'art, que ce soit à travers la création ou la simple contemplation.
- **Utilisez-vous vos talents créatifs ?** Qu'est-ce qui inspire votre créativité ? La danse ? Ou peut-être la peinture, la cuisine ou du bricolage dans la maison ?
- **Avez-vous suffisamment de relations sociales ?** Si la réponse est non, peut-être pourriez-vous vous inscrire dans un club de sport, un club de lecture ou de danse. Les relations sociales sont une partie très importante du bien-être.
- **Y a-t-il de la nouveauté ou de l'aventure dans votre vie ?** N'ayez pas peur d'essayer de nouvelles choses. Pensez à faire un voyage, une randonnée, ou à apprendre de nouvelles compétences, un nouveau passe-temps.
- **Le service aux autres vous intéresse-t-il ?** Si vous aimez aider les autres, renseignez-vous sur la possibilité de faire du bénévolat.

Dormez-vous assez ?

Nombreux sont ceux qui pensent dormir suffisamment, mais qui en réalité ne dorment pas assez. La durée et la qualité de votre sommeil ne suffisent peut-être pas si :

- Vous ignorez quotidiennement votre réveil ou essayez de dormir quelques minutes supplémentaires le matin.
- Vous vous réveillez dans les vapes et fatigué.
- Vous vous réjouissez de faire la grasse matinée le week-end.
- Vous êtes irritable avec vos collègues, votre famille et vos amis.
- Vous avez des difficultés à vous concentrer ou à vous souvenir.
- Vous devez lutter contre le sommeil lors de longues réunions ou après les repas.
- Vous vous réveillez plusieurs fois par nuit.

Relation aux autres

Des relations sociales fortes sont importantes pour la santé et le bien-être, car elles sont un des éléments qui donnent un sens à la vie.

Bienfaits des relations

Des relations saines semblent stimuler la santé de différentes manières. Les personnes de votre entourage peuvent :

- vous aider à fêter les bons moments et vous apporter du réconfort dans les moments difficiles ;
- empêcher la solitude et vous donner la possibilité de proposer votre compagnie ;
- accentuer le sentiment d'appartenance et d'utilité ;
- stimuler le bonheur ;
- diminuer le stress ;
- améliorer la confiance en soi et l'estime de soi ;
- aider à faire face à des situations traumatisantes, comme un divorce, la maladie, la perte d'emploi ou d'un être cher ;
- encourager le changement ou éviter des habitudes néfastes comme l'abus d'alcool ou le manque d'exercice.

Renforcez vos relations

Le Dr Amit Sood, responsable du programme Résilience de la Clinique Mayo, conseille d'entretenir des relations avec les personnes qui vous sont le plus chères (pour en savoir plus sur les recommandations du docteur Sood, voir page 66).

Discutez lors de réunions de famille
Dans certains cas, organiser et préparer les réunions de famille devient plus important que la fête elle-même. Passez du temps avec vos invités.

Faites des repas en famille
Les repas en famille peuvent aider à influencer les comportements et le développement des enfants. Des études ont montré que les adolescents qui prennent leurs repas en famille ont des habitudes alimentaires et un poids plus sain, travaillent mieux à l'école, sont psychologiquement plus équilibrés et risquent moins de s'adonner à la drogue, l'alcool ou autre addiction.

Soyez actifs ensemble
Que vous participiez à des évènements locaux ou à des courses hippiques, que vous fassiez du bénévolat ou que vous consacriez du temps aux autres, que vous alliez vous promener, ou que vous vous retrouviez dans un parc, faites quelque chose ensemble. Ainsi non seulement vous serez actif, mais vous partagerez quelque chose et vous créerez des souvenirs communs.

Prenez soin de vos amitiés
Il faut savoir donner et recevoir pour conserver des relations saines. Essayez de respecter les limites de vos amis, ne soyez pas en concurrence et ne vous plaignez pas trop. Intéressez-vous vraiment à ce qui se passe dans leur vie et ne les jugez pas. Laissez le temps à vos amis et à votre famille de changer, mûrir et faire des erreurs, et gardez pour vous ce qu'ils partagent avec vous. Passer du temps à développer et renforcer des amitiés a pour avantage d'améliorer la santé.

Techniques corps-esprit

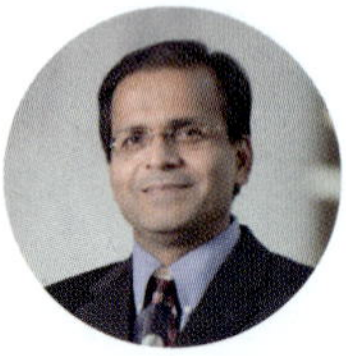

Amid Sood, M.D.
Médecine interne générale

Le Dr Sood est responsable du programme Résilience à la Clinique Mayo de Rochester, Minnesota

Rendez-vous avec le docteur Sood

Autrefois, lorsque vous souhaitiez avoir recours à la médecine corps-esprit, cela soulevait de l'inquiétude autour de vous. On vous pensait faible ou stressé, parce que ces pratiques n'étaient en principe utilisées que dans ces cas-là.

De nos jours en revanche, faire une petite pause méditation, de la respiration profonde ou toute autre forme de médecine corps-esprit est plus largement accepté. Les pratiques corps-esprit ont aujourd'hui une place de premier choix dans nos vies comme moyen de se maintenir en bonne santé et se sentir mieux.

À chaque fois que ces techniques corps-esprit sont testées, elles prouvent leurs bienfaits. Par conséquent, peu importe la pratique que vous choisissez dans la mesure où cela vous convient.

Lorsque l'on me demande quelle est la meilleure pratique corps-esprit, je réponds toujours qu'il faut considérer la médecine corps-esprit comme n'importe quel aspect de la vie, par exemple une alimentation saine, le sport ou même les relations. Posez-vous trois questions : premièrement, *quelles sont mes convictions* ? Deuxièmement, *quelles sont les techniques qui me sont les plus accessibles* ? Et troisièmement, *qu'est-ce qui est faisable* ? Les réponses à ces trois questions vous permettront de choisir une activité qui s'intégrera à votre vie. Par exemple, si vous ne disposez que de 5 ou 10 minutes par jour, commencez par une séance de méditation de 45 minutes ne sera pas pratique. De même, ne choisissez pas une activité qui ne correspond pas à vos convictions.

D'un point de vue biologique, les techniques corps-esprit ont des effets spécifiques sur le corps vous permettant de vivre plus longtemps, de manière plus saine et agréable. Dans ce chapitre, vous trouverez des informations sur les effets des différentes techniques corps-esprit.

Cela étant dit, les techniques corps-esprit présentent encore un autre avantage, en dehors des effets positifs sur votre santé physique. Elles vous permettent de vous ancrer dans une présence intentionnelle, afin de réduire le stress et mieux profiter de la vie.

Qu'est-ce que la médecine corps-esprit ?

De nos jours, nous sommes souvent confrontés à des maladies comme la fibromyalgie ou le syndrome du côlon irritable, pour lesquelles les traitements médicamenteux restent limités. Cet état de fait, ainsi que la preuve scientifique selon laquelle l'esprit est l'un des nombreux facteurs responsables de l'apparition de maladies, a renouvelé l'intérêt dans la relation entre l'esprit et le corps.

Une relation à double sens

Selon la recherche, l'esprit peut avoir une énorme influence sur le corps, mais l'inverse est également vrai. En effet, le corps et les problèmes physiques qui l'affectent peuvent avoir un impact important sur l'esprit. Les diabétiques, par exemple, sont deux à trois fois plus déprimés et les personnes souffrant de douleurs chroniques présentent souvent de l'anxiété.

Tout comme le corps peut affecter l'esprit, l'esprit peut affecter le corps. C'est pourquoi les experts de médecine intégrative pensent que l'esprit et le corps doivent être en harmonie pour rester en bonne santé. C'est le postulat de départ de la *médecine corps-esprit* dont le principe est de renforcer la communication entre le corps et l'esprit.

L'objectif central de la médecine corps-esprit est de déterminer comment le processus mental peut influencer ce qui se passe dans votre corps. Il est évidemment impossible de faire disparaître un cancer ou un diabète simplement en le souhaitant. En revanche, il est possible d'entraîner l'attention. Ce faisant, vous pouvez gérer l'anxiété et même créer dans le cerveau de nouvelles voies permettant de réduire le sentiment de stress et de colère.

Les techniques corps-esprit ne sont ni magiques ni un remède miracle, mais avec de l'entraînement et un peu de patience, elles peuvent être utiles. La médecine corps-esprit offre également la possibilité de choisir les thérapies les plus adaptées à vos besoins et qui vous correspondent le mieux.

Comment fonctionne l'esprit

Afin de mieux comprendre la médecine corps-esprit, il faut savoir comment l'esprit fonctionne. Cela part de deux processus qui se produisent concomitamment dans l'esprit. Ces processus façonnent vos expériences quotidiennes. Il s'agit de *l'attention* et de *l'interprétation*.

L'attention. Le processus de l'attention permet de filtrer, sélectionner et absorber les informations sensorielles qui nous entourent.

L'interprétation. L'interprétation de ce qui nous entoure dépend de l'expérience de chacun, de nos préférences et de la manière dont nous envisageons les choses. Ce que nous apprenons de nos expériences nous permet de vivre une vie efficace et productive. Bien que la manière dont nous interprétons le monde nous permette de le comprendre et d'agir, l'interprétation présente un inconvénient : l'absence de conscience.

L'absence de conscience

Nous interprétons le monde en fonction de nos préférences, nos préjugés et nos principes. Nous tirons ensuite des conclusions parfois exagérées ou générales qui nous empêchent de voir le monde en intégrant les opinions et les préoccupations des autres. Nous passons alors plus de temps à nous concentrer sur la manière dont nous percevons le monde plutôt que de le découvrir tel qu'il est. Notre participation au monde peut être stressante, ce qui peut faire apparaître des maladies.

En termes plus simples, si vous vous **occupez** uniquement de ce qui ne va pas dans le monde, ou en vous ou chez les autres, vous **interprétez** votre monde de manière essentiellement négative.

Lorsque vous ne vous occupez que de ce qui ne va pas dans le monde ou en vous, vous avez sûrement tendance à exagérer ces pensées négatives, et les petits agacements deviendront des menaces provoquant un stress et une anxiété chroniques. Vous allez alors développer une vision rigide des choses et penser que *cela ne marchera jamais !* Ou encore que *cela n'arrivera jamais !* Ce comportement vous empêche d'avoir une vision mature, prenant en compte d'autres points de vue et issues possibles. Les thérapeutes corps-esprit appellent cet état *l'absence de conscience.*

Lorsque nous sommes dans un état d'absence de conscience, nous sommes déconnectés du monde réel et de ce qu'il est vraiment. Au lieu de cela, nous nous concentrons sur des pensées qui nous rendent plus anxieux. L'absence de conscience engendre non seulement du stress, de l'insomnie, mais dégrade la qualité de vie et augmente les risques de tomber parfois gravement malade.

Ce que peut faire la médecine corps-esprit

Les techniques corps-esprit visent à nous libérer d'un excès de pensées négatives et de l'absence de conscience qui en découle. L'idée est de développer une vision plus intentionnelle, qui mène à un état d'acceptation nous permettant d'agir de manière plus significative.

L'objectif de la médecine corps-esprit est de remplacer les pensées négatives par des valeurs comme le pardon, l'acceptation, la compassion, la gratitude, les relations interpersonnelles et un sens plus profond de la vie. Ces valeurs nous permettent de prendre conscience de la réalité, ou pas, de nos pensées.

La relation corps-esprit

La médecine corps-esprit repose sur l'idée que l'association de facteurs mentaux et émotionnels régule la santé physique et que les techniques comportementales, psychologiques, sociales et spirituelles peuvent accroître la capacité de l'esprit à affecter notre corps. La notion que l'esprit et le corps sont étroitement liés remonte à plusieurs siècles.

Comment fonctionnent les techniques corps-esprit

Les techniques corps-esprit sont composées de deux éléments fondamentaux :

La neutralité sereine

La première étape de la médecine corps-esprit consiste à ramener son esprit vers un état de neutralité sereine. L'esprit parvient ainsi à un état impartial, efficace et adapté aux besoins de l'individu.

Pour cela, l'esprit doit se débarrasser des expériences négatives accumulées au cours des années.

Faites travailler votre esprit

Le second élément de la médecine corps-esprit consiste à entraîner son esprit de manière à obtenir des effets positifs sur la santé. On peut utiliser des exercices spirituels (prière), une intervention orale (méditation transcendantale), des exercices de respiration et de postures (yoga) ou des images apaisantes (imagerie mentale dirigée).

Ce que dit la recherche

Les scientifiques ont découvert plusieurs voies de communication entre l'esprit et le corps pour soigner et améliorer la santé en général. Voici un aperçu de ce que les scientifiques ont appris sur cette communication.

Réponse au stress versus réponse de relaxation

La *réponse au stress* est une réaction de lutte ou de fuite, qui s'enclenche automatiquement en cas de danger. L'organisme accélère la fréquence cardiaque, augment la circulation sanguine vers les muscles et la diminue vers les parties dont le corps n'a pas besoin face au danger.

L'inverse de la réponse au stress est la *réponse de relaxation*. Cette réaction requiert un certain entraînement, mais grâce à des exercices comme la méditation ou la respiration profonde vous pouvez conditionner votre corps de manière à ralentir votre fréquence cardiaque et votre respiration, et prendre plus pleinement conscience du moment présent.

Esprit et corps peuvent-ils travailler ensemble ?

Les scientifiques étudient également la manière dont l'esprit et le corps répondent aux effets guérisseurs d'autres esprits. Les bénéfices positifs d'interventions comme celles de groupes de soutien ressemblent au réconfort et au sentiment de sécurité associés à la notion d'appartenance à une tribu.

Ces vingt à trente dernières années, les études ont démontré l'importance de la relation entre l'esprit et le corps. Les professionnels de santé utilisent les résultats de ces recherches pour améliorer la santé de leurs patients en prenant en compte l'impact de l'esprit et du corps l'un sur l'autre.

La neuroplasticité

Le dernier concept à prendre en compte dans la relation entre l'esprit et le corps est la *neuroplasticité.* Neuroplasticité signifie que le cerveau est plastique c'est-à-dire malléable et que nous pouvons le reconditionner pour réagir de manière plus avisée.

Réentraîner le cerveau

La neuroplasticité nécessite de reconditionner le cerveau et d'impliquer l'attention et l'interprétation dont nous avons parlé précédemment.

Lorsque nous travaillons l'attention et l'interprétation, nous développons de nouvelles manières de faire attention au monde et nous apprenons à penser différemment. Par exemple, peut-être que la personne qui vient de nous faire une queue de poisson se rendait à l'hôpital pour aller voir un être cher qui vient d'avoir un terrible accident. Comment réagit votre corps lorsque vous pensez avec compassion ? Vos sentiments, vos réactions sont-ils différents grâce à cette information ? Ou réagissez-vous toujours avec colère ?

En développant de nouveaux modes de pensée et en les utilisant régulièrement, vous pouvez réduire le sentiment de stress et vous concentrer sur des valeurs, comme la gratitude, qui donnent un sens plus profond à la vie.

Ce que dit la recherche

Le concept de neuroplasticité est relativement récent. Il y a peu encore, on pensait que le cerveau était composé d'un ensemble de neurones et qu'avec l'âge ces neurones se détérioraient. Ainsi, des problèmes comme l'atrophie du cerveau, la perte de connexions neuronales et bien entendu des maladies comme la maladie d'Alzheimer pouvaient apparaître.

Toutefois, ces dix à quinze dernières années, la recherche a prouvé que le cerveau n'était pas statique. Il dispose au contraire d'une grande neuroplasticité. Il est donc possible de créer de nouvelles connexions neuronales à tout âge.

Il est important d'avoir un style de vie sain

Des choix de vie sains stimulent la neuroplasticité. Il est important d'avoir un régime alimentaire équilibré composé de baies, une activité physique régulière, des relations sociales et d'apporter régulièrement de la nouveauté à votre cerveau.

La variété est primordiale

On pense depuis longtemps que l'exercice mental, comme les mots croisés ou les puzzles, permet au cerveau de rester actif. Les scientifiques ont également découvert que la variété a son importance. Tout comme il faut de la variété dans l'activité physique pour que cela reste intéressant, la recherche a mis en lumière qu'il est également important de varier les activités pour stimuler le cerveau.

Lorsque vous faites des mots croisés, par exemple, le cerveau va finir par s'habituer et cela ne sera plus aussi stimulant. Essayez donc d'autres activités : apprenez une nouvelle langue, essayez un nouveau loisir, faites quelque chose de différent pour stimuler votre cerveau.

Maintenant que vous en savez un peu plus sur la médecine corps-esprit et comment l'esprit fonctionne, regardons les techniques corps-esprit qui ont fait leurs preuves en médecine intégrative.

Thérapies de relaxation

Les thérapies de relaxation consistent à centrer l'attention sur quelque chose d'apaisant et de prendre davantage conscience de son corps. Elles vont de la respiration rythmée ou profonde à la méditation et la relaxation musculaire progressive, en passant par la thérapie par l'art et la musicothérapie.

Certaines des thérapies de relaxation développées dans cette section demandent de la pratique. Plus vous pratiquerez ces techniques, plus vous prendrez conscience de la tension musculaire et autres sensations physiques liées au stress. Une fois la réaction au stress identifiée, vous pouvez faire un effort conscient pour exercer une technique de relaxation dès que les symptômes de stress apparaissent. Ainsi vous gardez le contrôle sur votre stress.

Avant de commencer

Pour les techniques nécessitant un certain entraînement comme la respiration profonde ou la relaxation musculaire progressive, il faudra du temps pour en ressentir pleinement les bénéfices. Soyez patients. Les efforts consacrés à la pratique de ces techniques ne doivent pas devenir une source de stress.

Si une technique de relaxation ne fonctionne pas pour vous, essayez-en une autre. Si vos efforts demeurent vains, consultez votre médecin pour envisager d'autres options.

Dans les pages suivantes vous trouverez cinq formes de thérapies de relaxation.

Relaxation musculaire progressive

La relaxation musculaire progressive est conçue pour réduire la tension musculaire. Elle peut être utilisée pour diminuer l'anxiété et le stress pouvant être liés à un problème de santé. La relaxation musculaire progressive peut aussi être utilisée dans le seul but d'améliorer la concentration.

La relaxation musculaire progressive est une technique qui consiste à raccourcir ou contracter lentement et régulièrement un muscle. Puis vient une phase de relaxation progressive où vous allongez et relâchez le muscle. Ce processus est répété pour les autres groupes de muscles successivement.

La méditation consiste à obtenir une immobilité et un calme parfait du corps (voir page 90 pour en savoir plus sur la méditation). La relaxation musculaire progressive ressemble à la méditation, car l'objectif est d'atteindre un état de relaxation profond. Toutefois, la relaxation musculaire progressive diffère de la méditation dans la mesure où la relaxation s'obtient en contractant et relâchant les différents groupes musculaires successivement. Ainsi, vous apprenez à identifier les zones musculaires où se logent le stress et la tension et à relâcher délibérément cette tension.

La relaxation musculaire progressive est bénéfique pour toute personne stressée. Cette technique est particulièrement adaptée à ceux qui découvrent la méditation ou toute autre technique de relaxation.

Il n'est pas nécessaire d'être diplômé ou licencié pour enseigner la relaxation musculaire progressive. Cependant, de nombreux professionnels de santé ont reçu une formation au cours de leur parcours éducatif. Souvent proposée dans des services d'oncologie hospitaliers ou cliniques aux États-Unis, cette technique est moins présente en Europe. Votre médecin pourra peut-être vous recommander un programme.

Comment faire

Essayez la relaxation musculaire progressive en suivant les deux étapes suivantes :

Étape 1

Commencez par le visage en contractant les muscles autour des yeux, du nez et de la bouche afin de former une grimace. Maintenez la tension pendant 8 secondes, expirez et relâchez complètement tout le visage. L'oxygène afflue vers les muscles contractés et lorsque vous les relâchez, les muscles se détendent.

Étape 2
Progressez vers le bas en contractant complètement le cou, puis la mâchoire et les épaules en maintenant chaque contraction pendant 8 secondes puis relâchez. Poursuivez avec la poitrine, l'abdomen, les bras, les mains, les doigts, les fessiers, les jambes, les pieds, les orteils jusqu'à ce que tous les groupes musculaires aient été contractés et relâchés.

Si vous ne disposez que de peu de temps, vous pouvez malgré tout faire de la relaxation musculaire progressive en ne ciblant que quelques zones, comme le visage et le cou, les bras, les épaules et l'abdomen, la poitrine et les fessiers, les jambes et les pieds. Les grandes zones musculaires se contractent d'un coup plutôt que par petits groupes musculaires. On peut avoir l'impression d'être une bobine de fil très serrée qui se défait lentement.

Notre avis

La relaxation musculaire progressive est facile à faire. Elle peut être réalisée à peu près n'importe où et permet de réduire le stress et de se libérer l'esprit en quelques minutes seulement. C'est un outil qui peut être utilisé après une réunion difficile ou pour se détendre en fin de journée. Vous pouvez l'utiliser seule ou associée à une autre technique corps-esprit comme l'imagerie mentale dirigée ou la méditation pour en augmenter les effets.

Ce que dit la recherche

Il existe de plus en plus de preuves de l'efficacité de la relaxation musculaire progressive dans le traitement de certains problèmes de santé.

Bien qu'il existe peu d'études majeures sur la relaxation musculaire progressive, la recherche effectuée dans ce domaine montre que celle-ci semble aider les patients de tout âge présentant différents types de problèmes. Voici quelques exemples.

Anxiété et stress
Dans le cadre d'une étude de faible envergure il y a plusieurs années, 10 femmes entre 60 et 84 ans ayant perdu leur époux au cours des cinq années précédentes ont participé à une étude de 5 mois sur la relaxation musculaire progressive. Toutes ces femmes disaient être tendues et anxieuses. Après 10 semaines de relaxation progressive, ces femmes ont dit se sentir moins anxieuses.

Maux de tête
Les résultats d'études dans lesquelles les techniques de relaxation ont été utilisées pour réduire les symptômes de céphalées de tension sont prometteurs. En effet, dans le cas de l'étude auprès des 10 femmes mentionnées dans le paragraphe sur l'anxiété et le stress, les participantes ont vu une amélioration de leurs maux de tête après 10 semaines de relaxation musculaire progressive.

Dans une autre étude, des personnes souffrant de migraine en avaient beaucoup moins après avoir suivi une formation à la relaxation musculaire progressive.

Enfin, les scientifiques ont étudié l'évolution d'environ 90 personnes souffrant de migraine ou de céphalées de tension. Ils ont montré que 10 semaines de traitement incluant la relaxation musculaire progressive ainsi qu'une formation sur la manière de définir des objectifs et des stratégies pour faire face à la douleur et au stress sont un complément efficace aux soins médicaux traditionnels dans la gestion des céphalées.

Hypertension artérielle
Plusieurs études cliniques ont démontré que les techniques de relaxation réduisaient la tension artérielle chez les patients souffrant d'hypertension.
Néanmoins, bien que ces études soient prometteuses, il est important de souligner qu'elles ont utilisé différentes formes de thérapies de relaxation et que dans la plupart des études, les techniques de relaxation ont été associées à d'autres thérapies. Ceci ne permet donc pas de certifier que les techniques de relaxation sont pleinement efficaces dans la réduction de l'hypertension.

Cela étant dit, les scientifiques affirment que la relaxation musculaire progressive a un lien avec la réduction de la tension artérielle.

Sommeil
Dans l'étude mentionnée dans le paragraphe sur l'anxiété et le stress, des femmes entre 60 et 84 ans qui avaient perdu leur époux arrivaient à s'endormir et à rester endormies plus facilement après avoir participé à un programme de relaxation musculaire progressive de 5 mois.

Stress
Dans une étude conduite il y a plusieurs années, environ 70 hommes ont été exposés à une situation stressante.
Les scientifiques ont réparti ces hommes en 4 groupes et attribué à chaque groupe une tâche différente :
- un groupe devait écouter de la musique classique ;
- un autre groupe devait écouter une histoire et mettre par écrit ce qu'ils avaient retenu ;
- un troisième groupe devait rester

assis en silence;
- et le dernier groupe devait faire de la relaxation musculaire progressive.

Les hommes ayant fait des exercices de relaxation musculaire progressive étaient les plus détendus et ressentaient le moins de tension. Leur niveau d'hormone de stress (cortisol) était également le plus bas de tous les groupes.

Cancer

Le cancer du sein est également au centre de la recherche concernant l'utilisation de la relaxation musculaire progressive. Des études auprès de femmes souffrant de cancer du sein montrent que la relaxation musculaire progressive permet de:
- réduire les nausées, les vomissements, l'anxiété et la dépression;
- améliorer la qualité de vie;
- réduire la durée d'hospitalisation après une mastectomie radicale.

Respiration profonde

Respirer est un processus relativement simple: nous inspirons de l'oxygène et nous expirons du dioxyde de carbone. La poitrine se soulève et retombe, puisqu'en principe nous respirons par la poitrine, même s'il ne s'agit pas forcément de la manière la plus efficace de respirer.

La respiration profonde ou détendue est une technique qui permet de respirer plus efficacement. Il s'agit de prendre de profondes inspirations régulières à partir du diaphragme, muscle situé au-dessous de la cage thoracique, pour gonfler les poumons. C'est pourquoi cette technique s'appelle également *respiration diaphragmatique* ou *respiration rythmée*. L'objectif de la respiration profonde est de ralentir la respiration, inspirer davantage d'oxygène et réduire l'utilisation des muscles des épaules, de la nuque et de la partie supérieure de la poitrine lorsque nous respirons.

Lors d'exercices de respiration profonde, vous inspirez une grande quantité d'air, vous retenez votre respiration et vous expirez, puis vous faites une pause avant de recommencer. La respiration est lente, calme et profonde.

Effets de la respiration profonde

La respiration profonde a plusieurs effets sur le corps. Elle permet de:
- libérer les endorphines, substances chimiques du bien-être et antalgiques naturels du corps;
- augmenter la circulation sanguine vers les muscles principaux;
- faciliter l'activité du cœur;
- détendre les muscles qui se sont contractés pour lutter contre la douleur;
- détendre le corps et l'esprit et reprendre des forces et de l'énergie;
- détendre le corps en réduisant les hormones du stress dans le cerveau;

- recentrer son esprit et donc réduire la possibilité de penser à des choses stressantes.

Sécurité

La respiration profonde est en général une approche corps-esprit sans danger, mais elle est à éviter en cas d'étourdissements, ou de tendance à l'hyperventilation. Les étourdissements, les fourmis dans les extrémités et les évanouissements peuvent se produire dans de rares occasions lors de la respiration profonde.

Marche à suivre

Pour commencer la respiration profonde, voici quelques conseils généraux à suivre :

- Tout d'abord, allongez-vous sur le dos ou asseyez-vous confortablement les pieds à plat sur le sol.
- Ensuite détendez les épaules en respirant.
- Respirez lentement par le nez en gonflant l'abdomen, la poitrine ne doit presque pas se soulever.
- Enfin, expirez par la bouche. Répétez autant de fois que souhaité.

Notre avis

Comme pour toute technique de relaxation, la respiration profonde est un exercice facile qui peut être réalisé à peu près n'importe où. C'est une manière simple et gratuite de réduire le stress et l'anxiété.

Il est possible de prendre des cours de respiration profonde ou bien de suivre les recommandations de cette page pour commencer. Comme pour les autres thérapies corps-esprit, la respiration détendue peut être associée à l'imagerie mentale dirigée ou à la méditation. Cela ne coûte pas grand-chose d'essayer.

Ce que dit la recherche

Il a été prouvé que la respiration profonde est utile dans le traitement de plusieurs maladies et problèmes de santé.

Bronchopneumopathie chronique obstructive (BPCO)

Les symptômes les plus répandus chez les patients souffrant de bronchopneumopathie chronique obstructive (BPCO) sont une respiration altérée et de la peine à respirer. Bien que la respiration profonde ne semble rien apporter de plus lorsqu'elle est combinée à une activité sportive, il a été démontré qu'elle permet aux personnes souffrant de BPCO de marcher plus vite. D'autres études montrent que des exercices de respiration profonde permettent d'améliorer la qualité de vie des personnes souffrant de BPCO.

Douleur chronique
La respiration profonde est connue pour ses vertus antalgiques. Les scientifiques ont montré que la respiration profonde fait partie des techniques intégratives qui sont efficaces dans la gestion de différents types de douleurs chroniques. En effet, des études sur la cervicalgie montrent que les techniques de gestion du stress, dont la respiration profonde, sont une manière simple et gratuite pour gérer le stress, lequel peut provoquer des douleurs de la nuque.

Bouffées de chaleur
Il a été prouvé que la respiration profonde peut réduire les bouffées de chaleur associées à la ménopause, dont leur fréquence et leur gravité. Dans une étude réalisée auprès de 70 femmes, celles qui ont utilisé un CD audio pour faire des exercices de respiration profonde une à deux fois par jour avaient moins de bouffées de chaleur. Ces femmes ont également affirmé que prendre 6 inspirations par minute pendant 15 minutes une à deux fois par jour était quelque chose de facile à réaliser.

Nausées et vomissements
Les personnes sujettes au mal des transports ont pu réduire leurs nausées en faisant des exercices de respiration profonde.

Asthme
La recherche montre que la respiration profonde améliore la qualité de vie chez les personnes asthmatiques.

Insomnie
Les tensions musculaires et l'anxiété sont deux causes d'insomnie. Il a été prouvé que la relaxation diminue les périodes de réveil pendant le sommeil, les techniques comme la respiration profonde étant par conséquent utiles. Plusieurs études montrent qu'une respiration lente et rythmée peut améliorer la qualité du sommeil.

Tension artérielle
La respiration profonde peut aider à réduire la tension artérielle. Dans une étude menée auprès de 50 adultes, les scientifiques ont montré que la respiration rythmée progressive – exercice de respiration où la fréquence des respirations par minute diminue progressivement – fait considérablement baisser la tension artérielle.

Anxiété et stress
La respiration profonde permet de réduire l'anxiété. Quatre essais aléatoires contrôlés et une étude sur la respiration lente ont montré que ce type de respiration réduisait les symptômes de stress, d'anxiété, de colère, d'épuisement, de dépression et qu'elle améliorait la qualité de vie.

Thérapie par l'art

La thérapie par l'art utilise le dessin, la peinture, la sculpture et d'autres formes artistiques pour permettre d'exprimer et d'organiser les pensées profondes et les émotions lorsqu'il est difficile d'en parler. La création artistique en elle-même tout comme l'interprétation d'une œuvre d'art sont considérées comme thérapeutiques. L'auto-expression à travers la thérapie artistique peut aider à contrôler l'anxiété, le stress, la dépression et autres difficultés d'ordre mental ou émotionnel.

La thérapie par l'art est utilisée pour aider les vétérans de guerre, les personnes souffrant d'anorexie et celles ayant subi des abus ou des traumatismes. Elle se pratique dans différents contextes, dont les centres hospitaliers, psychiatriques ou de traitement des addictions, les centres de bien-être, les écoles, les cellules de crises, les maisons de retraite, les cabinets médicaux et autres environnements cliniques et communautaires, en groupe ou en sessions individuelles.

La thérapie par l'art peut prendre plusieurs formes, du dessin à la peinture en passant par la poterie et la réalisation de tableaux. Mettre ses doigts dans la peinture ou pétrir de l'argile peut permettre de libérer les tensions et de faire remonter des émotions plus profondes. Il existe même des livres de coloriage et des modèles conçus spécifiquement pour aider à gérer l'anxiété. Les personnes travaillent sur des modèles répétitifs afin de briser le cycle de panique.

Collage de morceaux de papier

Le collage de morceaux de papier est un exemple de projet artistique pour faire face à une situation de stress. Cette technique peut être utile lorsque le stress ambiant prend des proportions démesurées.

Cette technique permet de reprendre les choses en main à travers l'utilisation de matériaux artistiques. Cet exercice ne vise pas la perfection ; il s'agit juste d'apprécier le processus visant à déchirer du papier et à construire une image. Voilà comment cela fonctionne.

Étape 1

Commencez avec différents papiers de couleurs, comme des vieux morceaux de papier cadeaux que vous avez chez vous, des morceaux de papier de bricolage ou de journaux colorés. Déchirez les papiers en différentes formes ou utilisez des ciseaux pour découper des formes plus régulières pour un effet mosaïque.

Étape 2

Arrangez les pièces avec soin en les espaçant suffisamment pour obtenir un effet de mosaïque ou pour créer un effet puzzle. Ou bien organisez les formes au hasard pour créer une forme intéressante.

Étape 3

Une fois les morceaux placés à l'endroit voulu, utilisez de la colle transparente ou en bâton et collez vos morceaux. À partir de là, vous pouvez ajouter des morceaux de papier en les collant autour. Que ce soit une forme connue ou quelque chose de plus abstrait, c'est vous qui choisissez, ce qui aide à réduire le stress.

L'exercice de collage de morceaux de papier ne vise pas la perfection ; il s'agit plutôt de profiter du processus au cours duquel vous déchirez et construisez une image.

Notre avis

Bien qu'il existe peu d'études sur la thérapie par l'art, celles qui ont été conduites confirment l'idée que l'expression artistique de tout type peut aider à faire face au stress quotidien ainsi qu'à tout un éventail de problèmes d'ordre mental et émotionnel, dont l'anxiété et la dépression.

Ce que dit la recherche

Maladie d'Alzheimer

En 2014, une analyse des études sur l'utilisation de la thérapie artistique dans la maladie d'Alzheimer a conclu que la thérapie par l'art :

- sollicitait l'attention ;
- apportait du plaisir ;
- améliorait les symptômes neuropsychiatriques, les comportements sociaux et l'estime de soi.

Autres applications

Bien que des études de plus grande envergure soient nécessaires, plusieurs petites études ont révélé que la thérapie par l'art était encourageante dans le traitement des maladies suivantes :

- cancer ;
- maladie de Parkinson ;
- VIH/sida ;
- diabète ;
- accident vasculaire cérébral.

Par ailleurs, de nombreuses études de cas montrent que la thérapie par l'art est bénéfique pour les personnes souffrant de maladies psychiques et physiques. Des études de cas menées auprès de jeunes se sont concentrées sur le traitement des grands brûlés, les troubles alimentaires et les abus sexuels. Les études menées auprès d'adultes utilisant la thérapie artistique ont mis l'accent sur le deuil, les addictions et les greffes de moelle épinière.

La thérapie par l'art à la Clinique Mayo

La recherche menée à la Clinique Mayo montre que la thérapie artistique est bénéfique non seulement pour les patients mais également pour le personnel.

En effet, dans le cadre d'une petite étude de la Clinique Mayo, un artiste de la communauté locale a rendu visite à des patients souffrant de graves cancers du sang.

Dans cette étude, l'artiste a apporté différents supports et a demandé aux patients de choisir une forme d'art. Beaucoup de participants à l'étude ont dit n'avoir aucun talent artistique, mais presque tous ont trouvé un moyen de s'exprimer en utilisant les différents supports proposés. Cette expérience a permis de réduire le stress et la douleur chez les participants et a amélioré leur qualité de vie. Les participants à l'étude ont exprimé les choses suivantes:

- « Cela m'a aidé à oublier mes problèmes et à penser à autre chose sans aucun rapport avec mes problèmes médicaux. »
- « C'était très plaisant et m'a considérablement remonté le moral. »
- « Ce fut une belle expérience. Se concentrer sur l'art est une source d'inspiration. »
- « Très bon moyen de rappeler au patient qu'il est toujours vivant. Oui, vous êtes un être humain. »

Musicothérapie

Comme la thérapie par l'art, la musicothérapie repose sur la conviction que le processus créatif impliqué dans l'auto-expression artistique aide à résoudre les conflits et problèmes et à réduire le stress.

La musicothérapie peut améliorer le moral, encourager la relaxation et réduire l'anxiété. Il a été prouvé qu'écouter de la musique, y compris lors d'une intervention chirurgicale, a des effets relaxants et calmants.

Comment cela fonctionne

La musicothérapie ne signifie pas juste écouter de la musique. En musicothérapie, un·e thérapeute musical·e professionnel·le élabore avec le médecin un programme, qui utilise la musique pour répondre aux besoins spécifiques du patient. La musicothérapie comprend la création, le chant, mais également se déplacer en musique et l'écouter.

Un·e thérapeute musical·e est formé·e pour évaluer les forces et les besoins du patient et utilise un ensemble d'outils, de musiques et d'instruments pour répondre à ses objectifs cliniques.

La musicothérapie propose également des voies de communication qui peuvent être utiles à ceux qui ont du mal à s'exprimer avec des mots. Par exemple, un thérapeute musical a travaillé avec Gabby Giffords, membre du Congrès américain, pour l'aider à retrouver l'usage de la parole après avoir survécu à une blessure à la tête par balle.

Utilisation de la technologie
Bien qu'assister à une représentation musicale dans un hôpital puisse être bénéfique, il n'est pas toujours possible d'avoir des musiciens en chair et en os pour des exercices de musicothérapie. C'est pourquoi les scientifiques continuent d'étudier le rôle de la technologie en musicothérapie.

Comme la musique *live* n'est pas toujours possible, on utilise souvent des enregistrements musicaux lorsque la musicothérapie fait partie du protocole de soins du patient. Jusqu'à présent, les études menées sur la musicothérapie suggèrent que les résultats sont excellents, même lorsque la musique est enregistrée.

Notre avis

Pour beaucoup, la musique occupe une place centrale. Elle redonne le moral, fait avancer et dans certains cas même soulage les douleurs et la souffrance. Que vous écoutiez de la musique simplement pour le plaisir et le réconfort qu'elle apporte, ou que vous travailliez avec des thérapeutes musicaux professionnels dans le cadre d'un protocole de soins, la musique peut être une partie importante du processus de guérison. Les données scientifiques montrent qu'une musicothérapie structurée est efficace dans le traitement de certains problèmes de santé. Elle est parfois associée à d'autres techniques comme l'imagerie mentale dirigée, pour atteindre les objectifs de traitement souhaités.

Ce que dit la recherche

Démence
Une méta-analyse de 2015 a montré que la musicothérapie améliore les comportements perturbateurs et réduit l'anxiété chez les personnes atteintes de démence. Dans une étude de faible envergure auprès d'adultes souffrant de la maladie d'Alzheimer, 24 séances de musicothérapie sur 6 mois utilisant le chant ont amélioré les symptômes comportementaux et psychologiques de la démence. De manière générale, lorsque les patients souffrant d'Alzheimer écoutent leurs chansons préférées, ils se sentent plus calmes et moins anxieux.

À partir de cet exemple, il est facile d'imaginer que la zoothérapie présente toute une série de bienfaits. Elle peut réduire de manière importante la douleur, l'anxiété, la dépression et la fatigue chez :

- les enfants devant subir une intervention dentaire ;
- les personnes en traitement contre le cancer ;
- les résidents d'établissements de soins de longue durée ;
- les personnes hospitalisées pour insuffisance cardiaque chronique ;
- les vétérans de guerre souffrant de stress post-traumatique.

Dans certains cas, ces animaux peuvent aider à la rééducation physique grâce à des activités qui consistent par exemple à lancer une balle ou à marcher. La zoothérapie est également utilisée dans des établissements non médicaux, pour aider les personnes à contrôler leur anxiété ou leur stress.

Notre avis

La zoothérapie reçoit un feu vert lorsque des animaux dûment formés sont utilisés et que certaines règles de sécurité et d'hygiène sont respectées. La plupart des hôpitaux et autres établissements utilisant la zoothérapie ont des règles strictes, afin de s'assurer que les animaux sont propres, vaccinés, bien formés et sélectionnés en fonction de leur comportement. Il est également important de noter que les Centers for Disease Control and Prevention (CDC) aux États-Unis n'ont jamais reçu de rapport d'infection suite à ce genre de thérapie.

Toutefois, la zoothérapie n'est pas adaptée à tous. En effet, elle n'est pas recommandée chez les personnes immunodéprimées ou pour ceux qui n'apprécient tout simplement pas la compagnie des chiens.

Ce que dit la recherche

Bien que le lien entre les êtres humains et les animaux soit connu depuis des siècles, la recherche scientifique sur les interactions homme-animal n'existe que depuis les années soixante.

Parmi les études qui ont été menées, la recherche montre que les animaux ont un effet apaisant à différents niveaux. Voici ce que montrent ces études :

- L'interaction avec un animal peut réduire l'anxiété, la dépression, la solitude ainsi qu'améliorer le soutient social et le bien-être en général.
- Les animaux de compagnie peuvent contribuer à la guérison de pathologies graves.

- Il a été prouvé qu'avoir un animal de compagnie peut faire baisser la fréquence cardiaque, la tension artérielle, ainsi que les taux de triglycérides et de cholestérol.
- Il a été prouvé que les animaux de compagnie permettent de mieux faire face aux troubles et maladies chroniques, dont les maladies cardiovasculaires, la démence, le cancer ainsi que les troubles du développement et les problèmes de santé mentale dont la dépression, l'anxiété, les troubles du déficit de l'attention avec ou sans hyperactivité et la schizophrénie.

La zoothérapie à la Clinique Mayo

Vous vous direz peut-être qu'à la Clinique Mayo nous avons du flair ! En effet, sur les campus de la Clinique Mayo de Rochester, d'Arizona et de Floride, une centaine de chiens apportent du réconfort à ceux qui en ont besoin dans le cadre du programme « Caring Canines ». La zoothérapie est un domaine en pleine évolution et c'est une des formes de thérapie de relaxation proposées par la Clinique Mayo. En fonction des personnes, ces visites sont décrites soit comme des activités assistées par les animaux, des thérapies assistées par les animaux, des interactions assistées par les animaux ou plus simplement comme une thérapie assistée par des animaux domestiques. Toutes ces appellations ont un point commun : il s'agit de chiens spécialement formés à apporter du réconfort et une distraction positive et indispensable aux personnes qui en ont besoin, que ce soit les patients ou leur famille mais également le personnel de la Clinique Mayo.

Qu'est-ce que le programme « Caring Canines »

« Caring Canines » est composé de bénévoles de la Clinique Mayo qui se sont inscrits avec leurs chiens auprès d'une organisation nationalement accréditée qui forme et évalue les équipes de cynothérapie. Avec leurs maîtres bénévoles, les chiens du programme « Caring Canines » :

- apportent de la compassion ;
- apportent un soutien social, physique et mental aux patients ;
- permettent de motiver les patients dans le cadre de leur protocole de soins ;
- réduisent l'anxiété ;
- détournent l'attention de la maladie.

Les chiens thérapeutiques à la Clinique Mayo sont utilisés pour leur

pouvoir apaisant et aident à atténuer le stress et remonter le moral chez tous ceux qui croisent leur chemin.
La Clinique Mayo propose ce programme depuis 2002 sur le campus de Rochester et depuis 2011 en Arizona et en Floride.

Quels sont les endroits où les chiens de la Clinique Mayo peuvent aller ?
D'après Jessica Smidt, responsable du programme « Caring Canines » à Rochester dans le Minnesota, il existe peu d'endroits où ces chiens ne peuvent aller.
Les équipes « Caring Canines » vont voir les patients, leur famille, le personnel et les visiteurs :

- dans les salles d'attente des cliniques de jour ;
- dans les hôpitaux ;
- dans les services de psychiatrie et de psychologie ;
- dans les structures de physiothérapie.

Les équipes « Caring Canines » font soit partie de visites de groupes structurées, soit vont voir les patients individuellement.
« Nous allons apporter du réconfort et de la joie aux patients, nous leur faisons oublier qu'ils sont bloqués à l'hôpital » explique Jessica Smidt.
Cela ne s'arrête pas là. Les chiens thérapeutiques participent aux journées de bien-être pour le personnel et rendent visite aux étudiants afin de les aider à atténuer leur stress lors des partiels et examens de fin de semestre.

Sécurité et hygiène
La zoothérapie ne convient pas à tout le monde et des mesures strictes doivent être mises en place pour assurer la sécurité de toutes les parties prenantes. Le souci le plus important, notamment dans les hôpitaux, concerne la sécurité et l'hygiène. La plupart des hôpitaux et autres établissements utilisant la zoothérapie disposent de règles strictes afin de s'assurer que les animaux sont propres, vaccinés, bien formés et sélectionnés en fonction de leur comportement.
Pour les personnes pour qui la visite de chiens thérapeutiques est adaptée, les résultats peuvent être miraculeux pour tous les intervenants.
« Presque chaque jour, quelqu'un pleure sur Alta. C'est le meilleur moment de leur journée et cela me met les larmes aux yeux », raconte Jessica Smidt lorsqu'elle nous parle de son expérience avec Alta, chien de la clinique avec qui elle travaille dans le cadre du programme « Caring Canines ».
Jessica Smidt raconte l'histoire d'une petite fille souffrant de dépression qui ne voulait pas sortir de sa chambre d'hôpital. Un spécialiste de l'enfance a contacté Mme Smidt pour lui demander si elle voulait bien venir avec Alta dans la salle de jeux afin de voir si cela pouvait inciter

cette petite fille à quitter sa chambre. Bien qu'il ait fallu un peu de temps, la petite fille a fini par venir à la salle de jeux, s'est blottie contre Alta, s'est déridée et a parlé avec le médecin et sa famille. « Tout le monde, et même la maman ont trouvé cela formidable, ajoutant que cela faisait des jours qu'ils attendaient cela », raconte Mme Smidt. « Il y a quelque chose chez un chien qui attire. C'est difficile de dire pourquoi, c'est un peu comme une relation innée. »

Souhaitez-vous devenir bénévole avec votre chien ?

Si vous souhaitez devenir bénévole dans une équipe de zoothérapie avec votre chien, Jessica Smidt qui dirige le programme « Caring Canines » de la Clinique Mayo de Rochester dans le Minnesota donne les conseils suivants :

Évaluez votre chien. Où aime-t-il aller ? Est-ce qu'il aime vraiment aller dans différents endroits pour voir du monde ?
« Les meilleurs chiens de notre programme sont ceux qui sont nés avec une prédisposition naturelle à aimer les gens, ne sont pas facilement stressés, et sont calmes et doux », explique Mme Smidt.

Évaluez le niveau de confort de votre chien. Évaluez votre chien afin de vous assurer qu'il est à l'aise et heureux avec des étrangers dans un environnement inconnu.

Demandez-vous si votre chien :
- est gentil et docile ;
- écoute toujours les ordres ;
- est prévisible, fiable et contrôlable ;
- est à l'aise lorsqu'on le caresse, même maladroitement ;
- est à l'aise entouré de monde.

Faites une formation. Assistez avec votre chien à une formation sur le renforcement positif par la récompense. Parlez à son dresseur pour avoir un autre avis sur son caractère, son comportement et son niveau d'obéissance afin de déterminer s'il est capable de devenir un chien thérapeutique.

Choisissez une organisation connue qui teste et enregistre les équipes de cynothérapie. Tous les établissements n'ont pas les mêmes exigences en matière d'enregistrement. Si l'endroit où vous souhaitez faire vos visites ne souhaite pas que vous vous enregistriez en tant qu'équipe de cynothérapie auprès d'une organisation spécifique, faites un tour d'horizon et voyez ce qui vous convient le mieux. Vous trouverez des informations sur les chiens thérapeutiques auprès des organisations suivantes :

Alliance of Therapy Dog
www.therapydogs.com
Pet Partners
https://petpartners.org
Therapy Dogs International
http://tdi-dog.org

Point de vue d'expert

Le pouvoir du lien homme-animal

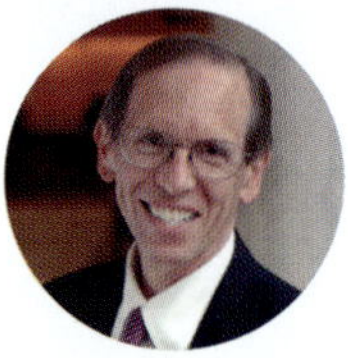

Dr Edward T. Creagan
Oncologie médicale, Clinique Mayo, Rochester Minnesota

Agréé en médecine palliative, le Dr Creagan a rédigé plusieurs articles et fait plusieurs conférences sur le lien homme-animal. Il a été témoin du rôle important que joue un animal de compagnie dans la vie des gens.

Chaque jour, je rends visite à des patients dont l'espérance de vie est inférieure à 6 mois. Et chaque jour, on me pose des questions du genre : « Docteur, est-ce que c'est mon dernier Noël ? » ou encore « Le mariage de ma fille est dans trois semaines. Est-ce que je serai encore là ? Doit-on avancer la date ? »

Ce sont des questions difficiles, chargées d'émotions, mais auxquelles les nombreuses formes de médecine intégrative, dont le lien avec un animal, peuvent répondre.

Aux États-Unis, trois foyers sur quatre possèdent au moins un animal de compagnie, de sorte que ces dix dernières années, le montant total dépensé pour les animaux de compagnie au États-Unis a presque doublé. Le temps et l'argent consacré aux animaux de compagnie ont augmenté. Nous sommes aussi mieux informés sur le rôle qu'ils jouent sur la santé, le bien-être et la qualité de vie.

Un animal peut vous sauver la vie
Lorsque vous caressez un chien, un chat ou tout autre animal, votre organisme produit ce que l'on appelle les hormones du bonheur dont l'ocytocine, la sérotonine et les endorphines. Les effets sont nombreux :

- Dans une étude auprès de plus de 300 personnes en chimiothérapie pour cancer avancé, ceux ayant un animal de compagnie étaient moins stressés.
- La recherche suggère que la zoothérapie pourrait atténuer les signes et les symptômes de la démence.
- Les personnes âgées en maison de retraite s'alimentent mieux lorsqu'ils prennent leur repas près d'un aquarium plutôt que tout seuls.
- Dans une étude réalisée auprès d'une centaine d'adultes ayant souffert d'un infarctus, plus des deux tiers de ceux qui étaient en vie un an après avaient un animal de compagnie.
- En 2013, l'American Heart Association mentionnait 81 études différentes qui montraient qu'avoir un animal de compagnie aidait à contrôler l'hypertension artérielle, l'hypercholestérolémie et l'obésité.

Ces résultats montrent tout simplement qu'avoir un animal de compagnie peut vous sauver la vie.

Dans la société d'aujourd'hui, les animaux de compagnie font partie des membres de la famille. Les animaux sont de plus en plus autorisés dans les hébergements pour victimes de violences conjugales. L'ouragan Katrina a modifié la manière dont les équipes de secours gèrent les évacuations lors de catastrophes naturelles. Il est fréquent pour les propriétaires de mettre de l'argent de côté pour que la personne à qui ils confieront leur animal puisse en prendre soin s'ils venaient à disparaître avant lui.

À la Clinique Mayo, nous savons à quel point les animaux sont importants pour les patients, et en tant que médecins, nous sommes nombreux à mettre le nom d'un animal à côté du nom du patient dans son dossier. Après avoir parlé des problèmes médicaux du patient, nous parlons de son animal de compagnie. Nous nous sommes rendu compte que parler aux patients de leur animal et prendre les dispositions nécessaires pour que l'animal puisse être à leur chevet dans les derniers moments a une importance indéniable pour les patients et leur famille.

Méditation

Le mot *méditation* fait aujourd'hui partie du vocabulaire quotidien. On en entend parler à la télévision, les sportifs disent qu'ils méditent dans le cadre de leur entraînement et certaines écoles primaires incluent la méditation dans leur programme scolaire.

Le terme *méditation* fait référence à un ensemble de techniques, qui pour la plupart trouvent leurs racines dans les traditions religieuses et spirituelles orientales. Certaines personnes considèrent même que la prière est une forme de méditation. Mais comme beaucoup de techniques corps-esprit que vous avez découvertes dans ce guide, il n'existe pas une seule et unique bonne technique de méditation.

La méditation se pratique depuis des millénaires. À l'origine elle servait à essayer de mieux comprendre les aspects sacrés de la vie. Au XXIe siècle, cependant, la méditation a été considérablement démystifiée.

Quelle que soit la technique de méditation, l'objectif est en réalité le même : focaliser son attention. Vous pourrez choisir de vous concentrer sur la respiration, inspiration et expiration, ou bien sur un mot particulier que vous répéterez. Ou peut-être méditerez-vous en prenant un moment de gratitude avant de vous asseoir à votre bureau.

La méditation est censée suspendre le cours de ce qui normalement occupe l'esprit conscient, et permet d'atteindre un état de relaxation physique, un calme mental et un équilibre psychologique.

Méditer peut changer la manière dont vous gérez vos émotions et vos pensées et peut vous aider à contrôler vos réactions face à une situation difficile. Par exemple, pour une personne claustrophobe qui doit passer une IRM, la méditation et la concentration sur la respiration peuvent réduire l'angoisse et permettre de faire cet examen. Ou encore pour quelqu'un qui serait stressé de prendre la parole en public, prendre cinq respirations profondes avant une présentation importante peut aider à ralentir, à se détendre et à se concentrer.

Tout le monde peut méditer. C'est simple, peu coûteux et vous n'avez pas besoin d'équipement particulier. Par ailleurs, la méditation est une forme de médecine intégrative que vous pouvez exercer là où vous vous trouvez, que vous soyez sorti vous promener, dans le bus, dans la salle d'attente de votre médecin ou au milieu d'une réunion tendue.

Différents types de méditation

Si la méditation vous intéresse, il existe plusieurs options.

Méditation analytique

La méditation analytique vise à se concentrer sur un objet et réfléchir à sa signification profonde. L'attention peut se porter sur un texte d'origine religieuse ou sur un concept comme la valeur de la vie. L'objectif est de se concentrer sur le sentiment d'empathie et de compassion vis-à-vis de soi et des autres.

Balayage corporel
Le balayage corporel consiste à concentrer son attention sur différentes parties du corps. Grâce à cette technique, vous prenez conscience des différentes sensations de votre corps, que ce soit la douleur, les tensions, la chaleur ou la relaxation. Vous pouvez associer le balayage corporel à des exercices de respiration et imaginez insuffler de la chaleur ou de la détente dans les différentes parties de votre corps.

Méditation sur la respiration
Cette approche consiste à se concentrer sur la respiration et repose sur l'observation consciente de chaque inspiration et expiration ainsi que des mouvements de la poitrine. L'objectif est de maintenir une respiration profonde, lente, diaphragmatique et calme tout au long de l'exercice, en ralentissant la respiration, inspirant plus d'oxygène et en réduisant l'utilisation des épaules, du cou et des muscles thoraciques afin de respirer de manière plus efficace.

Se concentrer sur l'amour et la gratitude
Dans ce type de méditation, l'attention se concentre sur un objet ou un être sacré, tissant des sentiments d'amour, de compassion et de gratitude dans nos pensées. Vous pouvez fermer les yeux et utiliser votre imagination ou regarder des représentations de l'objet que vous avez choisi.

Méditation dirigée
La méditation dirigée consiste à former des images mentales d'endroits ou de situations apaisants. Essayez d'utiliser le plus de sens possible, comme l'odorat, la vue, l'ouïe et le toucher. Il est possible d'être guidé dans ce processus par un coach ou bien d'utiliser chez soi des programmes d'imagerie mentale dirigée chez soi.

Méditation de pleine conscience
La méditation de pleine conscience repose sur le concept selon lequel il faut être attentif, c'est-à-dire avoir une conscience accrue et une acceptation complète du moment présent.
Un exercice de méditation de pleine conscience consiste par exemple à concentrer votre attention sur votre souffle qui entre et qui sort de votre corps. L'objectif est de se concentrer sur le présent, sans réagir et sans juger. L'approche est utilisée pour développer une réponse plus équilibrée aux pensées et aux émotions du quotidien.

Méditation transcendantale
La méditation transcendantale consiste à se concentrer sur un mantra (son, mot ou phrase) répété en boucle à voix haute ou dans la tête. L'objectif est d'empêcher les pensées parasites d'interférer avec l'attention consciente.

Vous pouvez créer votre propre mantra, qu'il soit religieux ou non. Quelques exemples de mantras religieux : la prière de Jésus dans la tradition chrétienne, le saint nom de Dieu dans le judaïsme ou le mantra *om* (ou *aum*) dans l'hindouisme, le bouddhisme et autres religions orientales.

Pour un mantra séculier, vous pouvez utiliser les mots *un*, *amour* ou *paix* ou tout autre mot ou phrase qui a un sens pour vous. Quel que soit le mantra retenu, il doit fixer l'attention sur une seule pensée ou sensation qui apporte un sentiment de réconfort.

Méditation en marchant
Cette forme de méditation, appelée *kinhin* dans la tradition Zen, se concentre sur des mouvements subtils utilisés pour se tenir debout et marcher. L'attention est concentrée sur la plante des pieds, d'abord en position debout et ensuite en marchant.

La méditation en marchant nécessite, pour des raisons de sécurité, que vous fassiez attention à ce qui se passe autour de vous. Vous pouvez utiliser cette technique lorsque vous marchez, par exemple dans une forêt tranquille, ou sur le trottoir d'une ville ou au centre commercial. Lorsque vous utilisez cette méthode, n'oubliez pas de :

- Ralentir le pas afin de vous concentrer sur chaque mouvement des jambes et des pieds.
- Ne pas vous concentrer sur une destination en particulier. Concentrez-vous sur vos jambes et vos pieds, en vous répétant des verbes d'action comme *lever*, *bouger* et *placer* en levant chaque pied. Avancez la jambe et placez le pied sur le sol.

Avant de commencer
Il n'y a pas de bonne ou de mauvaise manière de méditer. La méditation peut être aussi formelle ou informelle que souhaitée en fonction de votre style de vie et de votre situation. Certaines personnes intègrent la méditation dans leur routine quotidienne, par exemple en début ou en fin de journée.

Cela peut également consister à écouter de la musique sacrée, des paroles ou de la musique relaxante ou inspirante. Il est également possible de noter dans un journal des réflexions ou d'en discuter avec des amis ou un guide spirituel.

Comment la méditation affecte le corps

La recherche montre que la méditation apporte différents bénéfices. Voici quelques exemples.

Méditation et bien-être émotionnel
L'objectif de la méditation est de se débarrasser du surplus d'informations que nous recevons chaque jour et qui contribuent au stress. Voici quelques bénéfices émotionnels de la méditation :

- Considérer les situations stressantes sous un nouvel angle.
- Développer des compétences pour gérer le stress.

- Augmenter la conscience de soi.
- Être capable de se concentrer sur le moment présent.
- Diminuer les émotions négatives.
- Améliorer la mémoire et la concentration.
- Permettre de se tenir à un programme d'activité physique.

Méditation et maladie

La méditation peut également être utile en cas de problème médical, notamment quand il risque d'être aggravé par le stress. La recherche suggère que la méditation aide à contrôler :

- les troubles de l'anxiété ;
- l'asthme ;
- le cancer ;
- la dépression ;
- les maladies cardiovasculaires ;
- l'hypertension artérielle ;
- la douleur ;
- les insomnies.

Ces résultats sont étayés par la recherche scientifique comme nous le verrons à la page 97. En effet, les scientifiques de Harvard ont découvert que la participation à un programme de méditation de pleine conscience de 8 semaines semble clairement modifier les parties du cerveau associées à la mémoire, l'estime de soi, l'empathie et le stress. Les scientifiques de l'université de Californie à Los Angeles (UCLA) ont découvert que le cerveau de personnes pratiquant la méditation était mieux préservé en vieillissant que le cerveau de personnes ne la pratiquant pas.

Dans certains cas, la méditation est clairement utile mais il est difficile de savoir pourquoi. Dans une étude, par exemple, les scientifiques se sont intéressés à la relation entre la méditation de pleine conscience et sa capacité à réduire les symptômes de dépression, d'anxiété et de douleurs. Ils ont découvert que chez les personnes dépressives, la méditation produisait une réponse semblable à celle des antidépresseurs, mais ils ne savent pas exactement pourquoi.

Comment la méditation fonctionne-t-elle dans le cerveau et le corps ?

Il a été prouvé que la méditation produit des modifications physiques, comme la réaction de lutte ou de fuite du corps face au stress, que nous avons expliquées précédemment dans ce chapitre. Le système responsable de cette réaction est le **système nerveux autonome**, parfois aussi appelé **système nerveux involontaire**. Il régule de nombreuses activités comme la fréquence cardiaque, la tension artérielle, la sudation, le rythme respiratoire, la température corporelle, la production de liquides corporels et la digestion.

La recherche montre également que la méditation peut ralentir efficacement les ondes cérébrales, ce qui permet une relaxation plus profonde. Plus la respiration est longue plus les ondes cérébrales ralentissent.

Développer la technique

La méditation demande du temps. Quand vous pratiquez la méditation, n'oubliez pas que :

- Il est normal que l'esprit s'égare pendant la méditation, peu importe que vous en fassiez depuis longtemps ou non.
- Si vous méditez pour calmer votre esprit et que votre attention s'égare, retournez lentement vers l'objet, la sensation ou le mouvement sur lequel vous étiez concentré.
- Testez et vous trouverez le type de méditation qui fonctionne le mieux pour vous et que vous appréciez le plus.
- Adaptez la méditation à vos besoins du moment. Souvenez-vous qu'il n'y a pas une bonne ou une mauvaise manière de méditer.
- En fin de compte ce qui est important, c'est que la méditation vous permette de réduire votre stress et de vous sentir mieux.

Se préparer

La plupart des formes de méditation nécessitent quatre conditions.

1. Un endroit tranquille

La plupart des personnes qui méditent préfèrent un endroit où il y a le moins de distractions possible. Ceci peut être particulièrement utile pour les débutants.

2. Une posture spécifique

Selon le type de méditation, il est possible de méditer assis, debout, allongé, en marchant ou dans toute autre position. Vous pouvez vous asseoir contre un mur si cela est plus confortable pour vous, ou encore sur votre coussin préféré ou sur une chaise.

3. Une attention concentrée

Concentrer son attention est un aspect important de la méditation. Par exemple, vous pouvez vous concentrer sur un mantra, un mot ou en ensemble de mots particuliers. Vous pouvez aussi vous concentrer sur la respiration ou sur un objet comme une bougie ou une image.

4. Un esprit ouvert

Laissez aller et venir les pensées qui vous viennent à l'esprit. Lorsqu'une distraction apparaît ou que l'esprit s'égare pendant la méditation, reconcentrez-vous doucement. Dans certains types de méditation, vous apprenez à observer l'apparition et la disparition des pensées et des émotions que vous ressentez.

Notre avis

La méditation peut compléter parfaitement une vie par ailleurs mouvementée et compliquée. Les bienfaits de la méditation étant de plus en plus avérés, l'ajouter à votre emploi du temps peut tout à fait constituer le parfait antidote à une routine surchargée. Par ailleurs, si la méditation permet de réduire la tension artérielle et le stress alors tant mieux. Les bienfaits à long terme de la méditation continuent d'être étudiés.

La méditation à la Clinique Mayo

Les membres du personnel infirmier du Healing Enhancement Program de la Clinique Mayo, qui sont les spécialistes de la médecine intégrative, organisent des séances de massage, la visite d'un·e thérapeute musical·e ou d'une équipe de cynothérapie du programme « Caring Canines ». Ils peuvent également proposer leurs propres services dont la méditation.

La méditation à la Clinique Mayo se concentre sur les éléments universels comme la respiration lente et focalisée et l'attention concentrée. La désacralisation de la méditation, tout en honorant ses principaux éléments, a été une stratégie clé pour populariser la méditation auprès de ceux qui souhaitent l'utiliser. Les bienfaits de la méditation sont universels, ce qui signifie que le lien religieux n'est pas nécessaire.

À la Clinique Mayo, nous enseignons la concentration de l'attention, partie importante de la méditation, dans le cadre du programme SMART développé par le Dr Amit Sood, médecin à la Clinique Mayo. Nous avons parlé du programme SMART précédemment (page 28). SMART signifie en anglais Stress Management And Resilience Training c'est-à-dire Formation à la Gestion du Stress et à la Résilience. Il a été scientifiquement prouvé que ce programme structuré :

- *réduit le stress et l'anxiété ;*
- *augmente le bien-être et la résilience ;*
- *améliore le sentiment de gratitude ;*
- *améliore la pleine conscience ;*
- *stimule le bonheur ;*
- *encourage des comportements de santé positifs.*

Les participants au programme SMART apprennent à entraîner leur attention afin de la renforcer, de la concentrer sur le moment présent et faire en sorte qu'elle soit plus intentionnelle. Ils apprennent à guider leurs pensées en fonction de principes plus élevés plutôt qu'en fonction de préjugés : c'est ce que nous avons vu précédemment. Le programme SMART a été testé dans le cadre de plus de 20 études à l'extérieur et au sein de la Clinique Mayo, toutes ayant mis en avant des résultats positifs dont ceux mentionnés ci-dessus.

Le programme de médecine intégrative de la Clinique Mayo propose également un cours de méditation aux employés et aux patients. Les participants à ce cours reçoivent un DVD afin de pratiquer la méditation seuls. Ce cours a été testé et a prouvé réduire l'anxiété, le stress et améliorer la qualité de vie.

Point de vue d'expert

Le Pr Bauer partage son expérience de la méditation

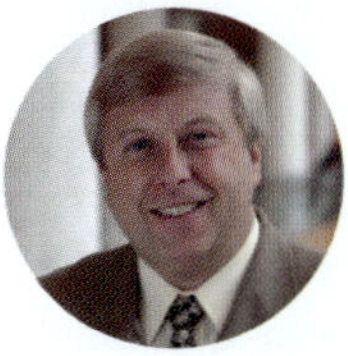

Pr Brent A. Bauer
Rédacteur médical du Guide de Médecine Intégrative de la Clinique Mayo

Outre son rôle de rédacteur médical de cet ouvrage, le Pr Bauer est également directeur de recherche en médecine intégrative et santé à la Clinique Mayo de Rochester, Minnesota.

Lorsque j'ai créé le programme de médecine intégrative de la Clinique Mayo, j'étais persuadé de l'importance de la méditation et j'ai essayé de convaincre mes patients d'y consacrer 30 à 60 minutes par jour. Ce fut un échec. Personne n'était assez patient. Lorsque le Dr Amit Sood, qui s'est exprimé dans ce chapitre, a rejoint la Clinique Mayo, il a introduit l'idée de la méditation au travers de petites choses simples dans la journée.

Au lieu de consacrer 30 minutes à la méditation vous pouvez faire 15 minutes de méditation, le matin et peut-être 15 minutes d'imagerie mentale dirigée le soir. Ou vous pouvez faire encore plus simple. Voici deux exemples recommandés par le Dr Sood :

1. Au réveil le matin, pensez à cinq choses ou personnes envers lesquelles vous êtes reconnaissant·e.
2. Dites mentalement « Je vous souhaite le meilleur » aux personnes que vous croisez dans la journée.

Le Dr Sood m'a appris à marquer un temps avant d'entrer dans la chambre d'un patient, à prendre trois grandes respirations et à avoir des intentions bienveillantes même si je ne connais pas le patient.

Conseil lorsque l'on débute la méditation

Lorsque je discute avec mes patients, j'insiste sur le fait que cela n'a aucune importance si l'on essaie plusieurs techniques de méditation. Je ne veux pas qu'ils se sentent mal parce qu'ils n'ont pas réussi à méditer pendant une heure. Si une technique de méditation ne fonctionne pas pour vous, essayez-en une autre qui vous conviendra peut-être mieux, que ce soit le Tai Chi, le yoga ou une promenade tranquille. Peu importe ce que vous faites pour essayer d'apaiser votre esprit et laisser vos pensées vagabonder, tant que cela fonctionne !

N'hésitez pas à méditer comme vous voulez. Être physiquement immobile, c'est-à-dire assis sans bouger, peut être difficile. Vous aurez peut-être des démangeaisons, mal au dos, des crampes, ou vous aurez peut-être envie de bouger. Aucun problème.

Parfois les patients me disent qu'ils ont peur de tomber s'ils essaient de méditer assis sans bouger. Pour eux, ne pas réussir à méditer était une raison supplémentaire de culpabiliser. Pour certains, il est vraiment difficile de rester complètement immobiles et ils sont contrariés et ont le sentiment de ne pas faire ce qu'il faut. Je les encourage à essayer différentes techniques jusqu'à ce qu'ils aient trouvé ce qui fonctionne pour eux.

Peut-être que rester assis 15 minutes en silence est un objectif sur le long terme. Aucun problème. Ce qui est important c'est de commencer quelque part, peu importe où, et de faire quelque chose qui vous convienne.

Si rester 15 minutes assis en silence ne vous convient pas pour le moment, peut-être trouverez-vous plus facile de vous concentrer sur des pensées et intentions bienveillantes. Dans ce cas vous n'êtes pas assis pour méditer mais vous êtes conscient·e des personnes que vous rencontrez. C'est aussi de la méditation. En fin de compte, n'oubliez pas que tout type de méditation reste de la méditation.

Ce que dit la recherche

Bien que de plus en plus d'études scientifiques confirment les bienfaits de la méditation sur la santé, certains scientifiques pensent qu'il n'est pas encore possible de tirer des conclusions sur ce type de médecine intégrative.

Même si les études sont de petite envergure et peu rigoureuses, de manière générale les faits tendent à indiquer que la méditation est utile pour toute une série de problèmes médicaux.

Santé émotionnelle
La recherche montre que la méditation permet de :

- voir les situations stressantes différemment ;
- développer des compétences qui peuvent permettre de gérer le stress ;
- augmenter la conscience de soi ;
- se concentrer sur l'instant présent ;
- réduire les émotions négatives.

Troubles de l'anxiété
Les scientifiques ont découvert que la méditation de pleine conscience peut aider à réduire l'anxiété.

6. Inspirez lentement en comptant jusqu'à quatre.

7. Expirez lentement par la bouche en comptant jusqu'à six.

8. Visualisez votre respiration à l'extrémité de vos narines. Ressentez le petit filet d'air frais qui entre et le souffle chaud et agréable qui sort.

9. Restez concentré sur le bout de votre nez pendant quelques minutes en regardant le souffle qui entre et qui sort.

10. Prenez le temps de remarquer votre respiration, en ralentissant progressivement le rythme des inspirations et expirations au fur et à mesure que vous vous détendez.

11. Maintenant, laissez votre respiration s'atténuer jusqu'à ce que vous ne perceviez plus le flux.

12. Restez concentré sur l'extrémité des narines et ce souffle imperceptible pendant quelques minutes

13. Si vos pensées commencent à s'égarer, recentrez doucement votre attention sur votre respiration.

14. Expirez

15. Tout en expirant, répétez silencieusement :
Ma respiration est fluide et rythmée
Ma respiration est fluide et rythmée
Ma respiration est calme et détendue
Ma respiration est calme et détendue
C'est très agréable

16. Si vous le souhaitez, vous pouvez fermer les yeux et vous concentrer sur chaque inspiration et expiration.

17. Continuez de répéter :
Ma respiration est fluide et rythmée
Ma respiration est fluide et rythmée
Ma respiration est calme et détendue
Ma respiration est calme et détendue

N'oubliez pas, si une pensée parasite vous passe par l'esprit, recentrez doucement votre attention sur la relaxation. Continuez à respirer de manière profonde et rythmée. Laissez la tension s'atténuer avec chaque expiration.

Continuez cet exercice aussi longtemps que vous le souhaitez et au moins pendant 10 minutes. Pendant l'exercice, n'oubliez pas que si une pensée parasite vous passe par l'esprit vous devez recentrer doucement votre attention sur la relaxation. Une fois que vous vous sentez prêt·e, reprenez le cours de votre journée plus calme, plus centré·e et plus détendu·e.

Imagerie mentale dirigée

L'imagerie mentale dirigée est une technique corps-esprit qui utilise le pouvoir de l'imagination pour modifier votre santé physique, émotionnelle et spirituelle.

Cette méthode de méditation consiste à former des images mentales d'endroits ou de situations qui vous détendent. Essayez de mobiliser le plus de sens possible comme l'odorat, la vue, l'ouïe et le toucher.

Comment cela fonctionne

L'imagerie mentale dirigée utilise le pouvoir de l'imagination pour guider la manière dont l'esprit et le corps communiquent. En imaginant certaines scènes, l'esprit envoie des messages au cerveau qui modifie ce que le corps ressent.

Le message envoyé au cerveau est transmis aux systèmes endocrinien, immunitaire et nerveux autonome. Ces systèmes influent sur de nombreuses fonctions corporelles comme les rythmes cardiaque et respiratoire et la tension artérielle.

Grâce à la *tomographie par émission de positons*, dénommée PET ou PET Scan, les chercheurs ont mis en évidence que certaines parties du cerveau s'activent lorsque nous imaginons quelque chose, comme si nous les vivions réellement.

Par exemple, lorsqu'une personne imagine un paysage serein, le cortex optique, c'est-à-dire la partie du cerveau qui traite les images visuelles, s'active de la même manière que lorsque la personne est réellement en train d'admirer cette vue magnifique.

Lorsque vous utilisez l'imagerie mentale dirigée pour imaginer de superbes paysages ou que vous êtes en train de faire une agréable promenade en kayak, l'image et les sensations que vous créez dans votre esprit ne restent pas confinées à votre esprit. Elles affectent de nombreuses parties de votre corps comme la fréquence cardiaque, la tension artérielle, et le fonctionnement de votre système immunitaire.

Comment s'y prendre ?

Il peut être utile d'écouter un CD de coaching en imagerie mentale dirigée. Une autre possibilité est de travailler seul·e ou en petit groupe avec une personne formée en imagerie mentale dirigée qui pourra vous guider dans l'exercice. L'imagerie mentale comporte quatre étapes :

Étape 1 : se détendre
Pour arriver à créer l'image désirée, videz votre esprit de toute conversation, inquiétude et distraction. Desserrez les vêtements trop serrés et trouvez un endroit confortable et tranquille. Une fois que vous êtes confortablement installé·e au calme, commencez à respirer profondément et lentement

et débarrassez-vous de toute pensée parasite en expirant.

Étape 2 : concentrez-vous
Concentrez-vous sur votre respiration afin de vous vider l'esprit. Si votre esprit vagabonde, arrêtez-vous sur les pensées qui vous traversent l'esprit et laissez-les repartir lentement et sans effort en expirant. Puis reconcentrez-vous sur votre respiration.

Étape 3 : Visualisez
Pendant quelques minutes, associez l'image désirée à une intention et concentrez-vous sur cette image. Votre esprit va peut-être vagabonder, ce qui se produit souvent, notamment dans les premiers moments de la visualisation. Si c'est le cas, reconcentrez-vous en utilisant de grandes inspirations lentes.

Étape 4 : Affirmez
Une affirmation positive associée à l'image permettra de créer un message positif que vous stockerez dans votre cerveau : un message auquel vous pourrez facilement revenir plus tard. Associer une image à un mot ou une phrase peut aider à approfondir l'expérience.

Notre avis

L'imagerie mentale dirigée obtient un feu vert, car il s'agit d'un outil important dans le traitement de différents problèmes de santé. Elle apporte des bienfaits et ne pose quasiment aucun risque. L'imagerie mentale dirigée est utilisée dans différents cadres médicaux pour aider à gérer de nombreux problèmes et maladies dont le stress, la douleur et les effets secondaires du cancer.

Ce que dit la recherche

Traitement contre le cancer
Le cancer fait l'objet d'importantes recherches et tests dans le domaine des méthodes complémentaires pour le traitement des symptômes et la prévention. L'imagerie mentale dirigée est une technique éprouvée en oncologie intégrative.

Dans une étude auprès de patients en radiothérapie pour cancer du sein, 30 minutes d'exercices d'imagerie mentale dirigée permettent :
- d'améliorer la fréquence respiratoire ;
- réduire la tension artérielle et la fréquence cardiaque.

Dans une étude de faible envergure sur des adultes souffrant de douleurs liées à un cancer, plus de la moitié ont déclaré que l'imagerie mentale dirigée permettait de soulager leurs douleurs. Il a été également prouvé que l'imagerie mentale permettait de réduire les effets secondaires des traitements contre le cancer dont :

- les nausées ;
- la perte de cheveux ;
- la dépression.

Stress

L'imagerie mentale est un outil efficace pour activer la réponse de relaxation chez les personnes stressées, dépassées ou souffrant de douleurs corporelles. Les scientifiques recommandent par exemple l'imagerie mentale dirigée comme stratégie de gestion du stress chez les personnes qui essaient d'arrêter de fumer. L'imagerie mentale dirigée est également une technique qui permet de réduire l'anxiété et qui donne un sentiment de contrôle aux personnes atteintes d'un cancer.

Maux de tête

Les études ont montré que l'imagerie mentale dirigée était efficace et peu coûteuse pour les personnes souffrant de céphalées de tension chroniques. Les maux de tête étaient moins aigus et moins fréquents et duraient moins longtemps.

Pour ce qui est des migraines, les études ont également montré que l'imagerie mentale dirigée permettait de réduire leur fréquence tout aussi efficacement que les médicaments préventifs.

Chirurgie

La recherche suggère que les exercices d'imagerie mentale dirigée deux à quatre fois avant une intervention chirurgicale permettent de réduire l'angoisse et l'anxiété et donnent un plus grand sentiment de contrôle.

Dans plusieurs études, les personnes qui utilisaient l'imagerie mentale dirigée prenaient moins d'antalgiques et sortaient de l'hôpital plus tôt que ceux qui ne l'utilisaient pas.

Amélioration de la performance

Vous voulez améliorer votre swing au golf ou votre agilité au piano ? L'imagerie mentale dirigée peut là aussi vous aider. En effet, dans une étude menée auprès de 62 lycéens, les participants ont suivi un programme de 8 semaines dans lequel ils ont découvert les compétences cognitives qu'ils pouvaient utiliser pour améliorer leur performance musicale et réduire le trac. En prenant le temps d'imaginer et visualiser la performance, les étudiants étaient moins anxieux pendant les représentations.

Autres problèmes médicaux

L'imagerie mentale dirigée a été étudiée pour une utilisation potentielle dans le traitement des signes et symptômes médicaux de :

- l'arthrose et autres maladies rhumatismales ;
- l'insuffisance cardiaque ;
- la grossesse.

Biofeedback pour la gestion du stress

Le biofeedback (rétroaction biologique) est une technique qui permet de contrôler les fonctions corporelles comme la fréquence cardiaque. Bien qu'il ait été prouvé que le biofeedback soit efficace pour un ensemble de problèmes de santé, il est souvent utilisé comme technique de relaxation. Il est utilisé dans les programmes de médecine intégrative à la Clinique Mayo pour la gestion du stress.

Pendant une séance de biofeedback, des capteurs électriques sont connectés au corps et envoient des informations. Grâce à cette rétroaction, vous pouvez effectuer de petites modifications dans votre corps comme relâcher certains muscles afin de réduire la douleur.

En résumé, cette technique vous permet d'utiliser vos pensées pour contrôler votre corps et souvent améliorer votre santé.

Outils de biofeedback

Vous pouvez suivre une formation de biofeedback chez certains spécialistes, mais les programmes et appareils sont de plus en plus disponibles pour une utilisation à domicile. Certains appareils sont portables, d'autres se connectent à un ordinateur. Vous pouvez essayer différents appareils jusqu'à ce que vous trouviez celui qui fonctionne le mieux pour vous, ou demander conseil à votre médecin. Avant d'acheter un de ces appareils, il est important de savoir ce qu'ils font ou pas. Par exemple, si un fabricant ou un praticien de biofeedback affirme qu'un appareil va pouvoir détecter une maladie, des impuretés dans le sang, soigner une pathologie chronique ou envoyer des signaux dans votre corps, consultez votre médecin avant utilisation, il se peut que cela ne soit pas légitime.

Les deux principaux appareils utilisés sont un capteur de respiration et un moniteur de variabilité de fréquence cardiaque. Voici comment ils fonctionnent.

Capteurs de respiration
Un **capteur de respiration** vérifie votre respiration pour vous apprendre à respirer plus lentement et plus profondément. Il a été prouvé qu'il permettait également de réduire la tension artérielle.

Moniteurs de variabilité de fréquence cardiaque
Un **moniteur de variabilité de fréquence cardiaque** affiche les accélérations ou ralentissements dans le cycle ou la fréquence cardiaque. Un capteur mesure le pouls à l'extrémité du doigt ou sur le lobe de l'oreille et le moniteur affiche le temps écoulé entre deux battements. En cas de stress, le profil est en dents de scie, et lorsque nous sommes détendus la courbe est régulière et homogène. En respirant plus profondément et plus lentement, il est possible de modifier la fréquence cardiaque et voir la courbe changer sur le moniteur.

Chez certaines personnes, les appareils de biofeedback permettent un état de relaxation profonde. Ils peuvent également être utilisés pour évaluer les progrès dans l'utilisation d'autres techniques comme la méditation.

Premières étapes

Si le biofeedback vous intéresse, parlez-en à votre médecin. Vous pourrez ainsi apprendre à utiliser les appareils correctement, mettre en place la surveillance nécessaire et l'incorporer dans votre protocole de traitement global. Cette technique permet de se prendre en charge et peut être un bon point de départ si vous n'êtes pas prêt·e à vous engager à faire du yoga par exemple. Il existe des applications smartphone de biofeedback utilisables où que vous soyez.

Le biofeedback est attrayant, car il est généralement non invasif. Il peut réduire voire éliminer l'utilisation de médicaments et peut donc être une alternative pour les personnes ne les tolérant pas. Il permet aussi de prendre en charge sa santé ce qui peut vouloir dire prendre en charge les problèmes de contrôle et d'anxiété.

Comment cela fonctionne

Une session de biofeedback type dure entre 30 et 60 minutes. Lors de la session, un·e thérapeute place des capteurs électriques sur différentes parties du corps. Ces capteurs surveillent la réaction de votre organisme au stress – par exemple les contractions musculaires lors de céphalées de tension – et vous renvoient cette information par l'intermédiaire de signaux sonores et visuels.

Grâce à cette rétroaction, vous pourrez associer la réponse de votre corps – dans ce cas le mal de tête – à certaines sensations physiques comme la tension musculaire.

L'étape suivante consiste à apprendre comment procéder à des modifications physiques positives comme le relâchement musculaire lorsque le corps subit un stress physique ou mental. L'objectif est d'être capable de reproduire ces réponses seul, sans thérapeute ou technologie.

Pour commencer

Les scientifiques qui s'intéressent aux manières d'améliorer la variabilité de la fréquence cardiaque étudient comment le biofeedback permet de contrôler le rythme respiratoire et d'améliorer la concentration sur les émotions positives. Ils ont découvert que le biofeedback permet de gérer le stress de différentes manières. Il permet de réduire les hormones du stress dans l'organisme, les symptômes de la dépression et les troubles dus au stress post-traumatique, d'améliorer le moral et même la satisfaction au travail. Ces scientifiques expliquent que lorsque le biofeedback est utilisé pour améliorer la variabilité de la fréquence cardiaque, il peut avoir un impact sur la santé mentale.

Si vous souhaitez essayer cette technique pour contrôler votre stress, *HeartMath* et *Relaxing Rythms* sont deux outils de biofeedback que vous pouvez utiliser seul. Si vous cherchez un·e thérapeute spécialisé·e en biofeedback, posez-lui les questions suivantes avant de commencer le traitement :

- *Êtes-vous accrédité·e, agréé·e ou enregistré·e ?*
- *Si vous n'êtes pas accrédité·e, travaillez-vous sous la surveillance d'un·e professionnel·le de soins de santé qui l'est ?*
- *Quelle est votre formation, votre expérience ?*
- *Avez-vous déjà pratiqué le biofeedback pour traiter mon problème de santé ?*
- *De combien de séances de biofeedback vais-je avoir besoin ?*
- *Combien cela coûte-t-il et est-ce pris en charge par mon assurance maladie ?*
- *Pouvez-vous me fournir une liste de références ?*

Biofeeback à la Clinique Mayo

Les deux techniques de biofeedback le plus souvent utilisées pour la gestion du stress à la Clinique Mayo sont :

1. **La réaction galvanique cutanée.** Des capteurs mesurent l'activité des glandes sudoripares et la quantité de sueur sur la peau, signes de l'anxiété.
2. **Le biofeedback de la variabilité de fréquence cardiaque.** Ce type de biofeedback permet de contrôler la fréquence cardiaque afin d'améliorer la tension artérielle, la fonction pulmonaire, le stress et l'anxiété.

Les scientifiques de la Clinique Mayo ont étudié les effets du biofeedback sur un petit groupe d'infirmiers en charge de patients gravement malades.

Pour l'étude, le personnel infirmier a utilisé un programme de quatre semaines de méditation basée sur le biofeedback assisté par ordinateur et autodirigé. Sur cette période, il a été demandé au personnel infirmier d'utiliser le programme de méditation pendant au moins 30 minutes à chaque fois. À chaque méditation, il leur a été demandé d'apaiser leur esprit, d'observer leurs pensées et de cultiver des émotions positives.

Grâce à ce programme, le personnel infirmier a pu améliorer sa gestion du stress.

Notre avis

Le biofeedback est généralement sans danger, largement utilisé et accepté. Il comporte relativement peu de risques, même s'il est encore peu proposé actuellement en Europe.

Dans la mesure où vous recevez les instructions et la surveillance appropriées, le biofeedback peut s'intégrer parfaitement dans un protocole complet de soins.

Il est important de noter que certains appareils de biofeedback peuvent ne pas bien fonctionner en cas de pathologie sous-jacente, comme des problèmes d'arythmie ou certaines maladies cutanées.

Ce que dit la recherche

Le biofeedback est utile dans le traitement de certains problèmes de santé. Les études suggèrent qu'il peut améliorer les symptômes de :

- l'asthme ;
- le syndrome de Raynaud ;
- le syndrome du côlon irritable ;
- la constipation ;
- les nausées et vomissements liés à la chimiothérapie ;
- l'incontinence ;
- la douleur chronique ;
- les céphalées ;
- l'anxiété ;
- le stress ;
- l'hypertension artérielle,
- l'accident vasculaire cérébral.

La recherche dans ces domaines et d'autres encore est toujours en cours. Voici ce qu'elle montre concernant les applications les plus prometteuses :

L'arthrite

Les personnes souffrant d'arthrite ayant suivi un biofeedback thermique et associé à un EMG (électromyogramme) ont déclaré ressentir des douleurs moins intenses lorsque leur traitement était associé à une thérapie comportementale cognitive.

Douleurs chroniques

Parmi toutes les maladies présentant des douleurs chroniques, c'est la dorsalgie qui a été le plus étudiée. En effet, les scientifiques ont découvert que le biofeedback associé à l'EMG était plus efficace dans le traitement de la dorsalgie et de douleurs de l'articulation temporo-mandibulaire (ATM) par rapport à la thérapie comportementale cognitive.

Maux de tête

Bien que le biofeedback soit utile à lui seul pour les maux de tête, il est également efficace associé à la relaxation ou à la thérapie comportementale cognitive. Certaines recherches montrent que le biofeedback peut être aussi efficace qu'un traitement médicamenteux dans la prévention des céphalées et qu'il peut en améliorer les symptômes. Le biofeedback est également utile en association avec la physiothérapie.

Hypnose clinique

Différentes formes d'hypnose, de transe et d'altération de la conscience ont été utilisées par différentes cultures et civilisations à travers l'histoire. Aujourd'hui, l'hypnose clinique, parfois également appelée *suggestion hypnotique*, est perçue comme un état proche de la transe dans lequel l'attention et la concentration sont exacerbées. Lorsque nous sommes sous hypnose, nous sommes généralement calmes et détendus et plus ouverts aux suggestions.

Le processus d'hypnose clinique est composé de trois phases :
- La présuggestion
- La suggestion
- La post-suggestion

L'objectif lors de la phase de présuggestion est de préparer l'inconscient à la suggestion. Lors de la seconde phase, une pensée précise ou suggestion est présentée au sujet, par exemple le fait que l'on ne veuille pas fumer. Enfin, lors de la phase de post-suggestion, une fois revenu à un état de conscience normal, le comportement suggéré lors de l'hypnose est mis en pratique.

On ne sait pas très bien comment l'hypnose fonctionne sur le corps. Des changements dans la température de la peau, de la fréquence cardiaque et de la réponse immunitaire ont été remarqués. Certains scientifiques pensent que l'hypnose active certaines voies corps-esprit dans le système nerveux.

Alors que l'on se moque souvent de l'hypnose à la télévision ou au cinéma, elle peut s'avérer efficace pour certains. La recherche montre que certaines personnes sont plus susceptibles que d'autres à l'hypnose.

L'hypnose clinique peut être utilisée pour contrôler certains comportements indésirables ou pour mieux contrôler l'anxiété ou la douleur. Il est important de noter que bien que durant l'hypnose vous êtes plus ouvert·e aux suggestions, vous ne perdez jamais le contrôle de votre comportement.

Existe-t-il des effets secondaires ?

L'hypnose réalisée par un thérapeute qualifié ou un professionnel de la santé est considérée comme un traitement complémentaire sans danger. Toutefois, elle peut ne pas être adaptée pour les personnes souffrant de troubles mentaux graves. Il existe des réactions indésirables mais rares, telles que :
- des céphalées ;
- une somnolence et des étourdissements ;
- de l'anxiété et de la détresse ;
- la création de faux souvenirs.

Précautions particulières

Quelques précautions particulières doivent être prises dans le cas où la régression temporelle est utilisée pour revenir à des événements passés de la vie. Cette pratique reste controversée et dispose de peu de données scientifiques validant son utilisation. Elle peut provoquer de fortes émotions, altérer la mémoire et créer de faux souvenirs.

Dans une étude de 2015, des scientifiques de l'université Baylor ont montré que le degré de susceptibilité d'une personne aux suggestions sous hypnose joue un rôle important dans la création potentielle de faux souvenirs. Bien que de plus amples études soient nécessaires dans ce domaine, ceci constitue néanmoins un inconvénient de l'hypnose.

Se préparer à l'hypnose

Choisissez avec soin votre thérapeute ou professionnel de santé pour suivre une hypnothérapie. Faites-vous recommander quelqu'un par une personne de confiance. Faites un maximum de recherches sur le·la thérapeute auquel·à laquelle vous pensez recourir et posez-lui les questions suivantes :

- *Avez-vous une formation dans le domaine de la psychologie, de la médecine ou du travail social ?*
- *Êtes-vous habilité·e dans votre spécialité ?*
- *Quel type de formation avez-vous suivi en hypnose, et dans quels établissements ?*
- *Depuis combien de temps exercez-vous ?*
- *Quel est le montant de vos honoraires ?*
- *Vos services sont-ils pris en charge par l'assurance maladie ?*

Aucune préparation particulière n'est nécessaire pour l'hypnothérapie, mais il est judicieux de porter des vêtements confortables pour vous aider à vous détendre. Par ailleurs, assurez-vous d'être bien reposé afin de ne pas vous endormir pendant la séance.

Comment cela fonctionne

Lors d'une séance d'hypnose clinique, voici ce qu'il se passe généralement :

Étape 1
Le·la thérapeute vous explique le processus d'hypnose et passe en revue avec vous ce que vous espérerez obtenir. Puis sur un ton doux et apaisant, il·elle va décrire des images qui permettront de créer un sentiment de détente, de sécurité et de bien-être.

Étape 2
Lorsque l'état de réceptivité est atteint, le·la thérapeute suggère différentes manières de réaliser l'objectif recherché comme réduire la douleur ou éliminer l'envie de fumer, et peut également vous aider à vous visualiser nettement en train d'atteindre ces objectifs.

Étape 3
Lorsque la séance est terminée, vous pouvez sortir seul·e de l'état d'hypnose, ou votre thérapeute peut vous aider à sortir de votre état de transe.
De manière générale, vous restez conscient pendant la séance et vous souvenez de ce qui s'est passé sous hypnose.

Bien que l'hypnose clinique puisse être utile pour de nombreux problèmes médicaux, il ne s'agit pas d'une recette miracle. Elle est généralement intégrée à un protocole de soins plus large plutôt qu'utilisée seule.

Comme toute thérapie, elle peut être utile pour certains et ne pas fonctionner pour d'autres. Le taux de succès est plus élevé lorsque les personnes sont très motivées et que le·la thérapeute est bien formé·e et comprend bien le problème.

Notre avis

Bien que l'hypnose soit souvent dénigrée à la télévision ou au cinéma, elle peut s'avérer un traitement efficace pour certains. La recherche indique que certaines personnes sont plus susceptibles à l'hypnose que d'autres. Certains praticiens pensent que plus nous sommes ouverts à la possibilité d'être hypnotisés, plus il est possible que ce soit bénéfique. L'hypnose clinique peut être une bonne solution si vous avez besoin d'aide pour gérer une pathologie chronique. Puisqu'il n'y a quasiment pas d'effets secondaires, cela peut valoir la peine d'essayer.

Ce que dit la recherche

L'hypnose clinique peut soulager les personnes souffrant de douleurs associées à divers problèmes de santé, y compris le cancer. Elle est également utilisée pour traiter un certain nombre de problèmes comportementaux et contribue à réduire l'anxiété avant une intervention médicale ou dentaire.

L'hypnose clinique peut être une méthode efficace pour contrôler le stress et l'anxiété, notamment avant une intervention médicale comme une biopsie du sein. L'hypnose a été étudiée dans le cadre d'autres problèmes de santé comme :

- **La gestion de la douleur.** L'hypnose peut soulager la douleur associée au cancer, au syndrome du côlon irritable, à la fibromyalgie, à l'articulation temporo-mandibulaire (ATM), à des interventions dentaires et aux céphalées.
- **Bouffées de chaleur.** L'hypnose peut atténuer les symptômes de bouffées de chaleur associés à la ménopause.
- **Changement de comportement.** L'hypnose a été utilisée avec un certain succès dans le traitement de l'insomnie, de l'énurésie, du tabagisme, de l'obésité et des phobies.

Perte de poids

L'hypnose clinique a également été utilisée dans la perte de poids. Elle peut aider à perdre quelques kilos supplémentaires dans le cadre d'un programme d'amaigrissement composé d'un régime alimentaire, d'une activité physique et d'un soutien psychologique. Il est toutefois difficile d'affirmer avec certitude que cela fonctionne réellement, étant donné le manque de preuves scientifiques solides concernant l'hypnose spécifiquement sur l'amaigrissement.

Quelques études ont analysé l'hypnose pour maigrir. La plupart montrent une perte de poids faible avec une moyenne de seulement 2,7 kg perdus. La qualité de ces études a cependant été remise en cause, ce qui ne permet pas de déterminer réellement la véritable efficacité de l'hypnose sur l'amaigrissement.

Il est généralement plus efficace de perdre du poids en associant un régime alimentaire et une activité sportive. Si vous avez essayé et que vous avez malgré tout du mal à perdre le poids souhaité, discutez avec votre médecin des différentes options ou des changements que vous pouvez apporter à votre mode de vie. Ne vous fiez pas uniquement à l'hypnose pour maigrir car il est peu probable que les résultats soient réellement probants.

Spiritualité

La spiritualité a plusieurs définitions. Elle n'est pas nécessairement associée à un système de croyances spécifiques ou même à une pratique religieuse.
Il s'agit plutôt d'une communion avec soi-même et les autres, du développement de valeurs personnelles et de la recherche d'un sens à la vie.
Pour beaucoup, la spiritualité prend la forme d'une pratique religieuse, de la prière, de la méditation ou d'une croyance en une puissance supérieure. Pour d'autres, elle se trouve dans la nature, la musique, l'art ou dans une communauté laïque. Certaines personnes considèrent la spiritualité comme l'expérience d'un sentiment de paix, un but, une communion aux autres et à la nature.
Quelle que soit l'expérience, la spiritualité peut permettre de trouver un but et une signification en soi et dans les relations avec les autres. Elle apporte un sentiment d'espoir et de sérénité pendant les périodes difficiles ou les crises personnelles, elle permet de réaliser des changements positifs et d'améliorer la qualité de vie.

Spiritualité et santé

La relation entre spiritualité et santé est un domaine de plus en plus étudié dans les formations médicales. Ce domaine s'intéresse notamment aux principes de service, de compassion, de dignité et d'interconnectivité. Les formations médicales et les soins aux patients mettent de plus en plus l'accent sur la manière d'aider les patients à trouver un sens en proposant un nombre croissant de cours sur la spiritualité et la santé. Par ailleurs, la recherche augmente également dans ce domaine.

Êtes-vous quelqu'un de spirituel ?

Vous vivez peut-être une spiritualité au quotidien sans vous en rendre compte. Posez-vous les questions suivantes :

- Vous êtes-vous retrouvé·e avec des amis, la famille ou en groupe dans un but spirituel ?
- Recherchez-vous et faites-vous des choses qui donnent un sens et un but à votre vie comme votre travail ou quelque chose qui vous permet de vous sentir connecté à quelque chose qui vous dépasse ?
- Avez-vous aidé quelqu'un dans le besoin sans rien attendre en retour ?
- Avez-vous déjà réussi, notamment en période de stress, à avoir une vue d'ensemble sur les évènements de la vie ?
- Aimez-vous passer du temps dans la nature ?
- Avez-vous fait l'expérience de Dieu ou d'une puissance supérieure dans votre vie ?
- Participez-vous à des activités comme la prière, la méditation, la respiration profonde, l'expression de la gratitude, l'observation silencieuse ou des activités artistiques ?

Vous serez surpris d'apprendre que chacune de ces activités peut être considérée comme une activité spirituelle.

Comment la spiritualité peut-elle aider à atténuer le stress ?

La spiritualité peut aider à gérer le stress et être bénéfique à la santé mentale. Voici quelques exemples.

Sentiment d'utilité

La spiritualité peut vous donner un sentiment d'utilité. Cultiver votre spiritualité peut vous aider à découvrir ce qui a le plus de sens dans la vie. Ce faisant vous éliminez le stress en vous concentrant moins sur les choses futiles.

Implication dans la société

La spiritualité peut vous aider à vous impliquer dans la société. Plus vous serez impliqué, moins vous vous sentirez isolé même lorsque vous serez seul, vous développerez une paix intérieure lors des moments difficiles.

Lâcher prise

La spiritualité permet de lâcher prise. Lorsque vous avez l'impression de faire partie d'un tout, vous réalisez que vous n'êtes pas responsable de tout ce qui se passe dans votre vie. Vous partagez le fardeau des moments difficiles ainsi que les bons moments de la vie avec vos proches.

Soutien affectif

La spiritualité peut également vous aider à élargir votre réseau social. Que vous trouviez la spiritualité dans une église, une mosquée, une synagogue, en famille ou lors de randonnées dans la nature avec un ami, partager cette expression spirituelle peut aider à construire les relations.

Mode de vie sain

Enfin, la spiritualité peut vous aider à avoir un mode de vie plus sain. Les personnes qui se disent spirituelles semblent mieux équipées pour gérer le stress ou guérir d'une maladie ou d'une addiction.

Découvrir sa spiritualité

Pour découvrir votre spiritualité il faudra peut-être faire une introspection. Voici quelques questions que vous pouvez vous poser pour déterminer quelles expériences et quelles valeurs vous définissent.

- Quelles sont les relations qui comptent le plus pour moi ?
- Qu'est-ce qui a le plus de valeur dans ma vie ?
- Quelles sont les personnes qui me donnent le sentiment d'appartenir à une communauté ?
- Qu'est ce qui m'inspire, me donne de l'espérance ?
- Qu'est-ce qui me rend heureux·e ?
- De quoi suis-je le plus fier·ère ?

Les réponses à ces questions vous permettront d'identifier les personnes et les expériences les plus importantes dans votre vie. Vous pourrez alors concentrer votre recherche spirituelle sur les relations et les activités qui vous ont aidé·e à vous définir en tant que personne et celles qui continuent de stimuler votre évolution personnelle.

Cette communion, avec vous-même et les autres, est le début de la spiritualité et le chemin qui vous mènera au bout du compte vers un sentiment d'utilité.

Comment développer sa spiritualité

La Clinique Mayo dispose d'une salle de méditation qui propose un environnement calme et serein pour le personnel, les patients et les membres des familles. Ils peuvent s'y reposer, s'y ressourcer et s'y régénérer. Grâce à une lumière tamisée, une musique douce et le son apaisant d'une fontaine, cette salle offre une transition vers la tranquillité et la contemplation. Elle offre la possibilité de prendre un moment pour s'asseoir en silence et se recentrer, méditer, offrir une prière, parler à un ami ou un conseiller spirituel, ou écrire son journal.

Ces activités sont idéales pour rester en contact avec sa propre spiritualité. Il n'est toutefois pas nécessaire d'être à la Clinique Mayo pour avancer vers plus de spiritualité. Voici quelques idées pour explorer seul·e votre spiritualité :

- Priez, méditez, faites des exercices de relaxation pour centrer vos pensées.
- Tenez un journal pour exprimer vos sentiments et enregistrer vos progrès.
- Trouvez un·e conseiller·ère ou un·e ami·e de confiance, quelqu'un avec des expériences de vie similaires, qui peut vous aider à découvrir ce qui est important dans la vie.
- Lisez des histoires ou des écrits qui peuvent vous inspirer et vous aider à évaluer différentes philosophies de vie.
- Élargissez vos horizons avec de nouvelles expériences artistiques si votre spiritualité est davantage laïque.

Notre avis

Nous sommes des êtres complexes, dont l'esprit, le corps et l'âme sont intimement liés. Nous avons pour la plupart des vies très mouvementées et nous négligeons la spiritualité jusqu'au jour où nous sommes confrontés à une maladie grave. Peu importe finalement ce qui nous ramène à la spiritualité, ce qui est important c'est que nous prenions soin de tous les aspects de notre être dans notre quête d'une santé meilleure. Trouvez des moyens de stimuler votre esprit, votre âme et votre corps, votre vie n'en sera que plus équilibrée.

Ce que dit la recherche

En Amérique du Nord, près de 43 % de la population utilisent la prière pour améliorer leur santé.

Plusieurs centaines d'études ont été menées sur la prière et la spiritualité et les résultats sont mitigés. La raison est qu'il est parfois difficile pour les scientifiques de définir les différents types de spiritualité car elles varient en fonction de chacun.

Ceci étant dit, les scientifiques ont pu relier la spiritualité à certains aspects de la santé et du bien-être. Les études montrent que les exercices spirituels peuvent :

- améliorer toute une série de mouvements et atténuer la douleur chez les personnes souffrant de cervicalgie et de mouvements limités du cou ;
- réduire le sentiment de désespoir chez les personnes atteintes de syndrome douloureux chronique et idiopathique, un trouble défini par une douleur qui n'est pas associée à une maladie ou une blessure connue et qui apparaît au moins une fois par semaine sur une période de trois mois ou plus ;
- améliorer le fonctionnement général et réduire l'anxiété, la dépression et les symptômes de nombreuses maladies chroniques.

Point de vue d'expert

Qu'est-ce que la spiritualité ?

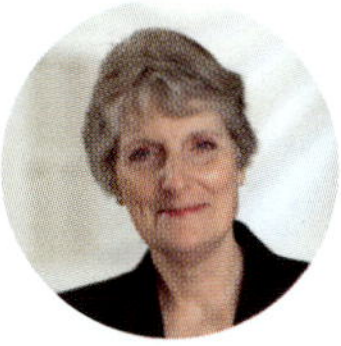

Katherine M. Piderman, Ph.D.

Aumônière à l'hospice de la Clinique Mayo et coordinatrice de recherche sur les services d'aumônerie à la Clinique Mayo

La spiritualité permet d'avoir une expérience plus profonde de la vie. Au meilleur sens du terme, la spiritualité propose des croyances, des pratiques et des relations qui constituent un mode d'interaction avec soi-même et les autres. Grâce à elle, vous abordez chaque jour avec émerveillement et gratitude, grâce et générosité, signification et utilité. La spiritualité vous permet de voir les bienfaits de chaque jour et vous incite à faire du bien.

La spiritualité n'exige pas que vous fassiez semblant de ne pas souffrir ou de douter. Au contraire, elle stabilise, guide et donne de l'espoir. Dans les moments les plus difficiles, la spiritualité peut nous apporter le courage de prier plus honnêtement, de méditer plus intensément ou de parler avec un aumônier ou un guide spirituel de nos difficultés. Elle peut également vous montrer qu'il est permis de croire dans la bonté et l'amour présents en vous.

La pensée positive

La recherche montre que les personnes ayant une vision positive de la vie vivent mieux à long terme que ceux qui ont une vision négative. En effet, à la Clinique Mayo, la recherche montre que les optimistes vivent plus longtemps que les pessimistes.

On pourrait, à première vue, penser que la raison est qu'ils sont juste en bonne santé. En effet, il est facile de penser que les personnes en bonne santé se sentent naturellement plus heureuses. Mais selon certaines études, cela fonctionne également dans l'autre sens : modifier son attitude peut avoir un impact direct sur la santé.

Les bienfaits de la pensée positive

En voyant la vie du bon côté, vous :

- serez moins déprimé ;
- serez moins angoissé ;
- vous enrhumerez moins ;
- serez mieux psychologiquement et physiquement ;
- aurez moins de chance de mourir d'une maladie cardiovasculaire ;
- serez mieux équipé pour faire face aux difficultés et au stress.

Pourquoi la pensée positive est-elle utile ?

Les scientifiques ne savent pas vraiment pourquoi les personnes qui voient la vie du bon côté sont en meilleure santé. Une des théories est qu'une attitude positive permet de mieux faire face à des situations stressantes, ce qui réduit les effets nocifs du stress sur le corps. Ils pensent également que les personnes positives et optimistes ont tendance à avoir des modes de vie plus sains. En effet, ils font plus de sport, suivent un régime alimentaire plus équilibré, ne fument pas et ne boivent pas d'alcool avec excès.

Si l'on regarde les effets négatifs du stress dont nous avons parlé jusqu'ici dans ce guide, il est aisé de voir pourquoi une vision positive de la vie a l'effet inverse du stress et peut permettre d'améliorer la santé.

Étape 1 : Automotivation

Tout comme le stress, les pensées négatives peuvent avoir des effets néfastes sur la santé. Avec de l'entraînement vous pouvez développer un mode de pensée positif, notamment en arrêtant de vous envoyer mentalement des messages négatifs.

Si une pensée négative vous passe par l'esprit, redirigez vos pensées vers quelque chose que vous pouvez faire instantanément, comme une courte promenade dans le quartier ou même trois grandes respirations profondes. Puis, entourez-vous de personnes positives qui vous encourageront plutôt que de vous affaiblir et de vous faire douter de vos capacités à atteindre votre objectif.

Un dernier conseil

Il faut souvent un peu de temps pour s'habituer à l'automotivation positive. Une règle simple : ne vous donnez que des conseils que vous donneriez aux autres.

Chiropraxie ou ostéopathie

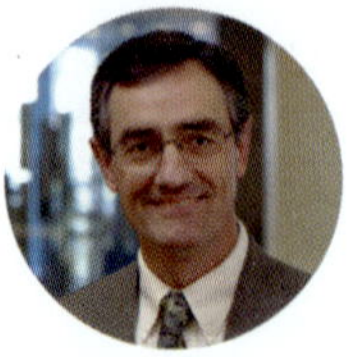

Dr Ralph E. Gay
Spécialiste en médecine physique et réadaptation

Le Dr Gay est vice-directeur du centre spécialisé dans le domaine de la colonne vertébrale du Midwest dans le service de médecine physique et de réadaptation de la Clinique Mayo à Rochester, Minnesota.

Rendez-vous avec le docteur Gay

Les thérapies manuelles sont utilisées depuis des siècles pour alléger la douleur. Parmi ces thérapies, la manipulation vertébrale et la chiropraxie sont le plus souvent utilisées pour traiter des problèmes musculo-squelettiques comme les douleurs dorsales, cervicales et les céphalées, bien qu'elles soient également utilisées pour traiter d'autres problèmes.

Dans la plupart des pays, la chiropraxie et l'ostéopathie sont utilisées en parallèle de la médecine conventionnelle et ne la remplacent pas, et c'est de plus en plus le cas aux États-Unis et en Europe. L'idée est que les chiropraticiens proposent quelque chose d'unique par rapport aux médecins exerçant la médecine conventionnelle. Les chiropraticiens ont un rôle bien précis à jouer s'ils souhaitent travailler avec les médecins afin de proposer des conseils et des traitements concernant les problèmes musculo-squelettiques. Le domaine de la manipulation vertébrale prend de l'ampleur notamment parce que l'efficacité des thérapies manuelles est étayée par la science. Celle-ci montre que la manipulation vertébrale est efficace dans le traitement de certains problèmes comme les douleurs lombaires.

Même si les thérapies manuelles ne sont pas sans danger, les risques potentiels sont limités. Lorsqu'elles sont utilisées de manière appropriée, le principal effet secondaire est l'inconfort qui est généralement de courte durée. Des complications plus graves peuvent toutefois apparaître. Le traitement probablement le plus controversé est la manipulation cervicale, qui dans de rares cas peut provoquer un accident vasculaire cérébral, soit entre un cas sur 400 000 et 3 à 6 cas pour 10 millions. Heureusement, les praticiens réalisant la manipulation vertébrale font partie des thérapeutes de thérapies complémentaires les mieux formés.

De manière générale, la manipulation vertébrale est une option relativement sans danger qui a montré, et continue de montrer, son efficacité pour les problèmes musculo-squelettiques. Il s'agit également d'une thérapie raisonnable en termes de coûts. Par conséquent, ces soins chiropratiques sont accessibles à ceux que cela intéresse.

Soins chiropratiques et ostéopathiques

La manipulation vertébrale, ou vertébrologie, également appelée *ajustement chiropratique* ou *traitement manipulatoire ostéopathique* est exercée par les chiropraticiens, les ostéopathes et par certains physiothérapeutes ou médecins. Le terme *chiropraxie* vient des mots grecs *kheir*, la main, et *praxis*, la pratique, et décrit un traitement réalisé avec les mains. À noter qu'en Suisse et dans plusieurs pays d'Europe, la chiropraxie et l'ostéopathie sont deux professions distinctes, avec des formations différentes.

Les soins chiropratiques reposent sur l'idée que la structure du corps – nerfs, os, articulations et muscles – et sa capacité à fonctionner sainement sont étroitement liées. En alignant et équilibrant la structure corporelle, le traitement chiropratique vise à encourager la capacité naturelle du corps à se soigner seul. Le traitement manipulatif chiropratique souvent appelé ajustement, vise à améliorer la mobilité vertébrale. L'objectif est de rétablir les mouvements vertébraux et donc d'améliorer le fonctionnement et réduire les douleurs dorsales.

Selon l'enquête *National Health Interview Survey* de 2012, les Américains ont dépensé cette année-là, 4 milliards de dollars en rendez-vous chez un·e chiropraticien·ne ou pour une manipulation ostéopathique. Selon l'American Chiropractic Association, les gens vont souvent chez un·e chiropraticien·ne pour des problèmes musculo-squelettiques comme les céphalées, les douleurs articulaires, cervicales et lombaires et les sciatiques. Les chiropraticiens traitent également des patients atteints d'arthrose, du syndrome du canal carpien, de tendinites, d'entorses et de foulures, bien qu'il existe peu de recherche montrant les effets positifs pour ces problèmes.

Comment cela fonctionne

Lors de la manipulation, un·e chiropraticien·ne ou un·e ostéopathe utilise ses mains pour exercer une pression contrôlée sur une articulation. Cette manœuvre provoque souvent un craquement causé par la séparation des surfaces articulaires. Bien que cela soit commun, le craquement n'est pas nécessaire à la réussite du traitement.

Par ailleurs, le·la chiropraticien·ne peut utiliser le massage et des étirements pour détendre les muscles raccourcis ou les spasmes musculaires. De nombreux chiropracteurs utilisent également l'exercice, les ultrasons et l'électrostimulation musculaire. Certains utilisent des instruments pour ajuster la colonne vertébrale, mais ces méthodes n'ont pas été étudiées en détail et leur intérêt est incertain.

Une lésion des tissus peut se produire lors d'un seul épisode traumatique lorsque, par exemple, nous soulevons maladroitement un objet lourd ou lors de stress répétés, c'est-à-dire une position inconfortable prolongée avec mauvaise position de la colonne vertébrale. Les lésions provoquent alors des modifications physiques et chimiques causant une inflammation, une douleur et une perte fonctionnelle. La manipulation ou l'ajustement des articulations ou tissus lésés peut aider à mieux bouger ces articulations et soulager la douleur et la rigidité musculaire pendant la guérison des tissus.

Les soins chiropratiques ou ostéopathiques peuvent également être utilisés en complément ou en soutien au traitement d'autres problèmes médicaux pour soulager les problèmes musculo-squelettiques associés.

Histoire de la chiropraxie

On retrace les débuts de la chiropraxie aux origines de l'histoire. Des écrits chinois et grecs de 2700 avant J.-C. et 1500 avant J.-C. respectivement expliquent comment la manipulation des extrémités inférieures soulageait les douleurs lombaires. Hippocrate, médecin grec, a également écrit sur l'importance de la manipulation vertébrale.

Toutefois, cette pratique n'a vraiment pris son essor qu'à la fin du XIXe siècle. En 1895, Daniel David Palmer fondait la profession de chiropraticien à Davenport dans l'Iowa. M. Palmer lisait abondamment les revues médicales de son époque et avait une grande connaissance des évolutions de l'anatomie et de la physiologie qui avaient lieu dans le monde à cette époque. Il fonda la Palmer School of Chiropractic en 1897.

Les concepts de l'ostéopathie ont été développés par Andrew Taylor Still (1828-1917), un chirurgien militaire.

Un diplôme de docteur en chiropraxie aux États-Unis (DC) s'obtient en quatre à cinq ans dans une université habilitée à enseigner la chiropraxie. Les chiropraticiens doivent ensuite présenter un examen national puis un examen de l'État dans lequel ils souhaitent exercer afin de recevoir leur habilitation. En Suisse, la formation de chiropraticien est de niveau universitaire, est reconnue comme une profession médicale et remboursée par l'assurance maladie de base.

Reconnue comme profession de santé en Suisse, elle est remboursée par les assurances complémentaires.

Sécurité

L'ajustement chiropratique est généralement sans danger. Il provoque occasionnellement un certain inconfort, mais est sans danger lorsqu'il est réalisé par une personne formée et habilitée à administrer des soins chiropratiques. Suite à un traitement, il est possible de ressentir quelques courbatures légères comme après une activité physique. Ces courbatures disparaissent généralement entre 12 et 48 heures. Certaines personnes peuvent présenter de légers effets secondaires pendant quelques jours suite au traitement chiropratique comme des céphalées, de la fatigue, ou des douleurs dans les parties du corps traitées.

Même si les complications graves suite à une manipulation chiropratique sont rares, elles peuvent inclure une hernie discale, ou la compression de nerfs dans la partie inférieure de la colonne vertébrale (ou syndrome de la queue-de-cheval) provoquant des douleurs, des faiblesses, une perte de sensation dans les jambes ou les parties génitales et la perte de la maîtrise intestinale ou du contrôle de la vessie. Dans de rares cas, la manipulation cervicale peut provoquer une forme d'accident vasculaire cérébral appelé dissection de l'artère vertébrale.

Le traitement chiropratique n'est pas adapté à tous. Ne faites pas de chiropraxie si vous souffrez d'ostéoporose, d'engourdissement, de picotements ou de perte de force dans un bras ou une jambe, de tumeurs cancéreuses sur la colonne vertébrale ou si vous présentez un risque élevé d'accident vasculaire cérébral.

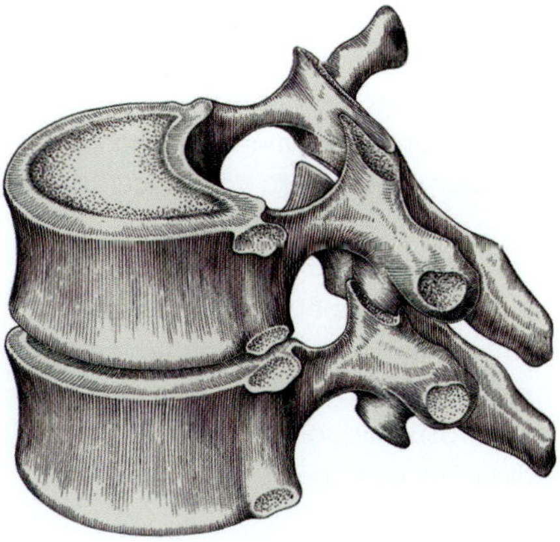

Pendant la manipulation

Lors du premier rendez-vous, le·la chiropraticien·ne vous posera un certain nombre de questions sur votre état de santé et réalisera un examen physique en s'intéressant plus particulièrement à votre colonne vertébrale. Il pourra également recommander d'autres examens ou tests, comme des radiographies ou des tests de laboratoire.

Lors d'une séance chiropratique type, le·la chiropraticien·ne vous mettra dans des positions spécifiques afin de traiter les zones problématiques, souvent à plat ventre sur un lit d'examen spécialement conçu à cet effet. Avec ses mains il·elle appliquera une pression contrôlée sur une articulation en la repoussant au-delà de son amplitude normale. Vous entendrez peut-être un craquement au moment où le·la chiropraticien·ne bougera vos articulations.

D'autres types de traitement peuvent également vous être recommandés, comme l'application de chaleur ou de froid, un massage, des étirements, l'électrostimulation, des exercices physiques ou la perte de poids.

Bien que certaines personnes ressentent certains effets secondaires légers, la manipulation vertébrale est relativement sans danger, même si elle n'est pas efficace pour tout le monde. Si vos symptômes persistent après plusieurs semaines de traitement, il se pourrait que la manipulation chiropratique ne soit pas la meilleure solution pour vous.

Notre avis

Les chiropraticiens appartiennent à deux écoles de philosophie distinctes : ceux qui pensent que la manipulation vertébrale peut traiter presque tous, sinon tous, les problèmes ; et ceux qui utilisent la manipulation chiropratique pour traiter les problèmes articulaires et musculaires. Selon la recherche, la chiropraxie est clairement efficace pour les pathologies musculo-squelettiques, notamment les douleurs cervicales et dorsales. Les chiropraticiens sont en quelque sorte des spécialistes de la douleur musculo-squelettique.

Le feu vert attribué à la vertébrothérapie fait référence à l'utilisation de celle-ci dans le cas de pathologies musculo-squelettiques, car il n'existe pas de données scientifiques prouvant qu'elle puisse tout traiter. Choisissez un·e praticien·ne qui accepte de travailler avec votre médecin.

Ce que dit la recherche

De nombreuses études bien conçues ont montré que la manipulation vertébrale est un traitement efficace dans le cas de douleurs lombaires légères à modérées. Elle est également utilisée pour traiter d'autres problèmes. Certaines recherches montrent qu'elle peut soulager les céphalées ou la cervicalgie. S'agissant du traitement de problèmes non musculo-squelettiques comme l'asthme ou les otites, soit il n'existe aucune étude scientifique, soit celles qui existent n'ont pas prouvé son efficacité.

Lombalgie

De nombreuses études aléatoires ont été menées pour étudier l'effet de la manipulation vertébrale sur la lombalgie. La plupart en ont montré l'efficacité. Dans une analyse systématique récente, des scientifiques ont étudié 26 essais aléatoires contrôlés auprès de plus de 6000 participants visant à déterminer son effet sur la lombalgie chronique. Dans cette analyse, les scientifiques ont trouvé qu'elle est aussi efficace que d'autres traitements connus comme l'exercice et les soins médicaux conventionnels.

Autres problèmes de santé

En 2010, des experts ont passé en revue les données scientifiques sur les thérapies manuelles dans le traitement de différents problèmes. Ils ont souligné que la manipulation et la mobilisation vertébrales pouvaient aider à traiter plusieurs problèmes autres que la dorsalgie et notamment les migraines et maux de tête associés aux douleurs cervicales, les pathologies articulaires des extrémités supérieures et inférieures et les troubles associés aux entorses cervicales.

Quels sont les problèmes que la manipulation vertébrale ne peut soigner?

L'examen de la recherche menée en 2010 a également identifié les problèmes que la manipulation ou la mobilisation vertébrales ne permettent pas de soigner. Il s'agit de l'asthme, de l'hypertension artérielle et des douleurs menstruelles. Les scientifiques n'ont pas non plus été capables de déterminer si le traitement était utile pour atténuer certains symptômes et problèmes comme la fibromyalgie, la dorsalgie, la sciatique et la douleur de l'articulation temporo-mandibulaire (ATM).

Sécurité

Les scientifiques continuent d'étudier l'innocuité de la chiropraxie. Une étude de 2007 auprès de 20000 patients ayant reçu un traitement de chiropraxie au Royaume-Uni a mis en évidence que des effets secondaires légers, comme des courbatures temporaires, étaient relativement répandus mais que le risque d'effets graves était faible à très faible jusqu'à 7 jours après le traitement.

Massothérapie

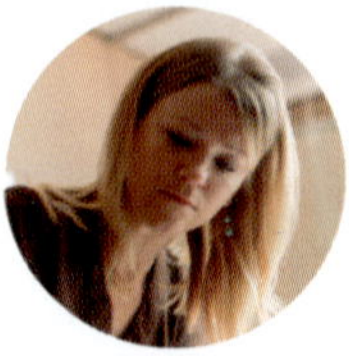

Jennifer L. Hauschulz, BCTMB
Médecine intégrative et santé

Jennifer est l'une des nombreux masseurs proposant des massages aux patients hospitalisés et en ambulatoire à Rochester, Minnesota.

Rendez-vous avec Jennifer Hauschulz

Le massage est une technique de thérapie corporelle bien connue pour soulager les douleurs et le stress. Il est également utilisé pour un ensemble de problèmes de santé, dont les troubles digestifs et la fibromyalgie, et après une intervention chirurgicale et lors de traitements contre le cancer.

Les scientifiques en apprennent toujours plus sur les bienfaits de la massothérapie et celle-ci est donc de plus en plus proposée dans les hôpitaux et se montre très utile pour améliorer les taux de glycémie chez les diabétiques, ainsi que les fonctions pulmonaires chez les enfants asthmatiques.

Tout comme il est primordial de trouver le médecin traitant ou le spécialiste qui vous convient, trouver le bon masseur qui répondra à vos besoins est une partie essentielle du processus lorsque l'on envisage la massothérapie.

Bien qu'il ne soit pas obligatoire pour les masseurs d'être agréés, il est possible de trouver une liste de masseurs agréés aux États-Unis en se rendant sur le site internet du National Certification Board for Therapeutic Massage & Bodywork (*www.ncbtmb.org*). Si vous souhaitez trouver un masseur ayant de l'expérience auprès de patients cancéreux, la Society for Oncology Massage (*http://s4om.org*) peut être utile. En Suisse, il est possible de trouver des masseurs médicaux agréés auprès du Registre de Médecine Empirique (*www.rme.ch*), de la Fondation suisse pour les médecines complémentaires (*www.asca.ch*) ou de l'Association des Praticiens en Thérapies Naturelles Suisse (*www.aptn.ch*). En France, les massages sont effectués par des masseurs-kinésithérapeutes. Une liste d'adresses se trouve sur le site de l'ordre des masseurs-kinésithérapeutes (*www.ordremk.fr*). Ensuite, cherchez un·e thérapeute avec qui vous discuterez en détail de votre situation et qui vous proposera des massages sur mesure.

Le domaine a connu de nombreuses évolutions intéressantes mais vous découvrirez également dans ce chapitre d'autres techniques, certaines directement utilisée dans les massages, comme l'aromathérapie.

Vous allez également voir que de nombreuses formes de thérapies corporelles participent au bien-être général.

Massothérapie

Le massage est utilisé depuis des millénaires dans de nombreuses cultures pour soigner, apaiser et atténuer la douleur. Les masseurs des États-Unis et du Canada représentent à eux seuls le groupe organisé de praticiens de soins complémentaires le plus large.

Le massage est un terme générique désignant la pression, le frottement et la manipulation de la peau, des muscles, des tendons et des ligaments. Les masseurs utilisent en général leurs mains et leurs doigts pour masser, mais peuvent également utiliser leurs avant-bras, leurs coudes et même leurs pieds. Le massage va de l'effleurement léger à une pression plus intense.

Aujourd'hui, le massage est de plus en plus proposé en association avec un traitement standard pour toute une série de pathologies et de problèmes médicaux. Un massage peut détendre, et la plupart des personnes l'utilisent pour la relaxation. Le massage ne soigne certes pas tous les maux, et s'il est mal réalisé, il peut être nocif. Se renseigner sur le massage avant de se lancer permet de s'assurer que l'expérience sera sans danger et plaisante (voir plus loin « À quoi faut-il s'attendre pendant un massage »).

Les types de massages les plus courants

Il existe différents types de massage. Voici les quatre plus courants :

1 **Le massage suédois** est le plus répandu. C'est une forme de massage doux qui utilise l'effleurage, le pétrissage, des mouvements profonds et circulaires, des vibrations et des percussions pour aider à se détendre et à se sentir énergisé.

2. **Le massage profond** est une technique qui utilise des balayages plus lents et plus appuyés pour cibler les couches musculaires plus profondes et le tissu conjonctif. Il est généralement utilisé sur les muscles endommagés par une blessure.

3. **Le massage sportif** ressemble au massage suédois mais vise à prévenir ou traiter les blessures chez les sportifs.

4. Et enfin, **le massage des points trigger (ou points gâchettes)** vise les points de tension à l'intérieur du tissu musculaire qui peuvent se former suite à une blessure ou des mouvements musculaires répétitifs.

À quoi faut-il s'attendre pendant un massage ?

Voilà ce qui vous attend lors d'une séance de massage :

- **Vous devrez vraisemblablement répondre à quelques questions.**

Le·la thérapeute souhaitera savoir ce que vous attendez du massage. Par exemple, avez-vous besoin d'une aide pour une élongation musculaire ? Le·la thérapeute s'informera également sur tout autre problème de santé que vous pourriez avoir.

- **Vous devrez peut-être vous dévêtir ou porter des vêtements amples.** Ne vous déshabillez pas plus que ce que l'exige votre pudeur. Vous serez généralement allongé sur une table et recouvert d'un drap.
- **La plupart du temps, vous serez allongé sur le ventre au début du massage et sur le dos à mi-séance.** Le·la thérapeute peut utiliser des oreillers ou traversins pour alléger la pression sur les lombaires et vous permettre de vous détendre complètement pendant le massage.
- **En fonction des préférences, le masseur peut utiliser une huile ou une lotion pour réduire la friction sur la peau.** Signalez toute allergie à des ingrédients ou sensibilité à des odeurs.
- **Vous pouvez également vous faire masser en position assise dans un fauteuil dont le dossier est spécialement incliné afin que le·la thérapeute puisse vous masser le dos à travers vos vêtements.** Il ou elle doit d'abord évaluer par le toucher les zones douloureuses ou tendues et déterminer la pression à exercer.
- **La séance de massage peut durer entre 15 et 90 minutes en fonction du type de massage et du temps dont vous disposez.** Quel que soit le type de massage que vous choisissez, vous devez vous sentir calme et détendu pendant et après celui-ci.
- **Enfin, n'oubliez pas que vous ne devez ressentir aucune douleur importante pendant le massage.** Si le·la thérapeute exerce une pression trop forte, demandez-lui d'y aller plus doucement. Il se peut qu'un point musculaire sensible vous donne l'impression d'avoir un nœud. Vous ressentirez vraisemblablement une sensation d'inconfort pendant que le·la thérapeute y travaille. Toutefois si cela devient douloureux, signalez-le.

Massage à la Clinique Mayo

La massothérapie est l'un des nombreux traitements de médecine intégrative proposés dans le programme Médecine intégrative et santé de la Clinique Mayo afin de promouvoir santé physique, mentale et spirituelle.

Comment le massage est-il utilisé ?

À la Clinique Mayo, des spécialistes formés proposent la massothérapie pour soulager une série de problèmes. Le massage peut :

- diminuer les œdèmes et améliorer la mobilité articulaire ;
- détendre les spasmes et tensions musculaires ;

- améliorer la circulation pour aider à la guérison ;
- réduire les douleurs et améliorer la tonicité musculaire.

Par ailleurs, de nombreux masseurs de la Clinique Mayo sont également formés à :
- l'acupression (voir page 221) ;
- la réflexologie (voir page 223) ;
- la mobilisation du tissu cicatricielle ;
- l'onco-massothérapie ;
- le drainage lymphatique (ou massage lymphatique).

Médecins et masseurs à la Clinique Mayo travaillent de concert pour développer des programmes de massothérapie s'inscrivant dans le cadre de protocoles de soins globaux pour traiter une blessure ou un problème de santé. La massothérapie est utilisée pour :
- le stress ;
- l'anxiété ;
- la douleur ;
- la lombalgie ;
- la fibromyalgie ;
- les blessures et lésions des tissus mous ;
- les douleurs ou raideurs dorsales ou cervicales ;
- la douleur de l'articulation temporo-mandibulaire (atm) ;
- les troubles digestifs ;
- l'insomnie liée au stress ;
- les céphalées ;
- la paresthésie et les douleurs névralgiques,
- le syndrome de douleur myofasciale ;
- les blessures sportives.

Recherche de la Clinique Mayo sur la massothérapie

Les scientifiques de la Clinique Mayo ont mené plusieurs études et ont mis en lumière les utilisations les plus efficaces de la massothérapie. Deux études ont mesuré l'effet de la massothérapie sur la réduction de la douleur, de l'anxiété et des tensions chez les personnes ayant subi une intervention chirurgicale cardiaque. Dans une autre étude menée par les masseurs de la Clinique Mayo, le massage a été proposé aux personnes ayant subi une intervention chirurgicale thoracique.

Ces études ont montré que le massage permettait de réduire la douleur et l'anxiété. Cette recherche a donc conduit les chirurgiens à intégrer systématiquement la massothérapie dans leurs protocoles de soins post-opératoires après une opération à cœur ouvert.

Dans une autre étude, un masseur a interrogé 160 patients et a pu réaliser un massage adapté à leurs besoins spécifiques. Les personnes qui ont suivi une massothérapie dans cette étude ont déclaré que leurs douleurs avaient considérablement baissé. Elles étaient par conséquent beaucoup plus faciles à soigner. Les scientifiques de la Clinique Mayo ont également étudié les effets d'un massage de 20 minutes sur des patients se préparant à subir un cathétérisme cardiaque, procédure souvent stressante pour les patients. En fait, il suffit de penser à cette intervention pour être inquiet. Dans ce genre de situation, il est bon que tout le monde soit calme et détendu, que ce soit le patient, le médecin ou le personnel infirmier. Dans cette étude auprès de 130 patients, les patients qui avaient reçu un massage de 20 minutes à peine 30 minutes avant l'intervention ressentaient moins de douleurs, étaient moins angoissés et tendus et plus satisfaits de l'expérience de manière générale.

À partir de là, d'autres études ont été menées pour d'autres types d'interventions chirurgicales. Le service de chirurgie de la Clinique Mayo a fini par recruter davantage de masseurs afin d'intégrer la massothérapie dans les protocoles de soins standards. Aujourd'hui, tous les patients de la Clinique Mayo peuvent demander un massage dans le cadre de leurs soins hospitaliers.

Massothérapie pour tous

La massothérapie à la Clinique Mayo ne se limite pas aux patients. Le travail en hôpital est stressant pour le personnel infirmier. Ainsi, la Clinique Mayo a mis en place un test où des chaises de massage étaient proposées au personnel infirmier travaillant dans les unités de fibromyalgie et de psychiatrie. Dans le cadre de ce test, chaque membre du personnel infirmier a pu bénéficier de 15 minutes de massage.

Les scientifiques ont montré une baisse importante des symptômes associés à l'anxiété et plus de 80 % du personnel infirmier ont déclaré que leur satisfaction au travail avait augmenté grâce à ces massages.

Qu'est-ce qui fait qu'un massage est efficace ?

Le massage est un traitement efficace pour différentes raisons. Tout d'abord, les muscles et les tissus sont manipulés de manière structurée et dans un but précis. Bouger les muscles et les tissus qui les connectent permet de réduire la douleur, aide à aligner le corps ou encore améliore la posture. Ensuite, le massage mobilise le pouvoir du toucher humain, un des principaux bienfaits de la massothérapie.

Environnement

L'environnement dans lequel a lieu le massage peut également influer sur le pouvoir de guérison du massage :

- Le massage se déroule généralement dans un environnement calme et agréable.
- L'aromathérapie est parfois utilisée, évoquant certaines sensations de guérison (voir page 136)
- Une musique agréable et relaxante accompagne généralement une séance de massothérapie.
- Les traitements naturels et les plantes peuvent également être utilisés pour aider à stimuler les pensées de santé et de guérison.

Effets sur le bien-être

Dans la plupart des études sur la massothérapie, les participants affirmaient se sentir mieux de manière générale. Plusieurs études suggèrent également que le massage induit des changements corporels positifs, notamment une réduction de certaines substances chimiques associées au stress comme le cortisol.

Au-delà des bienfaits spécifiques, le massage est apprécié, car il signifie souvent prendre soin de soi. Il implique un sentiment de réconfort et de prise en charge et permet de créer des liens étroits avec le·la thérapeute.

Bien qu'elle présente de nombreux bienfaits, la massothérapie ne remplace en aucun cas les soins médicaux conventionnels. Comme pour toute thérapie intégrative, informez votre médecin que vous avez recours à la massothérapie et assurez-vous de suivre tout traitement standard adapté aux différentes pathologies. Dans certains cas, la massothérapie peut présenter des risques, que nous développerons à la page suivante.

Risques du massage

Bien que le massage soit bénéfique pour le plus grand nombre, il ne convient pas à tous. Si vous avez récemment fait un infarctus, que vous avez des problèmes de coagulation ou que vous prenez des anticoagulants, consultez d'abord votre médecin. Consultez également votre médecin si vous souffrez de thrombose veineuse profonde, de brûlures, de fractures ou d'ostéoporose sévère. Dans ces cas-là, le massage peut être dangereux. Il ne faut en aucun cas masser directement les tumeurs cancéreuses. Aucune pression ne doit être exercée sur une blessure en voie de cicatrisation ou sur des nerfs endommagés.

Pensez à parler des avantages et des inconvénients du massage avec votre médecin, notamment si vous êtes enceinte ou souffrez d'un cancer ou de douleurs inexpliquées.

Certaines formes de massage peuvent provoquer des courbatures le lendemain. Mais de manière générale, le massage ne doit pas être inconfortable ou douloureux. Si à un moment ou un autre du massage vous ressentez de l'inconfort ou une douleur, signalez-le immédiatement. La plupart des problèmes graves sont dus à pression trop forte pendant le massage.

Aromathérapie

L'aromathérapie repose sur l'idée que certaines senteurs peuvent avoir un effet sur le bien-être psychologique ou physique. Comme les odeurs sont liées à la mémoire, nombreux sont ceux qui pensent qu'imaginer un parfum qui donne un sentiment de bien-être constitue l'aromathérapie. Bien qu'effectivement cela en fasse partie, ce n'est pas le seul facteur. Un autre aspect de l'aromathérapie met l'accent sur l'utilisation thérapeutique des huiles essentielles extraites de plantes.

Comment fonctionnent les huiles essentielles

Les huiles essentielles sont des extraits concentrés de racines, de feuilles, de graines ou de fleurs. Chacune d'entre elles est composée d'un mélange propre d'ingrédients actifs qui déterminent l'utilisation de cette huile. Certaines huiles sont utilisées pour aider à la guérison physique d'une inflammation ou d'une infection fongique par exemple.

D'autres huiles peuvent aider à la relaxation ou diffuser une odeur agréable dans une pièce. L'huile de lavande notamment contient une grande quantité d'un ingrédient actif censé avoir des vertus calmantes. Des huiles fortement concentrées peuvent être inhalées directement ou indirectement ou appliquées sur la peau lors d'un massage, dans une lotion ou des sels de bain.

Les huiles essentielles sont utilisées à des fins thérapeutiques depuis des millénaires.

Innocuité des huiles essentielles

Les huiles essentielles utilisées en aromathérapie ne sont pas réglementées par la Food and Drug Administration américaine, mais sont généralement considérées comme sûres. Néanmoins, le fait qu'elles soient naturelles ne signifie pas qu'elles soient sans danger si elles ne sont pas utilisées correctement. Les huiles essentielles peuvent être nocives si l'on en abuse ou si elles sont ingérées, et peuvent avoir des effets secondaires ou présenter des interactions.

L'inhalation d'huiles essentielles n'est a priori pas toxique, mais il se peut que vous soyez sensible à une huile essentielle si vous vous trouvez dans une pièce non ventilée, si la température est très élevée et si sa diffusion constante sature l'air ambiant.

Les huiles essentielles sont souvent appliquées sur la peau ; il est donc important de se renseigner sur les réactions cutanées qu'elles peuvent provoquer. Les huiles essentielles peuvent provoquer des réactions allergiques, des irritations cutanées et une sensibilité au soleil. On ne sait en revanche pas dans quelle mesure l'ingestion de ces huiles par voie orale est efficace et sans danger.

Lors d'un massage d'aromathérapie, la peau absorbe les huiles essentielles pendant que vous en respirez le parfum et que vous appréciez les bienfaits physiques du massage.

Les parfums les plus répandus d'aromathérapie utilisés pour la relaxation sont la lavande, le jasmin, la camomille, la bergamote, la rose, le bois de santal et la vanille.

Notre avis

La recherche sur l'efficacité de l'aromathérapie est limitée. Toutefois, lorsqu'elle est utilisée comme il faut, l'aromathérapie est généralement sans danger. Elle apporte souvent un sentiment de réconfort et dans certains cas, elle peut avoir un impact direct sur des symptômes spécifiques.

L'aromathérapie à la Clinique Mayo

À la Clinique Mayo, l'aromathérapie est utilisée de différentes manières. Par exemple, un échantillon de lavande est offert aux patients qui se sentent nerveux ou angoissés avant une intervention. Respirer le parfum de la lavande permet d'atténuer l'angoisse et de mieux se détendre. Des échantillons de lavande sont également proposés pour aider en cas d'insomnie, mais également pour gérer la douleur. Ou encore, la menthe verte ou le gingembre peuvent aider à contrôler les nausées. Les huiles essentielles sont également utilisées dans le cadre d'autres thérapies intégratives comme le massage, l'acupuncture ou la thérapie de gestion du stress.

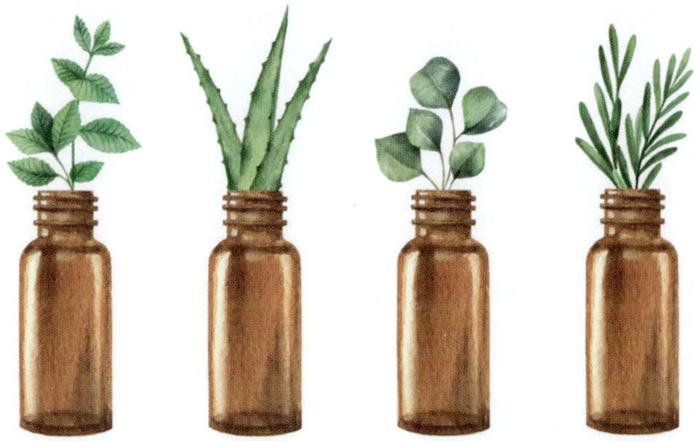

Ce que dit la recherche

Les quelques études officielles menées sur l'aromathérapie réalisée sur des êtres humains montrent qu'elle présente un certain nombre de vertus.

Anxiété
Certaines études ont montré que l'aromathérapie permettait d'atténuer l'anxiété.

Dépression
Certaines études ont montré que l'aromathérapie permettait d'atténuer les symptômes de la dépression. Lorsque la massothérapie est utilisée en plus d'un traitement médicamenteux ou d'une psychothérapie, l'utilisation d'huiles essentielles semble aider. Les bienfaits semblent liés à la relaxation résultant des parfums et du massage.

Qualité de vie
Certaines études montrent que l'aromathérapie peut améliorer la qualité de vie, notamment pour les personnes souffrant de troubles chroniques.

Dialyse
Des études de faible envergure suggèrent que l'aromathérapie à base d'huile essentielle de lavande peut atténuer la douleur lors de l'insertion de l'aiguille chez les personnes dialysées.

Sommeil
Des études de faible envergure suggèrent que l'aromathérapie à base d'huile essentielle de lavande permet d'améliorer le sommeil des personnes hospitalisées.

Douleur
Des études de faible envergure suggèrent que l'aromathérapie à base d'huile essentielle de lavande permet de réduire la douleur chez les enfants ayant subi une amygdalectomie.

Grossesse
Des études cliniques auprès de sages-femmes ont montré que lorsque celles-ci utilisaient des huiles essentielles, notamment de rose, de lavande et d'encens, les femmes enceintes étaient moins angoissées et effrayées, présentaient un sentiment de bien-être plus grand et avaient moins besoin d'antalgique lors de l'accouchement. Certaines femmes ont également dit que l'huile essentielle de menthe poivrée aidait à soulager les nausées et les vomissements durant le travail.

Massage chinois (Tui Na)

Le Tui Na est la plus ancienne technique de massage qui existe, et est utilisé en Chine depuis des milliers d'années. C'est une spécialité étroitement liée à l'acupuncture et à l'acupression.

Tui Na signifie littéralement *pousser et tirer* en chinois. Il s'agit d'une série de manœuvres comme la pression, le pétrissage et la préhension allant d'un effleurage léger à une manipulation des tissus profonds. Les manœuvres comprennent des techniques manuelles permettant de masser les tissus mous du corps (muscles et tendons).

Le Tui Na et autres formes de massage

Le Tui Na ne ressemble à aucune autre technique de massage et s'apparente davantage à l'acupuncture et l'acupression car il utilise le système des méridiens. L'objectif du Tui Na est de rétablir la circulation normale du *chi*, abordé en page 145, en utilisant des techniques de massage et des manipulations en des points spécifiques du corps.

Contrairement à la plupart des autres formes de massage, le massage chinois n'est généralement pas léger et relaxant. Il peut être particulièrement énergique et certaines personnes trouvent même certaines parties du massage un peu douloureuses. Le Tui Na est souvent utilisé pour traiter des blessures, des problèmes articulaires et musculaires, les douleurs chroniques et certains problèmes de santé internes. Il ne doit pas être utilisé dans certains cas comme les fractures osseuses, une blessure externe ou une plaie ouverte. Il est par ailleurs déconseillé pour soigner des problèmes médicaux graves, comme les tumeurs cancéreuses.

Notre avis

Le Tui Na fait partie de la médecine traditionnelle chinoise depuis des millénaires. Il existe cependant peu de recherches sur ses effets et ses bienfaits potentiels.

Quelques études de faible envergure suggèrent que le Tui Na est bénéfique pour la santé et le bien-être. Avant de le recommander comme thérapie intégrative, il doit être étudié plus avant.

Ce que dit la recherche

Bien que la recherche soit limitée, les études montrent que le Tui Na peut être utile pour certains problèmes médicaux.

L'hypertension artérielle

La recherche montre que lorsqu'il est associé à un traitement médicamenteux, le Tui Na permet de réduire la tension artérielle chez les patients souffrant d'hypertension. Toutefois, dans une des études, les scientifiques se montrent prudents quant à ses résultats, du fait de la qualité peu fiable des informations disponibles.

Lombalgie

Un essai aléatoire contrôlé montre que le Tui Na, associé à des baumes à base de plantes, est plus efficace dans le traitement de la lombalgie que la massothérapie seule. Les scientifiques se veulent en revanche prudents, réitérant ainsi la nécessité de disposer de davantage d'études à long terme et de meilleure qualité sur l'utilisation du Tui Na pour traiter la lombalgie.

Rolfing

Le Rolfing ou intégration structurale est une technique corporelle développée par Ida P. Rolf, PhD. Il repose sur la théorie selon laquelle les tissus enveloppant les muscles s'épaississent et se rigidifient avec l'âge, ce qui a un impact sur la posture et la mobilité. Bien qu'il délie les tissus contractés, réduise le stress et donne un sentiment de détente comme tout type de massage, l'objectif du Rolfing est d'aligner et équilibrer les différentes parties du corps afin de permettre au corps de bouger de manière souple et coordonnée.

Comment fonctionne le Rolfing

Les thérapeutes qui pratiquent le Rolfing utilisent les doigts, les phalanges, les pouces, les coudes et les genoux pour manipuler lentement les muscles, les tissus entourant les muscles et les articulations afin de modifier la posture et réaligner le corps. Le Rolfing peut soulager le stress et l'anxiété, atténuer les douleurs, améliorer la posture et l'équilibre ou aider à créer un ensemble de mouvements plus raffinés.

Le Rolfing est déconseillé aux personnes souffrant de problèmes hémorragiques ou qui prennent des anticoagulants, ou encore aux femmes enceintes, aux personnes souffrant de fractures, d'ostéoporose, à celles porteuses d'un implant médical comme un shunt ou un pacemaker, souffrant d'eczéma, de psoriasis, d'une infection cutanée, de thrombose veineuse profonde, de brûlure ou blessures ouvertes, ou encore de troubles mentaux non contrôlés. Si vous vous demandez si le Rolfing est sans danger pour vous, consultez votre médecin.

Notre avis

Certains trouvent que le Rolfing améliore la posture ou la souplesse. Mais cette thérapie est parfois douloureuse.

Si vous souffrez de troubles spécifiques sous-jacents, comme une ostéoporose avancée, les massages profonds du Rolfing peuvent comporter des risques. Par conséquent il est recommandé d'en discuter avec votre médecin au préalable.

Ce que dit la recherche

Le Rolfing est utilisé pour traiter de nombreuses pathologies et problèmes de santé. Toutefois, il existe très peu de d'études sur son efficacité. Il a été étudié dans le traitement de la lombalgie, de la paralysie cérébrale et du syndrome de fatigue chronique. Les études étaient de faible envergure, davantage de données sont donc nécessaires.

Acupuncture

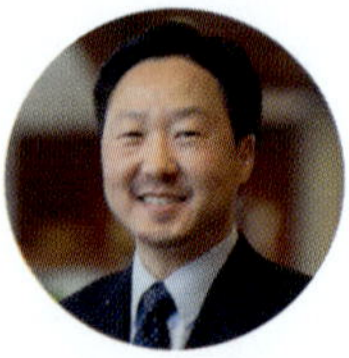

Dr Tony Y. Chon
Médecine interne générale

Le Dr Chon est co-directeur médical du programme Médecine intégrative et santé à la Clinique Mayo de Rochester, Minnesota.

Rendez-vous avec le docteur Chon

L'acupuncture est utilisée dans le monde depuis des millénaires, mais ce n'est que depuis les années soixante-dix qu'elle a pris de l'ampleur aux États-Unis.

Dans ce chapitre, vous allez découvrir ce que dit la recherche actuelle de l'efficacité de l'acupuncture dans le traitement de différents problèmes. Pour commencer, vous allez voir que les aiguilles utilisées en acupuncture n'ont rien à voir avec les aiguilles utilisées pour d'autres gestes médicaux. Elles sont beaucoup plus fines et l'insertion est très souvent indolore.

Aujourd'hui, l'acupuncture est utilisée dans le traitement de toute une série de problèmes médicaux. Toutefois, d'après mon expérience clinique, elle est souvent utilisée en dernier recours, bien après que d'autres traitements aient été tentés et n'aient pas fonctionné.

Néanmoins, les choses évoluent. L'acupuncture est de plus en plus souvent utilisée en premier recours en association avec d'autres thérapies traditionnelles pour des problèmes où la douleur est un symptôme courant. Dans les cas où la gestion de la douleur chronique pose problème, elle est de plus en plus considérée comme une option de traitement. L'utilisation galopante des opiacés aux États-Unis souligne un besoin pressant pour les thérapies ne reposant pas sur ce type de médicaments. Par ailleurs, l'acupuncture est de plus en plus utilisée pour améliorer l'état de santé en général et notamment pour la gestion du stress.

Même si vous n'avez aucun problème médical que vous souhaitez traiter par l'acupuncture, vous êtes peut-être intéressé·e par le maintien de votre bien-être. Outre des habitudes d'alimentation plus saines et des techniques pour contrôler votre stress, vous envisagez peut-être d'essayer une activité physique plus intégrative comme le yoga, le Tai Chi ou le qi gong. Dans ce genre d'approche du bien-être, l'acupuncture trouve tout à fait sa place.

Lorsque l'acupuncture est pratiquée régulièrement, elle peut atténuer le stress dans l'immédiat mais également sur le long terme. Comme vous le verrez dans ce chapitre, l'acupuncture est une autre manière d'investir dans votre santé et votre bien-être.

Acupuncture

L'acupuncture consiste à insérer des aiguilles très fines à différentes profondeurs en des points stratégiques du corps. Selon les National Institutes of Health, environ trois millions de personnes font de l'acupuncture chaque année aux États-Unis.

Comment cela fonctionne

Nous ne savons pas exactement comment fonctionne l'acupuncture. Toutefois, il existe certaines explications.

L'explication classique chinoise part du postulat que des canaux d'énergie circulent selon un schéma régulier dans le corps et à sa surface. Ces canaux d'énergie, ou voies, sont appelés les méridiens et circulent dans le corps comme des cours d'eau nourrissant les tissus. Le chi, c'est-à-dire l'énergie vitale ou force vitale, qui selon la médecine chinoise traditionnelle régule la santé spirituelle, émotionnelle, mentale et physique, circule par ces voies dans tout le corps. Le chi équilibrant différents aspects de la santé, une obstruction des méridiens correspondrait à un barrage qui refoulerait l'eau, provoquant ainsi un déséquilibre et un blocage de la circulation du chi. L'acupuncture est censée débloquer la circulation du chi et ainsi restaurer et maintenir en bonne santé.

De nombreux praticiens occidentaux proposent un autre point de vue sur ce qui se passe dans le corps pendant une séance d'acupuncture. Ils considèrent les points d'acupuncture comme des points de stimulation des nerfs, des muscles et des tissus conjonctifs. Certains pensent que cette stimulation libère les antalgiques naturels du corps et améliore la circulation sanguine.

Ce qui se passe pendant le traitement

La plupart des praticiens de médecine chinoise traditionnelle s'intéressent de manière détaillée à l'histoire du patient, examinent la langue, vérifient le pouls et conçoivent un programme détaillé pour restaurer l'équilibre. Ce programme comprendra certainement de l'acupuncture, mais peut également proposer des recommandations concernant le régime alimentaire et le mode de vie. Il peut également inclure des plantes, de la massothérapie ou une activité physique comme le Tai Chi ou le qi gong.

Lors du traitement, l'acupuncteur utilise généralement entre cinq et vingt aiguilles. Le patient est assis ou allongé sur une table spéciale pendant 15 à 20 minutes avec les aiguilles en place. Après le traitement, le patient peut se sentir un peu étourdi, mais ressent généralement un grand sentiment de détente.

Le nombre de séances nécessaires varie d'une personne à l'autre et dépend du problème de santé à traiter et de sa gravité. De manière générale, le nombre de séances est de six à huit.

Pour des problèmes plus complexes ou plus anciens, une ou deux séances par semaine sur plusieurs mois peuvent être recommandées. Pour les problèmes graves, il est souvent recommandé de faire moins de séances.

Risques

Les risques de l'acupuncture sont faibles si vous travaillez avec un acupuncteur compétent et diplômé. Il existe des effets secondaires fréquents comme une sensibilité ou de petits saignements ou hématomes aux points d'insertion des aiguilles.

L'acupuncture n'est pas conseillée pour tous. Vous risquez des complications :

- **si vous avez un problème de coagulation.** Le risque de saignements et d'hématomes aux points d'insertion des aiguilles est accru en cas de problème hémorragique ou si vous prenez des anticoagulants.
- **si vous portez un pacemaker.** Lorsque l'acupuncteur utilise de petites pulsations électriques sur les aiguilles, cela peut interférer avec le bon fonctionnement du pacemaker.
- **si vous êtes enceinte.** On pense que certains types d'acupuncture peuvent stimuler le travail, ce qui pourrait provoquer un accouchement prématuré.

Dans la plupart des cas, la douleur ressentie lors de l'insertion de l'aiguille est minime et pour certains inexistante. Une fois l'aiguille en place, vous ne devriez ressentir aucune douleur.

Le risque d'hématomes et d'irritations cutanées est inférieur à celui associé à une aiguille traditionnelle creuse hypodermique. La pratique courante aujourd'hui veut que l'on utilise des aiguilles à usage unique, le risque d'infection est donc minime.

Se préparer pour l'acupuncture

Voici quelques recommandations à suivre pour vous préparer à votre séance d'acupuncture. Ces recommandations proviennent de l'American Academy of Medical Acupuncture, regroupement professionnel des médecins nord-américains qui ont inclus l'acupuncture dans leur pratique médicale traditionnelle.

- Ne faites pas un repas trop copieux avant ou après la séance.
- Ne pratiquez pas d'activité physique trop énergique, n'ayez pas de relations sexuelles ou ne buvez pas d'alcool au moins six heures avant et après le traitement.
- Organisez-vous pour qu'après la séance vous puissiez vous reposer ou en tout cas ne pas être obligé d'être au top de vos performances au travail. Cela est particulièrement important après les premières séances.
- Continuez de prendre vos médicaments tels que prescrits par votre médecin. Un abus de médicaments ou d'alcool notamment dans la semaine qui précède la séance aura un sérieux impact sur l'efficacité du

traitement d'acupuncture.

- N'oubliez pas de prendre des notes mentales ou écrites détaillées sur la séance. Ceci est important pour votre médecin afin d'adapter au mieux les traitements de suivi.

Travailler avec un·e thérapeute

Si vous envisagez l'acupuncture, il est important que vous trouviez un·e thérapeute qualifié·e. Suivez la même démarche que lorsque vous choisissez un médecin :

- N'hésitez pas à signaler à votre médecin que vous envisagez l'acupuncture. Il ou elle pourra peut-être vous parler du taux de succès de l'acupuncture pour votre problème ou vous recommander un·e praticien·ne.
- Demandez conseil à des personnes de confiance.
- Vérifiez la formation et les diplômes du·de la praticien·ne. La plupart des états américains exigent que les acupuncteurs qui ne sont pas médecins passent un examen organisé par la National Certification Commission for Acupuncture and Oriental Medicine. En Suisse, dans la plupart des cantons, il n'existe pas de contrôle par les gouvernements des formations des acupuncteurs non-médecins. En France, l'acupuncture ne peut être légalement exercée que par un docteur en médecine ou une sage-femme avec diplôme universitaire (DU) ou inter-universitaire (DIU).
- Demandez à votre praticien·ne en quoi consiste le traitement, dans quelle mesure il est censé améliorer votre pathologie et quels sont ses honoraires.
- Voyez si votre assurance maladie prend en charge le traitement.

Choisir un·e thérapeute

N'oubliez pas que chaque acupuncteur a son style particulier, associant souvent des aspects de la médecine orientale à ceux de la médecine occidentale. Afin de déterminer le type d'acupuncture qui vous sera le plus bénéfique, le·la praticien·ne vous posera des questions sur vos symptômes, vos habitudes et votre mode de vie. Un acupuncteur examinera en détail les parties douloureuses de votre corps et utilisera différents outils spécifiques pour poser un diagnostic.

Que se passe-t-il avant la séance ?

Un acupuncteur, qu'il soit formé en Occident ou pas, s'intéressera à la couleur de votre visage. Un teint très pâle par exemple peut être un signe d'anémie ou de choc, alors qu'un teint très coloré peut indiquer un syndrome de Cushing ou un teint jaunâtre peut être un signe de jaunisse. Un acupuncteur examinera également la forme, la surface et la couleur de votre langue. Un autre outil de diagnostic est le pouls pris au niveau du poignet. La médecine chinoise traditionnelle dispose d'un système de diagnostic élaboré reposant sur les caractéristiques du pouls permettant à l'acupuncteur d'en déterminer la force, le rythme et la qualité.

La séance d'évaluation initiale peut durer jusqu'à 60 minutes. Les séances suivantes durent généralement une demi-heure environ.

À quoi faut-il s'attendre pendant une séance d'acupuncture ?

Les points d'acupuncture sont situés sur tout le corps. Il est possible parfois que les points les plus pertinents soient situés loin de la zone douloureuse. Le·la praticien·ne vous expliquera la zone générale de traitement et vous indiquera si vous devez retirer des vêtements auquel cas une blouse, une serviette ou un drap vous seront alors fournis. Pendant la séance, vous serez allongé·e sur une table matelassée.

Lorsque l'aiguille atteint la profondeur souhaitée, vous ressentirez peut-être une petite douleur. Il se peut que l'acupuncteur bouge ou tourne doucement les aiguilles ou y applique de la chaleur ou une faible pulsation électrique.

Le fait de bouger les aiguilles n'est généralement pas inconfortable. Après une séance d'acupuncture, certaines personnes se sentent détendues et d'autres énergisées. Les réactions varient en fonction des personnes. Si vos symptômes persistent après quelques semaines, l'acupuncture n'est peut-être pas le traitement adapté.

L'acupuncture à la Clinique Mayo

L'acupuncture est utilisée à la Clinique Mayo depuis le milieu des années quatre-vingt-dix. Aujourd'hui le personnel est composé de plusieurs acupuncteurs accrédités.

À la Clinique Mayo, plusieurs salles sont dédiées à l'acupuncture. L'objectif principal étant que les patients soient à l'aise, les acupuncteurs prennent le temps de discuter de la raison pour laquelle ils viennent faire de l'acupuncture et des résultats qu'ils espèrent obtenir. Les acupuncteurs de la Clinique Mayo s'assurent également qu'il n'existe aucune contre-indication au traitement. Ensuite, le·la patient·e devra se déshabiller ou pas en fonction des différents points auxquels l'acupuncteur devra accéder.

Créer un environnement relaxant

Les acupuncteurs de la Clinique Mayo essaient de créer un état de relaxation optimale lorsque les aiguilles sont en place. De la musique douce passe dans les salles de traitement qui sont faiblement éclairées, et selon les souhaits il est possible de diffuser une vidéo de scènes de nature pendant le traitement.

Où peut-on faire de l'acupuncture ?

L'acupuncture est proposée dans tous les hôpitaux de la Clinique Mayo et dans tous les spas Rejuvenate du Programme « Healthy living » de la Clinique Mayo au Dan Abraham Healthy Living Center. Elle peut être utilisée pour traiter les nausées post-opératoires ou pour atténuer les effets secondaires d'une chimiothérapie.

Ce que montre la recherche de la Clinique Mayo

L'acupuncture n'est pas juste un traitement proposé aux patients. C'est également un sujet de recherche intéressant pour les scientifiques de la Clinique Mayo qui ont conduit plusieurs études sur la manière dont l'acupuncture affecte les patients.

Dans une étude, les scientifiques se sont intéressés à l'acupuncture dans le cadre de la douleur associée à la fibromyalgie. La fibromyalgie consiste en des douleurs musculo-squelettiques diffuses accompagnées de fatigue, de problèmes d'insomnie, de mémoires et d'humeur. Les scientifiques pensent que la fibromyalgie amplifie les sensations douloureuses en affectant la manière dont le cerveau traite les signaux de douleur.

La douleur diffuse associée à la fibromyalgie peut être difficile à traiter avec des médicaments uniquement. Cependant, l'acupuncture a montré son efficacité dans le traitement de la douleur, par conséquent des scientifiques et des médecins de la Clinique Mayo ont décidé d'étudier l'efficacité de l'acupuncture dans le traitement des symptômes de la fibromyalgie.

Pour tester cette idée, les scientifiques ont pris une cohorte de 50 patients atteints de fibromyalgie et les ont répartis en deux groupes de 25. Tous les patients ont reçu le traitement habituel contre la fibromyalgie. Puis, un groupe a reçu un véritable traitement d'acupuncture et l'autre un traitement placebo, c'est-à-dire une acupuncture simulée (voir la recherche sur l'acupuncture plus loin).

Les scientifiques ont simulé un traitement d'acupuncture en plaçant tout d'abord un petit support devant la poitrine du patient afin qu'il ne puisse pas voir où les aiguilles étaient insérées. Puis les patients devant recevoir l'acupuncture simulée ont été piqués rapidement avec un cure-dent sans pénétration de la peau. Une aiguille d'acupuncture dont le bout était enroulé dans un pansement a ensuite été placée sur ce point. Ainsi, si le·a patient·e avait baissé la tête, il ou elle aurait vu l'aiguille traverser le pansement et aurait pensé qu'elle traversait aussi la peau.

Ceux recevant le vrai traitement d'acupuncture avaient également des aiguilles enveloppées d'un pansement mais dans ce cas-là l'aiguille traversait aussi la peau. La controverse va bon train quant au meilleur placebo en acupuncture. Toutefois, dans cette étude, lorsque l'on a demandé aux patients s'ils avaient reçu le traitement réel ou pas, à peu près le même nombre de patients dans chaque groupe a deviné juste, ce qui suggère que dans l'étude les patients n'avaient aucune idée du type de traitement reçu.

En résumé, tous les participants à cette étude ont été traités de la même manière à la différence que l'un des groupes a reçu 8 traitements de vraie acupuncture. Un mois plus tard, ce groupe a montré statistiquement une réduction importante des scores sur leur questionnaire de mesure de l'impact de la fibromyalgie (QIF), méthode standard de mesure des symptômes de cette maladie. Ces participants se sentaient également moins angoissés et ressentaient moins de douleurs. Six mois plus tard, le groupe qui avait reçu le vrai traitement d'acupuncture présentait statistiquement beaucoup moins de douleur, d'anxiété et des scores QIF considérablement moins élevés.

Notre avis

L'acupuncture peut être efficace seule ou associée à d'autres traitements médicaux. L'Organisation Mondiale de la Santé reconnaît que l'acupuncture peut être un traitement efficace pour toute une série de problèmes médicaux.

Les troubles digestifs, comme la constipation, les problèmes respiratoires comme la rhinite allergique, les troubles neurologiques et musculaires comme les céphalées, les accidents vasculaires cérébraux et la cervicalgie, la lombalgie et la sciatique ainsi que les problèmes urinaires et menstruels font partie, selon les experts médicaux et les scientifiques, des problèmes médicaux que l'acupuncture peut traiter.

Ce que dit la recherche

Il est difficile de réellement étudier l'acupuncture, car pour réaliser un essai clinique bien conçu il faut un placebo. Les études utilisent souvent un comprimé de sucre ou une injection de solution saline, mais en acupuncture il est plus difficile de trouver un vrai placebo à utiliser.

Malgré cette difficulté et bien que l'acupuncture soit toujours à l'étude pour déterminer son fonctionnement d'un point de vue scientifique, les faits montrent que celle-ci est efficace pour certains problèmes et certaines personnes.

Douleur

Le traitement de la douleur est l'aspect de l'acupuncture le plus étudié. Le traitement des signaux de la douleur implique plusieurs parties du cerveau. En outre, l'intensité de la douleur dépend en partie du contexte.

Des scientifiques de l'université du Michigan ont montré que l'acupuncture accroît le nombre de récepteurs opioïdes dans le cerveau. Ces structures jouent un rôle clé dans le soulagement de la douleur. Les antalgiques naturels du corps sont fondamentaux dans la manière dont l'acupuncture aide à soigner la douleur.

En outre, de nombreuses preuves viennent étayer l'idée que les peptides opioïdes sont libérés lors de l'acupuncture et le soulagement de la douleur apporté par l'acupuncture peut être en partie expliqué par leur action. D'autres recherches ont montré que l'acupuncture peut aider à traiter différents types de douleurs, notamment les cervicalgies chroniques, la lombalgie chronique et sévère, les douleurs du genou, les douleurs dentaires, l'arthrose, les douleurs du travail, les crampes menstruelles et les céphalées dont les migraines.

Nausées et vomissements

L'acupuncture peut contribuer à réduire les nausées et les vomissements chez les personnes en chimiothérapie, et bien que cela ne soit pas entièrement prouvé, certaines femmes trouvent que l'acupuncture atténue les nausées matinales pendant la grossesse. Consultez votre médecin si vous souhaitez utiliser l'acupuncture pendant la grossesse pour vous assurer au préalable que cela soit sans danger (voir page 145).

Sténose du canal lombaire

La sténose du canal lombaire est une arthrose douloureuse du bas du dos où la dégénérescence osseuse et articulaire empiète sur la colonne vertébrale et les nerfs rachidiens. Les chercheurs ont étudié l'acupuncture chez les patients souffrant de sténose du canal lombaire et ont mis en évidence une amélioration importante de l'intensité de la douleur, des symptômes en général et de la qualité de vie chez les patients qui avaient suivi un traitement par rapport à ceux qui ne l'avaient pas suivi.

Toutefois, les scientifiques n'ont pas pu affirmer avec certitude que l'acupuncture était efficace et sans danger pour la sténose du canal lombaire, car la recherche étudiée était d'envergure limitée et comportait un certain parti pris.

Plantes et compléments alimentaires

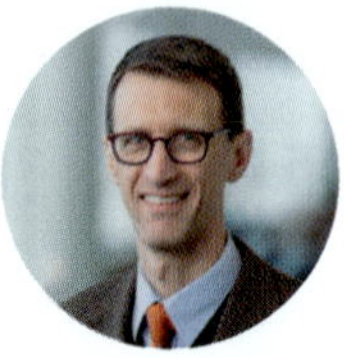

Dr Jon C. Tilburt
Médecine interne générale

Le Dr Tilburt pratique la médecine dans le cadre du programme de médecine intégrative de la Clinique Mayo à Rochester, Minnesota.

Rendez-vous avec le docteur Tilburt

Les compléments alimentaires sont la forme de médecine intégrative la plus répandue. N'oubliez pas toutefois, si vous envisagez de prendre des compléments alimentaires pour améliorer votre santé en général, que *les compléments alimentaires ne sont en aucun cas une alternative à un mode de vie sain*. Ils sont là pour venir en complément des choix équilibrés que vous faites au quotidien.

Prenons maintenant quelques minutes pour faire une révision rapide sur le bien-être comme je le fais avec mes patients. Imaginez un tabouret à trois pieds. Le siège du tabouret symbolise l'état d'harmonie dans votre vie, un sentiment que j'appelle le bien-être. Les trois pieds représentent l'alimentation, la gestion du stress et l'exercice physique. Et bien sûr le sol sous le tabouret. Il s'est construit à partir de la manière dont vous gérez vos symptômes. Quels sont la solidité et l'équilibre de votre socle de bien-être ? Que pouvez-vous faire pour qu'il soit encore plus stable et plus sûr ?

Il y a peut-être des choix de vie à faire pour renforcer les pieds de ce tabouret, choix que vous avez découvert précédemment dans cet ouvrage. En outre, il existe peut-être des techniques intégratives, dont les compléments alimentaires qui peuvent aider un problème de santé que vous avez du mal à contrôler. Les compléments alimentaires sont un des composants du pied « alimentation » de votre tabouret du bien-être.

Que se passe-t-il si vous avez le sentiment que votre tabouret est solide et robuste, et que votre alimentation est déjà riche en aliments complets et en légumes ? Si c'est le cas mais que votre problème de santé persiste, vous pourrez réfléchir à des compléments alimentaires avec l'aide de votre médecin. Parlez-lui de vos objectifs et discutez de ce qui peut vous aider à les réaliser. Certains compléments donneront un petit coup de pouce à votre organisme pour être en meilleure santé.

Dans ce chapitre, vous découvrirez les compléments alimentaires qui ont été le plus étudiés. Si ce chapitre n'aborde pas un complément qui vous intéresse, consultez les ressources supplémentaires à la fin de cet ouvrage (page 330) pour plus d'informations sur les compléments alimentaires.

Priorité à la sécurité : consommer intelligemment des compléments alimentaires

Les plantes et autres compléments alimentaires sont certes à la mode, mais sont-ils bons pour vous ?

Cela dépend du produit, de votre état de santé actuel et de vos antécédents médicaux. En effet, les compléments alimentaires contiennent des ingrédients qui affectent le fonctionnement de l'organisme au même titre que les traitements avec et sans ordonnance. Certains compléments alimentaires peuvent être bénéfiques, alors que d'autres à base de plantes peuvent présenter des risques. Leurs étiquettes sont souvent vagues et les compléments peuvent présenter plus d'effets secondaires indésirables que de bienfaits. Ils peuvent même parfois être dangereux, notamment si vous souffrez de certaines allergies ou si vous suivez un traitement qui peut interagir avec le complément.

Si vous envisagez de prendre un complément alimentaire, renseignez-vous le plus possible. Cet ouvrage est un bon début, mais il existe d'autres sources d'information utiles, dont celles listées dans le chapitre Ressources supplémentaires (page 330). Ne prenez que des compléments qui ont fait l'objet de tests scientifiques confirmant leur innocuité. Et comme pour toute thérapie de médecine intégrative, consultez votre médecin concernant les produits que vous souhaitez utiliser. Il est préférable d'éviter les compléments alimentaires si :

Vous êtes enceinte ou allaitez.
En règle générale, ne prenez aucun traitement médicamenteux lorsque vous êtes enceinte ou que vous allaitez sans l'approbation de votre médecin. Des médicaments sans danger pour les adultes peuvent être dangereux pour le fœtus ou le nourrisson.

Vous allez subir une intervention chirurgicale. De nombreux compléments à base de plantes peuvent avoir un effet sur le succès de l'intervention. Certains risquent de réduire l'efficacité de l'anesthésie ou provoquer des complications graves, comme des saignements ou de l'hypertension artérielle. Discutez avec votre médecin des plantes que vous prenez dès que vous savez que vous devez subir une intervention chirurgicale.

Vous avez moins de 18 ans ou plus de 65 ans. Le métabolisme des personnes d'un certain âge absorbe les médicaments différemment de celui des jeunes adultes. Par ailleurs, les compléments à base de plantes ont été peu testés chez les enfants, et les dosages sans risque n'ont pas toujours été établis.

S'il est recommandé de consulter un spécialiste de la santé avant de prendre des compléments alimentaires, cela est d'autant plus important si vous suivez un traitement médicamenteux sur

ordonnance ou en vente libre.
Certaines plantes peuvent avoir de graves effets secondaires comme des risques de saignements, lorsqu'elles sont mélangées à des médicaments sur ordonnance ou en vente libre. Discutez avec votre médecin des interactions possibles. Pour plus d'information sur les compléments alimentaires, voir page 307.

Ce que signifie le feu vert

Dans les pages suivantes, vous découvrirez des plantes et des compléments alimentaires qui ont reçu un feu vert. Toutefois, le feu vert ne signifie pas toujours que le produit convient à tout le monde.

En effet, un feu vert ne signifie pas que le produit convient quelle que soit la maladie ou la quantité. Très souvent, un produit reçoit un feu vert lorsque des études ont établi son efficacité pour une ou deux maladies.

Suivez toujours la posologie lorsque vous prenez un complément alimentaire. Ne dépassez pas la quantité recommandée et parlez-en toujours à votre médecin. Vous remarquerez qu'en règle générale nous recommandons de ne pas prendre un produit plus de six mois, car, à quelques exceptions près, les effets à long terme de la plupart des produits n'ont pas été étudiés au-delà de six mois.

Point de vue d'expert

Les compléments alimentaires, hier et aujourd'hui

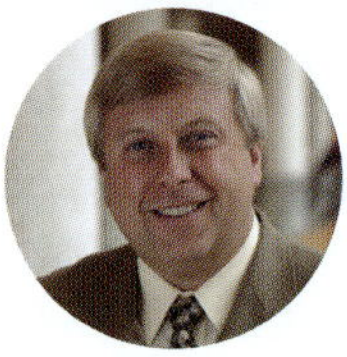

Pr Brent A. Bauer
Rédacteur médical, Guide de Médecine Intégrative à la Clinique Mayo

Outre son rôle en tant que Rédacteur médical de ce guide, le Pr Bauer est également directeur de recherche en médecine intégrative et santé à la Clinique Mayo de Rochester, Minnesota.

Comment l'utilisation des compléments alimentaires a-t-elle évolué depuis que vous avez débuté à la Clinique Mayo il y a 25 ans ?
J'ai commencé à m'intéresser à la médecine intégrative sur le campus de la Clinique Mayo en Arizona en 1992 alors que je débutais en tant que jeune médecin. Mon premier patient était une gentille vieille dame de 88 ans qui avait un bocal d'échinacée et qui m'a demandé ce que j'en pensais.

Rien dans ma formation ne m'avait préparé à ce genre de question, ou à des milliers d'autres de ce genre que d'autres patients me poseraient au cours des années. En cherchant un moyen d'aborder ces questions difficiles, j'ai réalisé qu'il existait des bons compléments alimentaires et des moins bons et que c'est grâce à une recherche solide que l'on pourrait faire la différence. C'est aussi grâce à cette recherche que je pourrais conseiller mes patients sur l'utilisation sans risque et efficace des compléments dans leur quête d'une meilleure santé.

Au cours des 25 dernières années, la recherche sur les compléments alimentaires s'est considérablement développée, ce qui permet aux professionnels de santé de mieux orienter les patients dans ce domaine.

Pourquoi cet ouvrage s'intéresse-t-il à une sélection de compléments plutôt que d'aborder toutes les plantes et compléments alimentaires disponibles sur le marché ?

Si nous devions aborder les milliers de plantes et de compléments alimentaires ou combinaisons des deux disponibles dans les rayons aujourd'hui, nous aurions un ouvrage en 60 volumes qu'il faudrait mettre à jour toutes les 6 semaines pour intégrer la recherche au fur et à mesure.

Nous avons, à la place, décidé de nous concentrer sur une sélection de compléments alimentaires étayés par une recherche approfondie afin d'apporter les informations les plus utiles possible. Concernant les plantes notamment, nous avons choisi de nous concentrer sur les plus populaires ou les plus utilisées et qui ont été suffisam-ment étudiées afin de pouvoir en dire un maximum, même si pour beaucoup la recherche est encore insuffisante.

Parmi les compléments alimentaires utilisés par vos patients, quels sont ceux qui produisent les meilleurs résultats ?

Un complément ne convient pas nécessairement à tout le monde. Décider de prendre un complément alimentaire est une décision personnelle qui doit être prise avec votre médecin après discussion approfondie de votre situation personnelle et de vos objectifs. Cela étant dit, plusieurs compléments pris par mes patients produisent de bons résultats.

Par exemple, la plupart de mes patients sont des personnes d'un certain âge souffrant d'arthrose ou d'inflammation. Beaucoup d'entre eux arrivent à atténuer les symptômes efficacement en ajoutant l'huile de poisson à leur traitement général. Par ailleurs les probiotiques, la vitamine D, le curcuma, la SAMe, la glucosamine, la chondroïtine, la coenzyme Q10, le ginseng américain et le gingembre, donnent de bons résultats chez mes patients qui en prennent.

Plantes et compléments alimentaires

Huile de poisson

L'huile de poisson est l'un des compléments alimentaires les plus utilisés au États-Unis. Elle a été étudiée pour ses vertus cardiovasculaires, car on a constaté que le peuple inuit en Amérique du Nord présentait un risque de maladies cardiovasculaires moins élevé en dépit de son régime riche en matières grasses.

L'huile de poisson est riche en acides gras oméga-3, dont l'organisme a besoin pour réaliser certaines fonctions comme l'activité musculaire ou la croissance cellulaire. Les acides gras oméga-3 proviennent des aliments. Ils ne sont pas fabriqués par le corps.

L'huile de poisson contient deux types d'oméga-3 : l'acide docosahexénoïque (DHA) et l'acide eicosapentaénoïque (EPA). On les trouve dans les poissons gras (saumon, maquereau, thon rouge et hareng) et les crustacés (moules, huîtres et crabes). Certaines noix, graines et huiles végétales contiennent un autre type d'oméga-3 : l'acide alphalinolénique (ALA).

Il a été prouvé que les acides gras oméga-3 améliorent la santé cardiovasculaire en réduisant les risques de crise cardiaque et d'accident vasculaire cérébral, les taux élevés de triglycérides et l'hypertension artérielle. Ils semblent également améliorer les symptômes de la polyarthrite rhumatoïde.

Les compléments à base d'huile de poisson, qui se présentent sous forme de liquide, de capsules ou de comprimés, sont généralement sans danger lorsqu'ils sont utilisés selon les recommandations, c'est-à-dire que l'on peut prendre en principe jusqu'à trois comprimés (3000 milligrammes) par jour sans subir d'effets indésirables.

Notre avis

Les acides gras oméga-3 sont essentiels pour une bonne santé. Essayez toutefois de les consommer en mangeant du poisson grillé ou cuit au four. Les compléments alimentaires à base d'huile de poisson conviennent surtout aux personnes souffrant de maladies cardiovasculaires ou auto-immunes. Ils sont généralement sans danger, bien que des doses trop élevées puissent être nocives. Trop d'huile de poisson peut augmenter le risque de saignement et supprimer les réponses immunitaires. Consultez votre médecin si vous souhaitez en prendre.

Ce que dit la recherche

Maladies cardiovasculaires

Bien que les résultats des études soient mitigés, les faits montrent que les compléments alimentaires à base d'huile de poisson sont efficaces pour lutter contre les maladies cardiovasculaires.

La recherche indique que les aliments riches en huile de poisson, comme le thon ou le saumon, consommés deux fois par semaine sont associés à une réduction des risques de maladies cardiovasculaires. Selon les études, la prise de compléments alimentaires à base d'huile de poisson pendant au moins 6 mois réduit les risques d'incidents cardiaques comme les infarctus. La recherche suggère également que le risque d'insuffisance cardiaque congestive est plus faible chez les adultes d'un certain âge présentant des taux d'acide gras EPA plus élevés.

Hypertension

De nombreuses études font état d'une légère réduction de la tension artérielle chez les personnes consommant des compléments à base d'huile de poisson. Certaines études scientifiques montrent que l'effet est plus marqué chez les personnes souffrant d'hypertension modérée à grave que chez celles dont l'hypertension est légère.

Lipides

Il existe de solides preuves scientifiques qui montrent que les acides gras oméga-3 permettent de réduire significativement les taux de triglycérides dans le sang. Il semble également que le taux de lipoprotéines de haute densité (HDL) ou « bon » cholestérol s'améliore légèrement, mais le taux de lipoprotéines de basse densité (LDL) ou « mauvais » cholestérol augmente également.

Polyarthrite rhumatoïde

Selon certaines études, les compléments alimentaires à base d'huile de poisson permettent de réduire la douleur, d'améliorer les raideurs matinales et d'atténuer la sensibilité articulaire chez les personnes atteintes de polyarthrite rhumatoïde. Bien que le soulagement soit relativement modeste, il peut suffire à réduire la consommation d'anti-inflammatoires.

Glucosamine et chondroïtine

La glucosamine et la chondroïtine sont des composés naturels que l'on retrouve dans le cartilage, ce tissu dur qui recouvre les articulations. Ces compléments alimentaires sont utilisés pour traiter l'arthrose, maladie douloureuse causée par l'inflammation, la rupture et éventuellement la disparition du cartilage.

La glucosamine se présente sous plusieurs formes. La plus adaptée à la réparation du cartilage est le sulfate de glucosamine. La glucosamine est souvent administrée avec de la chondroïtine pour traiter l'arthrose.

Si vous envisagez de prendre de la glucosamine et de la chondroïtine, lisez bien l'étiquette. Attention à ne pas confondre le sulfate de glucosamine avec la N-acétylglucosamine. Le sulfate de glucosamine a été étudié dans le traitement de l'arthrite alors qu'il n'existe aucune donnée clinique concernant la N-acétylglucosamine dans ce domaine.

La glucosamine et la chondroïtine semblent sans danger et présentent peu d'effets secondaires. Mais en cas d'allergie aux crustacés il est généralement conseillé de les éviter. En cas de prise d'anticoagulants pour liquéfier le sang, ces compléments sont à utiliser avec précaution, car la glucosamine peut augmenter le risque de saignements.

Notre avis

La glucosamine et la chondroïtine sont des traitements de plus en plus répandus pour soigner l'arthrose. Ce sont des compléments sans danger apparent et qui présentent moins d'effets secondaires que les anti-inflammatoires non stéroïdiens (AINS).

Quelle est leur efficacité réelle dans le traitement de l'arthrite ? Plusieurs études avaient annoncé des résultats prometteurs, mais selon quelques études récentes il n'est pas certain qu'elles fassent une différence.

En effet, les résultats d'un test de grande envergure réalisé sous l'égide du National Institutes of Health ont été largement négatifs. Les seules personnes ayant réellement perçu une différence étaient celles dont les symptômes étaient particulièrement graves.

Bien que les résultats des études soient mitigés, les effets secondaires de ces compléments sont rares. À ce jour, aucun autre traitement ne s'est révélé prometteur dans la régénération du cartilage, mais il reste possible que la glucosamine et la chondroïtine puissent aider. C'est pourquoi cela vaut peut-être la peine de les essayer.

Ce que dit la recherche

Arthrose

Il existe des preuves contradictoires quant aux effets de la glucosamine et de la chondroïtine sur l'arthrose.

Certaines études montrent que la glucosamine et la chondroïtine aident à réduire la douleur et à améliorer la fonction articulaire chez les personnes souffrant d'arthrose. En effet, une étude européenne a conclu que la glucosamine était plus efficace que le paracétamol pour réduire les douleurs articulaires de l'arthrose. Une analyse de 17 essais publiés a conclu que le sulfate de glucosamine pouvait retarder la progression et atténuer les symptômes de l'arthrose du genou. Ce sont là des résultats prometteurs.

Malheureusement, il existe également des résultats beaucoup moins optimistes. Le National Institutes of Health (NIH) a financé une étude dans laquelle la glucosamine et la chondroïtine ont été utilisées pour traiter l'arthrose du genou. Les résultats de cette étude ont conclu que, prises séparément ou conjointement, la glucosamine et la chondroïtine n'étaient pas plus efficaces dans le traitement de la douleur qu'une substance inactive (placebo). L'étude a également montré que la glucosamine et la chondroïtine ne ralentissaient pas la disparition du cartilage. Une étude de 2016 auprès de patients souffrant d'arthrose du genou n'a pas mis en évidence d'amélioration marquée de la douleur après un traitement à base de glucosamine et de chondroïtine.

Polyarthrite rhumatoïde

Les effets de la glucosamine et de la chondroïtine sur la polyarthrite rhumatoïde ne sont pas suffisamment établis, mais les premiers résultats de recherches suggèrent que la glucosamine réduirait les douleurs associées à la polyarthrite rhumatoïde par rapport à un placebo. Toutefois, les scientifiques n'ont constaté aucune amélioration de l'inflammation ou du nombre d'articulations douloureuses et enflées. De plus amples études sont donc nécessaires.

Pré- et probiotiques

Les probiotiques sont des compléments alimentaires ou aliments qui contiennent des bactéries dites « bonnes » et utiles, semblables à celles que l'on trouve normalement dans l'organisme. La bactérie probiotique la plus courante est le *Lactobacillus acidophilus*.

Ces bonnes bactéries luttent et protègent contre les bactéries nocives à l'origine de pathologies, à l'instar des bonnes bactéries existant dans le corps. Les bactéries probiotiques permettent de maintenir un équilibre micro-organique dans le tube digestif et favorisent la digestion.

Les prébiotiques sont des glucides non digestibles qui nourrissent les probiotiques. La combinaison des probiotiques et des prébiotiques constitue les symbiotiques.

On trouve les probiotiques dans les yaourts, le fromage, le miso, le tempeh et certains jus et boissons à base de soja. Les prébiotiques se retrouvent dans les céréales complètes, les bananes, les oignons, l'ail, le miel et les artichauts. En tant que compléments alimentaires, ils sont disponibles sous forme de capsules, de comprimés, de suppositoires et de poudres. Ils peuvent également être ajoutés à certains aliments.

Les scientifiques ont étudié les probiotiques afin de déterminer s'ils pouvaient prévenir ou traiter un certain nombre de problèmes médicaux comme les troubles digestifs, les allergies, l'eczéma, les affections buccodentaires, les coliques chez les nourrissons et les infections vaginales.

Les pré- et probiotiques sont généralement sans danger chez les personnes en bonne santé. Les effets secondaires, s'il y en a, sont généralement bénins, les flatulences et les ballonnements étant les plus répandus. Chez les personnes souffrant de problèmes médicaux graves (immunodéprimés), les probiotiques peuvent avoir des effets secondaires nocifs, comme de graves infections.

Notre avis

Les probiotiques suscitent de plus en plus d'intérêt, car ils peuvent potentiellement traiter différents troubles gastro-intestinaux. En dépit de résultats encourageants, de plus amples études sont nécessaires. En attendant, ces compléments alimentaires semblent peu risqués bien qu'un régime alimentaire sain et équilibré devrait pouvoir apporter suffisamment de bonnes bactéries à l'organisme.

Ce que dit la recherche

Rhume et grippe
Selon certaines données scientifiques, les probiotiques permettraient de réduire le risque de contracter un rhume ou la grippe ainsi que la gravité des symptômes. De plus amples études sont nécessaires pour confirmer ces résultats.

Diarrhée
Les études montrent que les probiotiques peuvent réduire efficacement le risque et la durée d'un épisode de diarrhée virale ou diarrhée causée par un traitement antibiotique, ainsi que le risque de contracter la diarrhée du voyageur. De plus amples études sont nécessaires pour déterminer quels probiotiques sont les plus efficaces dans la gestion de la diarrhée.

Eczéma
Les probiotiques semblent réduire la gravité de l'eczéma (dermatite atopique) chez les nourrissons et les jeunes enfants.

Syndrome du côlon irritable
La recherche indique que les probiotiques contribuent à contrôler les symptômes du syndrome du côlon irritable. Toutefois, de plus amples études sont nécessaires.

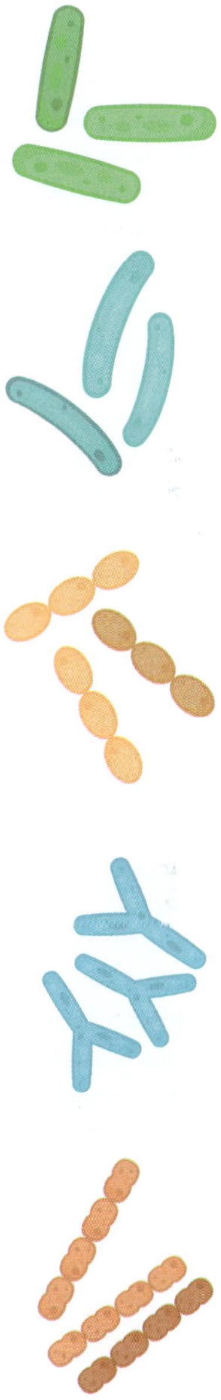

Mélatonine

La mélatonine est une hormone qui est produite naturellement par l'organisme pour contrôler le rythme circadien, système interne qui régule les cycles de l'endormissement et du réveil. La sécrétion et la libération de mélatonine sont liées au moment de la journée, augmentant lorsqu'il fait sombre et diminuant lorsqu'il fait jour. C'est au moment du coucher que le taux dans le sang est le plus élevé.

La mélatonine permet également de contrôler la libération des hormones reproductives, ce qui règle le cycle menstruel et la ménopause chez les femmes.

Les compléments à base de mélatonine sont synthétisés à partir d'un acide aminé, le tryptophane. Ils sont vendus sous forme de comprimés, de capsules, de crèmes et de pastilles. Ces compléments sont utilisés pour toute une série de problèmes médicaux, mais plus couramment pour les troubles du sommeil, comme l'insomnie ou le décalage horaire. La mélatonine est également recommandée dans le traitement de l'arthrite, le stress, la migraine, les maladies cardiovasculaires, la démence et le cancer.

Notre avis

La mélatonine peut favoriser le sommeil et semble sans danger sur le court terme, ses effets à long terme étant cependant inconnus. Le corps produit en principe suffisamment de mélatonine pour les besoins généraux et la prise régulière de compléments n'est pas nécessaire. La mélatonine peut être utilisée occasionnellement afin de rétablir votre cycle de sommeil en cas de décalage horaire. De manière générale, considérez la mélatonine comme un somnifère et ne l'utilisez que sous surveillance médicale.

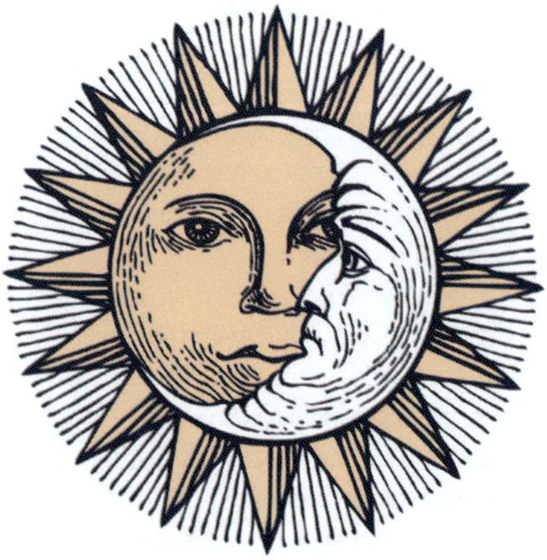

Ce que dit la recherche

Insomnie
La recherche montre que la mélatonine peut améliorer le temps d'endormissement et aider en cas d'insomnie en améliorant légèrement le temps total de sommeil, sa qualité et la durée d'endormissement. Cependant de plus amples études sont nécessaires. En effet, nous ne savons pas grand-chose des effets à long terme ou de son efficacité par rapport aux médicaments contre l'insomnie.

Décalage horaire
Les études montrent que la mélatonine, lorsqu'elle est prise le jour du voyage et poursuivie pendant plusieurs jours, contribue à soulager la fatigue diurne et les problèmes de sommeil liés au décalage horaire et à réduire le temps nécessaire pour rétablir un rythme de sommeil normal. Toutefois, les symptômes du décalage horaire sont variables et difficiles à évaluer.

Amélioration du sommeil
Plusieurs études indiquent que les personnes en bonne santé qui prennent de la mélatonine avant de se coucher s'endorment plus rapidement. On ignore en revanche si elle permet à ces personnes de rester endormies.

Syndrome de retard de phase du sommeil
Des études suggèrent que la mélatonine pourrait corriger le rythme veille/sommeil dans les cas où ce cycle est décalé de trois à six heures (syndrome de retard de phase de sommeil).

Trouble du sommeil dû au roulement posté
La recherche indique que la mélatonine peut contribuer à l'amélioration de la qualité et de la durée du sommeil diurne pour les personnes ayant un travail qui les oblige à travailler en dehors des horaires traditionnels en journée.

Autres utilisations
La mélatonine a été étudiée comme traitement du cancer, des céphalées, de la dépression saisonnière et pour arrêter de fumer. La recherche récente essaie également de déterminer si la mélatonine joue un rôle dans l'amélioration de certains aspects de la maladie d'Alzheimer et de la sclérose latérale amyotrophique (SLA). Elle joue potentiellement un rôle dans les troubles du sommeil associés à la ménopause, la dépression et la schizophrénie. De plus amples recherches sont nécessaires dans ces domaines.

Coenzyme Q_{10}

La coenzyme Q_{10} (CoQ_{10}) est un antioxydant produit naturellement par le corps. La CoQ10 produit l'énergie nécessaire au développement et au maintien des cellules et est essentielle aux fonctions cellulaires de base de l'organisme.

Le niveau de CoQ_{10} dans le corps diminue avec l'âge. Il est également faible chez les personnes souffrant de certaines maladies comme les maladies cardiovasculaires, la maladie de Parkinson, le diabète et certains cancers.

Bien que le corps fabrique la CoQ_{10}, on la trouve également dans certains aliments comme la viande, le poisson et les céréales complètes. La quantité de CoQ_{10} dans ces aliments n'est cependant pas suffisante pour augmenter de manière importante le niveau de CoQ_{10} dans l'organisme. La CoQ_{10} permet d'avoir une action dans le cadre des maladies cardiovasculaires, l'hypertension artérielle, l'asthme, les migraines, la maladie de Parkinson et certains cancers. On pense également qu'elle retarde les effets du vieillissement, la perte de mémoire et améliore la performance sportive.

Les compléments à base de CoQ_{10} semblent être sans danger et avoir très peu d'effets secondaires s'ils sont pris selon les recommandations. De légers effets secondaires comme des nausées, des céphalées, des insomnies, de la fatigue, des étourdissements et de l'irritabilité sont possibles. Il ne faut généralement pas prendre de CoQ_{10} en cas de grossesse ou d'allaitement. Consultez votre médecin avant de prendre de la CoQ_{10} si vous prenez un anticoagulant, pour liquéfier le sang, car cela peut en réduire l'efficacité.

Notre avis

La CoQ_{10} obtient un feu vert car des compléments peuvent permettre de traiter des problèmes comme l'insuffisance cardiaque congestive, l'hypertension artérielle et la maladie de Parkinson. Ils peuvent également prévenir la myopathie due aux statines qui résulte parfois de la prise de ces hypolipémiants.

La CoQ_{10} est également considérée sans danger, avec seulement quelques rares effets secondaires mineurs. Il est tout de même recommandé de prendre ces compléments sous surveillance médicale.

Ce que dit la recherche

Maladies cardiovasculaires
Bien que les résultats des études soient mitigés, la recherche indique que les compléments de CoQ_{10} peuvent être efficaces dans le cas de maladies cardiovasculaires. La CoQ_{10} peut contribuer à réduire la tension artérielle et améliorer les symptômes d'insuffisance cardiaque congestive. Elle semble également améliorer efficacement la fonction cardiaque, afin de prévenir de futures maladies cardiovasculaires. La recherche préliminaire suggère aussi qu'associé à d'autres nutriments, la CoQ_{10} peut aider au rétablissement des personnes ayant subi un pontage ou une réparation valvulaire. De plus amples études sont nécessaires pour confirmer ses effets sur les maladies cardiovasculaires.

Migraines
La CoQ_{10} fait également l'objet d'études concernant les migraines. La recherche préliminaire suggère que la CoQ_{10} pourrait contribuer à empêcher et diminuer la fréquence de ce type de maux de tête.

Maladie de Parkinson
Selon des études préliminaires, la CoQ_{10} pourrait ralentir le déclin et améliorer les symptômes de la maladie de Parkinson. De plus amples études sont cependant nécessaires.

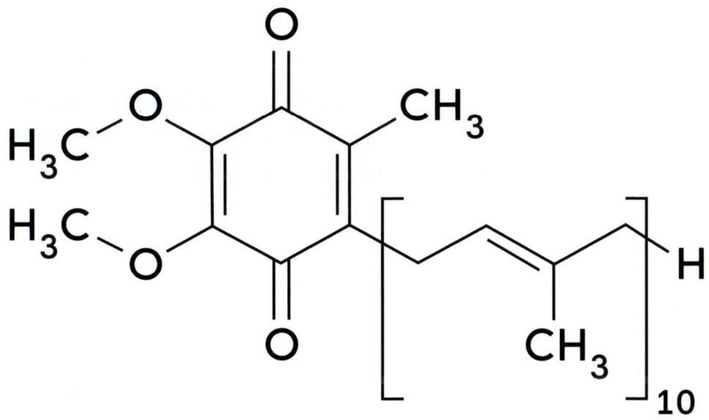

Vitamine D

Le corps humain fabrique de la vitamine D lorsque la lumière directe du soleil transforme une substance chimique de la peau en une forme active de cette vitamine (calciférol). La vitamine D est nécessaire pour la formation et la bonne santé osseuse. Le calcium, principal composant osseux, n'est absorbé par le corps qu'en présence de la vitamine D.

La vitamine D est présente dans peu d'aliments mais elle se trouve dans le lait enrichi, les céréales enrichies et les poissons gras comme le saumon, le maquereau et les sardines.

La quantité de vitamine D fabriquée par la peau dépend de plusieurs facteurs dont le moment de la journée, la saison, la latitude de la région où vous vivez et la pigmentation de la peau. En fonction de l'endroit où vous vivez et de votre style de vie, la production de vitamine D peut diminuer ou être inexistante pendant les mois d'hiver. La crème solaire, bien qu'importante, peut également réduire la production de vitamine D.

Le Food and Nutrition Board américain recommande de prendre 400 unités internationales (UI) de vitamine D par jour pour les enfants jusqu'à 1 an, 600 UI entre 1 et 70 ans et 800 UI pour les plus de 70 ans. À titre de comparaison, 85 grammes de saumon apportent près de 450 UI.

Notre avis

La vitamine D est essentielle à la santé. Sans elle, les os deviendraient mous, fins et friables, pathologie appelée ostéomalacie. L'insuffisance en vitamine D est liée à d'autres pathologies comme l'ostéoporose et certains types de cancer. Les compléments en vitamine D seront peut-être nécessaires dans le cas où les rayons du soleil et les sources alimentaires ne vous en apportent pas suffisamment. Dans certains cas particuliers, certaines personnes ont besoin de doses élevées de vitamine D. Mais dans la plupart des cas, 4000 UI par jour semblent augmenter les risques d'effets secondaires comme la confusion, des problèmes d'arythmie et des lésions rénales.

Ce que dit la recherche

Cancer
La recherche suggère que la vitamine D, notamment prise avec du calcium, peut permettre de prévenir certains cancers. Cependant de plus amples études sont nécessaires.

Santé cognitive
Des recherches préliminaires suggèrent que la vitamine D pourrait jouer un rôle dans la santé cognitive. Dans une étude de faible envergure réalisée sur une cohorte d'adultes de plus de 60 ans traités pour démence, les scientifiques ont constaté que la prise de vitamine D aidait à améliorer la santé cognitive.

Chutes
Selon la recherche, les adultes d'un certain âge recevant une quantité suffisante de vitamine D par jour tombaient moins.

Maladies héréditaires
Les compléments de vitamine D peuvent être utilisés pour aider à traiter les maladies héréditaires associées à l'incapacité à absorber ou traiter la vitamine D, comme l'hypophosphatémie héréditaire.

Ostéomalacie
Les compléments de vitamine D sont utilisés pour traiter les adultes souffrants de carences graves en vitamine D provoquant une diminution de la densité minérale osseuse, des douleurs osseuses, une faiblesse musculaire et le ramollissement des os.

Ostéoporose
Les études suggèrent que les personnes dont le régime alimentaire est suffisamment riche en vitamine D et en calcium peuvent ralentir la déminéralisation osseuse, prévenir l'apparition d'ostéoporose et réduire les fractures.

Psoriasis
Appliquer de la vitamine D ou une préparation topique à base de vitamine D appelée calcipotriol sur la peau peut aider à traiter le psoriasis en plaques.

Rachitisme
Cette pathologie rare se développe chez les enfants souffrant d'une carence en vitamine D. L'apport de compléments alimentaires permet de prévenir et traiter ce problème.

Échinacée

L'échinacée appartient à la famille des tournesols, des chardons et des marguerites jaunes.

Les racines et les herbes de trois espèces d'échinacée (*Echinacea purpurea, Echinacea angustifolia* et *Echinacea pallida*) peuvent être utilisées sous forme de comprimés, d'infusions ou de jus, d'extraits ou en application externe. L'*Echinacea purpura* ou échinacée pourpre est la plus populaire.

L'échinacée est depuis toujours utilisée pour traiter toute une série de problèmes des plaies cutanées, en passant par l'acné, les étourdissements et le cancer. Au XXe siècle, l'échinacée devient un remède populaire pour soigner les rhumes, la grippe et les infections des voies respiratoires supérieures. Ce regain d'intérêt vient de la prétendue capacité de l'échinacée à stimuler le système immunitaire pour lutter plus efficacement contre une infection.

Bien qu'une grande partie de la recherche sur l'échinacée se soit intéressée à son application dans les infections des voies respiratoires supérieures, la plante a également été étudiée, ces dernières années, pour ses effets potentiels sur les angines, l'anxiété et les gingivites entre autres. Comme le principe actif de l'échinacée n'a pas été identifié, il est souvent difficile d'en contrôler la qualité.
Il se peut que certains produits n'en contiennent que de très faibles quantités, voire pas du tout.

Notre avis

Malheureusement, il n'existe toujours pas de remède pour guérir un simple rhume. En dépit de ce qui est affirmé et contrairement à ce que l'on pensait, la recherche la plus récente suggère que l'échinacée n'est un moyen efficace ni pour prévenir ni pour traiter les infections des voies respiratoires supérieures. Certaines études ont certes mis en lumière quelques vertus modestes, mais il n'a pas été prouvé que l'échinacée permettait de réduire considérablement la durée ou la sévérité des rhumes.

Si vous avez un rhume, vous ne risquez rien à essayer l'échinacée pendant quelques jours, mais rien ne prouve que cela fasse une différence. Ne l'utilisez pas plus de huit semaines d'affilée. Si vous présentez des allergies aux plantes de la famille des marguerites, méfiez-vous des réactions allergiques, dont l'anaphylaxie.

Pour ce qui est de ses autres vertus potentielles, la recherche n'a encore rien trouvé. On ne sait toujours pas si l'échinacée stimule réellement le système immunitaire.

Ce que dit la recherche

Cancer
Il n'existe aucune preuve selon laquelle l'échinacée agirait sur les cancers chez les humains. Toutefois, certaines études suggèrent que l'échinacée pourrait contribuer à améliorer les taux de globules rouges et blancs pendant une chimiothérapie chez les femmes souffrant d'un cancer avancé du sein.

Gingivite
La recherche suggère que l'échinacée pourrait réduire légèrement l'inflammation lors d'une gingivite. De plus amples études sont cependant nécessaires.

Système immunitaire
L'échinacée a été étudiée seule et associée à d'autres ingrédients pour ses effets sur le système immunitaire. On ne sait toujours pas si elle présente des vertus quelconques.

Infections des voies respiratoires supérieures
Le débat autour de l'efficacité de l'échinacée dans le traitement du rhume et autres infections des voies respiratoires supérieures est toujours d'actualité. Bien que plusieurs études de bonne qualité aient montré que l'échinacée n'avait que très peu voire aucun effet, d'autres suggèrent que celle-ci pourrait réduire la durée et la gravité des infections des voies respiratoires supérieures, voire de réduire le risque de s'enrhumer. De plus amples études sont nécessaires.

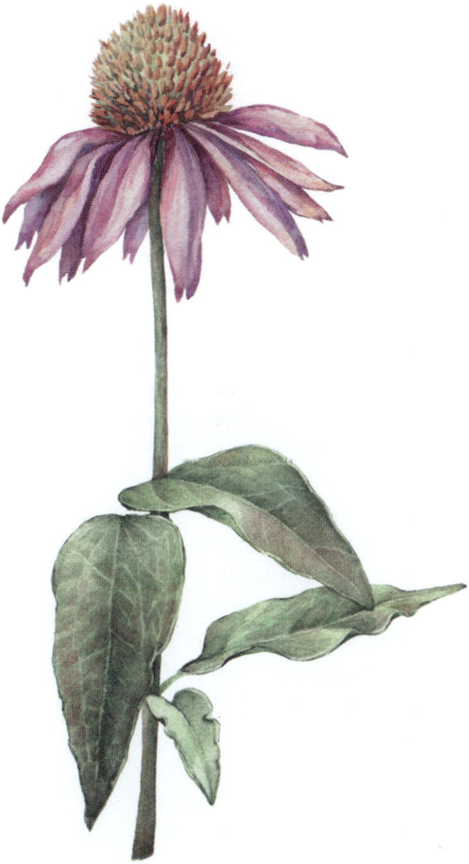

Actée à grappes

L'actée à grappes (*Actaea racemosa* ou *Cimicifuga racemosa*) appartient à la famille des renonculacées. Les tiges et racines souterraines (rhizomes) de l'actée à grappes sont généralement utilisées fraîches ou séchées pour fabriquer des infusions fortes, des gélules et des extraits solides ou liquides.

L'actée à grappes était à l'origine utilisée dans la médecine traditionnelle des Indiens d'Amérique et était un remède maison pour soigner les douleurs articulaires rhumatismales et l'arthrite dans l'Amérique du XIXe siècle. Plus tard, on découvrit que l'actée à grappes présentait des effets semblables à l'hormone féminine, l'œstrogène, de sorte que ces dernières années on l'utilise de plus en plus pour traiter les bouffées de chaleur, les sueurs nocturnes, la sécheresse vaginale, les céphalées et autres symptômes de la ménopause. Elle est également utilisée pour les douleurs prémenstruelles, les cycles menstruels irréguliers et pour déclencher le travail.

L'actée à grappes est de manière générale bien tolérée. Les effets secondaires peuvent être entre autres les maux d'estomac, les maux de tête ou des érythèmes.

De manière générale, aucune étude n'a mis en évidence d'effets secondaires graves pour l'actée à grappes. Cependant, il vaut mieux ne pas en prendre plus de six mois d'affilée ou pendant une grossesse. Il est par ailleurs possible que l'actée à grappes provoque des lésions du foie chez certaines personnes. N'en prenez donc pas si vous souffrez de troubles du foie.

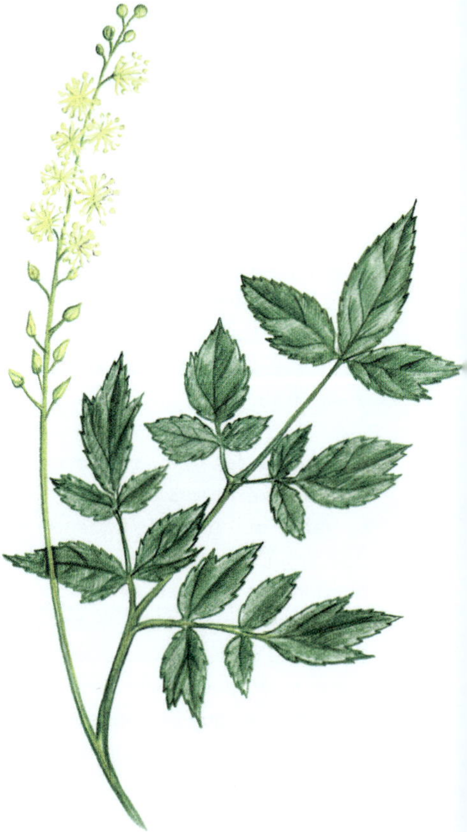

Notre avis

Bien que des études montrent que l'actée à grappes peut atténuer les symptômes de la ménopause, il n'existe pas suffisamment de preuves pour formuler des recommandations définitives. Les résultats des études sont mitigés, certaines ayant des résultats encourageants et d'autres ne produisant aucune donnée prometteuse. Toutefois, si les symptômes de la ménopause vous gênent, vous pouvez essayer l'actée à grappes et voir si cela fonctionne pour vous, notamment parce que l'hormonothérapie n'est plus possible pour la plupart des femmes. N'en prenez pas plus de six mois d'affilée et consultez votre médecin si vous remarquez des effets secondaires gênants.

Les bienfaits de l'actée à grappes pour les autres problèmes médicaux sont encore moins documentés, utilisez-la donc avec prudence.

Ce que dit la recherche

Symptômes de la ménopause
Les recherches sur les effets de l'actée à grappes sur les symptômes de la ménopause sont contradictoires. Certaines études suggèrent que l'actée à grappes pourrait atténuer les bouffées de chaleur, les maux de tête et autres symptômes de la ménopause, alors que ce n'est pas le cas d'autres études. Une revue de 6 études cliniques sur l'atténuation des symptômes de la ménopause a d'ailleurs mis en évidence que l'actée à grappes, utilisée seule ou avec d'autres plantes, ne soulageait pas les bouffées de chaleur et les sueurs nocturnes chez les femmes post-ménopausées ou chez celles proches de la ménopause.

La recherche est en cours pour déterminer les effets potentiels de l'actée à grappes sur les symptômes de la ménopause et sur la manière dont ce complément pourrait améliorer la qualité de vie pendant la ménopause.

Rhumatisme
Il n'existe pas assez de preuves pour déterminer si l'actée à grappes atténue efficacement les douleurs et l'inflammation provoquées par les rhumatismes.

Chou-palmiste

Le chou-palmiste (*Serenoa repens*) est un palmier nain qui prospère sous le climat chaud du sud-est des États-Unis. Il est également appelé palmier nain américain ou palmier de Floride.

Ses baies pourpre foncé constituaient un aliment de base des Indiens d'Amérique. En tant que complément alimentaire, le chou-palmiste est disponible sous forme d'extrait liquide, de comprimés, de capsules, d'infusion ou de thé.

Plusieurs produits contenant du chou-palmiste, souvent combinés à d'autres ingrédients, sont disponibles sur le marché. En Europe, le chou-palmiste est fréquemment utilisé pour traiter les problèmes urinaires associés à une hypertrophie de la prostate, une maladie appelée hyperplasie bénigne de la prostate (HBP). Bien qu'aux États-Unis le chou-palmiste soit souvent recommandé comme traitement alternatif pour l'HBP, ce n'est pas un traitement standard.

Le chou-palmiste peut également être utilisé comme diurétique, antiseptique et comme sédatif ainsi que dans le cas de douleurs pelviennes chroniques, de troubles urinaires, de diminution de la libido, de déséquilibres hormonaux et de cancer de la prostate.

Si les doses recommandées sont respectées, le chou-palmiste est généralement bien toléré. Cependant, ce complément est déconseillé en cas de grossesse ou d'allaitement car il peut avoir un impact sur la production d'hormones.

Notre avis

Chez certains hommes, le chou-palmiste semble efficace pour contrôler les symptômes d'une hypertrophie de la prostate. Les résultats de la recherche sont toutefois mitigés. Si certaines études ont effectivement montré des effets légers dans le traitement de l'HBP, d'autres n'ont mis en lumière aucun bienfait. Le chou-palmiste étant généralement sans danger, cela ne coûte rien d'essayer.

Évitez tout de même le chou-palmiste si vous souffrez de problèmes hémorragiques, car il a été prouvé qu'il pouvait augmenter les risques de saignements.

Comme pour d'autres compléments, consultez votre médecin avant de consommer du chou-palmiste.

Ce que dit la recherche

Même si de plus amples études sont nécessaires pour évaluer le chou-palmiste dans le traitement de problèmes médicaux pour lesquels il est le plus connu, voici ce que disent les études les plus récentes :

Hyperplasie bénigne de la prostate (HBP)
Plusieurs études de faible envergure suggèrent que le chou-palmiste pourrait être efficace dans le traitement des symptômes de l'HBP, comme la diminution du débit urinaire, l'inflammation et la fréquence de la miction nocturne. Cependant, d'autres études, notamment une étude fiable de 2011 sur une cohorte de 369 hommes d'un certain âge, ont montré que le chou-palmiste ne réduisait pas plus les symptômes urinaires liés à l'HBP qu'un placebo. De plus amples études sont nécessaires pour déterminer si le chou-palmiste est efficace dans ce cas.

Cancer de la prostate
La recherche suggère que prendre du chou-palmiste ne diminue pas le risque de développer un cancer de la prostate.

Autres utilisations
Bien que le chou-palmiste ait été étudié pour ses effets sur d'autres problèmes médicaux comme les taux d'antigène prostatique spécifique (PSA), les douleurs pelviennes, les troubles urinaires et l'alopécie, il n'existe pas de données fiables évaluant son efficacité. De plus amples études sont nécessaires.

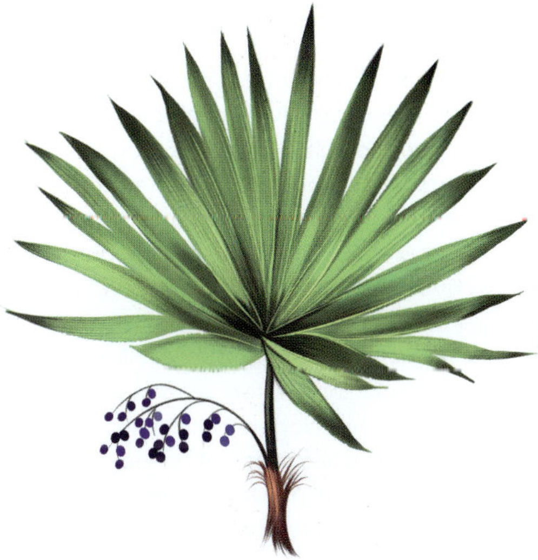

Ail

L'ail (*Allium sativum*) est utilisé depuis des siècles pour traiter différents problèmes médicaux comme l'hypertension artérielle ou encore pour protéger contre le venin de serpent. Les scientifiques pensent que c'est l'allicine, composé qui donne à l'ail son arôme et son goût, qui est bénéfique pour la santé. On estime que l'allicine est un antioxydant puissant.

L'ail est plus efficace lorsqu'il est consommé cru. On le trouve également coupé, écrasé, sec ou en poudre, sous forme de comprimés ou de gélules. Il peut également être utilisé pour fabriquer de l'huile et des extraits liquides. L'ail est utilisé fréquemment pour traiter l'hypercholestérolémie, les maladies cardiovasculaires et l'hypertension artérielle. Il peut également être utilisé pour prévenir certains cancers dont le cancer de l'estomac et du colon.

L'ail est sans danger pour la plupart des adultes. Les effets secondaires sont généralement légers et peuvent inclure une mauvaise haleine et une forte odeur corporelle. Si l'ail est consommé à jeun, il peut provoquer des brûlures et des maux d'estomac.

Discutez avec votre médecin des interactions médicamenteuses potentielles avant de prendre des compléments à base d'ail, car ils peuvent interférer avec certains traitements. L'ail a un effet anticoagulant et peut par conséquent augmenter les risques de saignements si vous prenez un traitement anticoagulant. Il peut également réduire l'efficacité des contraceptifs. En outre, comme l'ail peut réduire la tension artérielle, il peut être dangereux d'en prendre lorsque l'on suit un traitement antihypertenseur. D'autres médicaments, comme le saquinavir contre le VIH, peuvent présenter des interactions graves s'ils sont pris en association avec des compléments à base d'ail.

Notre avis

L'ail obtient un feu vert car selon certaines études, l'ail et les compléments à base d'ail aident à réduire la lipoprotéine de basse densité (LDL), ou « mauvais » cholestérol, et contribuent à la bonne santé cardiovasculaire. Les compléments semblent être relativement sans danger sauf pour les personnes suivant certains traitements.

Si vous prenez des comprimés d'ail, assurez-vous qu'ils contiennent de l'allicine, l'ingrédient actif de l'ail. En effet les préparations inodores peuvent ne pas en contenir.

Ce que dit la recherche

Cancer

Selon certaines études, consommer de l'ail régulièrement pourrait contribuer à prévenir certains cancers, comme le cancer de l'estomac et du côlon. Toutefois, selon d'autres études, ce n'est pas le cas pour le cancer des poumons ou du sein. De plus amples études sont nécessaires pour confirmer ces résultats.

Cholestérol

Bien que la recherche sur les effets de l'ail sur le cholestérol soit prometteuse, les résultats restent mitigés. Les études préliminaires avaient montré que la consommation de l'ail réduisait légèrement le cholestérol total dans le sang et la lipoprotéine de basse densité (LDL) ou « mauvais » cholestérol. D'autres études plus récentes, ont montré que l'ail était moins efficace dans la réduction des taux de cholestérol. De plus amples études sont nécessaires afin de rassembler davantage d'informations.

Cœur

L'ail pourrait avoir des bienfaits sur la santé cardiaque. La recherche suggère que l'ail pourrait ralentir le durcissement des artères, affection pouvant être à l'origine de maladies cardiovasculaires. Il a également été prouvé scientifiquement que l'ail pouvait réduire la tension artérielle chez les personnes souffrant d'hypertension, problème également à l'origine de maladies cardiovasculaires.

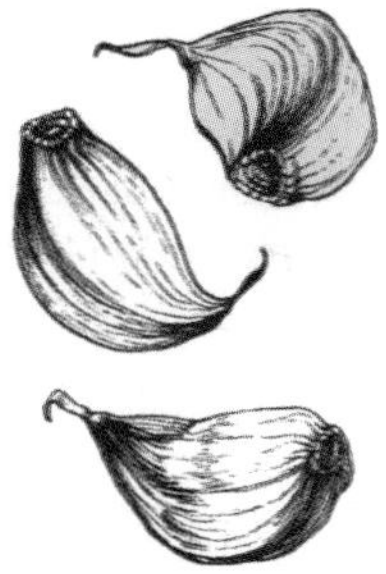

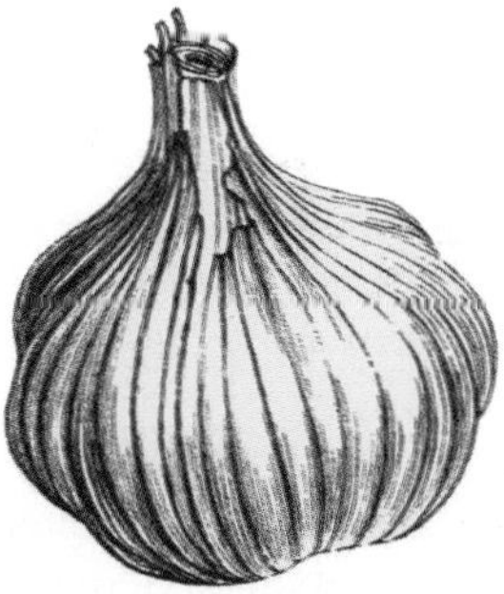

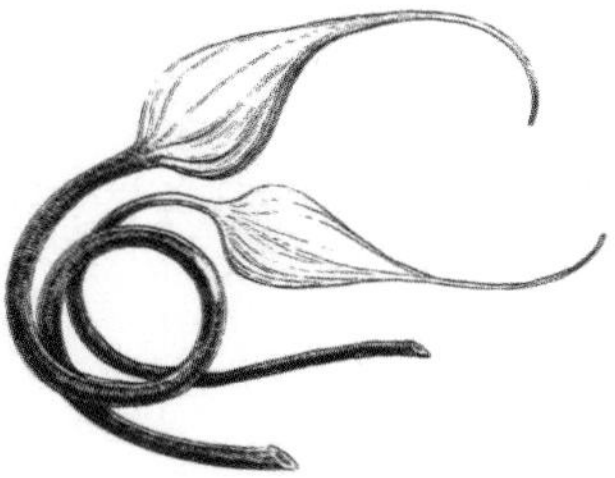

Ginkgo

Le ginkgo (*Ginkgo biloba*) est l'une des plus anciennes espèces d'arbre. Ses feuilles en forme d'éventail et ses graines sont utilisées en médecine traditionnelle depuis des millénaires. Le ginkgo est disponible principalement sous forme de comprimés, de gélules ou d'infusions.

On pense que les flavonoïdes, qui présentent des qualités antioxydantes élevées, et les terpénoïdes, qui permettent d'améliorer la circulation en dilatant les vaisseaux et en réduisant la viscosité des plaquettes, sont les composants les plus utiles.

L'efficacité du ginkgo a été étudiée dans un large éventail de problèmes médicaux allant de l'anxiété aux fonctions cognitives. Une grande partie de la recherche s'est toutefois concentrée sur l'efficacité du ginkgo dans la démence, la perte de mémoire et les douleurs des membres inférieurs provoquées par l'obstruction des artères (claudication).

Le ginkgo a été utilisé pour traiter les problèmes de circulation ainsi que les symptômes associés à une réduction du débit sanguin cérébral notamment chez les personnes âgées. Ces symptômes comprennent la perte de mémoire, des étourdissements, des céphalées et des acouphènes.

Le ginkgo est généralement bien toléré lorsqu'il est pris selon les doses recommandées. Des effets secondaires légers peuvent inclure des nausées, des maux d'estomac, des maux de tête, des étourdissements, des diarrhées et des réactions allergiques cutanées. Par ailleurs, il se pourrait que le ginkgo augmente les risques de saignements. Il est donc recommandé de consulter son médecin si vous souffrez de problèmes hémorragiques ou que vous prenez des anticoagulants pour liquéfier le sang. Ne prenez pas non plus de ginkgo pendant une grossesse, car il peut avoir des effets hormonaux et déclancher le travail.

Notre avis

Les résultats des études sont prometteurs concernant l'utilisation du ginkgo dans le traitement de certains problèmes de circulation et de ce qui est parfois appelé insuffisance cérébrale (distraction et confusion), qui peut être associée à la maladie d'Alzheimer. En revanche, les études ont montré que le ginkgo n'était pas un stimulant cérébral, comme on le pensait, et son efficacité n'a pas été prouvée.

Ce que dit la recherche

Claudication
Selon certaines études, le ginkgo améliorerait légèrement les symptômes de la claudication comme les douleurs des membres inférieurs dues à l'obstruction des artères. Néanmoins, le ginkgo n'est pas nécessairement aussi utile que l'exercice physique ou certains médicaments sur ordonnance.

Démence
Selon les recherches préliminaires, le ginkgo améliorerait les symptômes au premier stade de la maladie d'Alzheimer et de certaines formes de démences. En effet, une étude menée en 2000 a mis en évidence que l'extrait de ginkgo pouvait être aussi bénéfique que les traitements médicamenteux. Cependant, selon des études plus récentes, de plus ample envergure et mieux contrôlées, le ginkgo ne réduit pas le risque ou la progression de la maladie d'Alzheimer ou d'autres formes de démence.

Amélioration de la mémoire
Les résultats sont également mitigés concernant l'effet du ginkgo sur la mémoire. Bien que certains résultats indiquent que l'extrait de ginkgo améliorerait légèrement la mémoire chez les adultes en bonne santé, la plupart des études indiquent que le ginkgo n'améliore pas la mémoire, l'attention et les fonctions cérébrales.

Acouphènes
Bien que les résultats de certaines études soient encourageants, la plupart des données suggèrent que le ginkgo n'améliore pas les symptômes des acouphènes.

Autres utilisations
Selon certaines études le ginkgo présenterait des vertus potentielles dans le traitement de l'anxiété, de la rétinopathie diabétique, de la schizophrénie, des vertiges, de la dépression saisonnière, du glaucome, de la dégénérescence maculaire, des dysfonctionnements sexuels et de certains symptômes du syndrome prémenstruel. De plus amples études sont nécessaires afin de déterminer si le ginkgo est réellement efficace pour traiter ces pathologies.

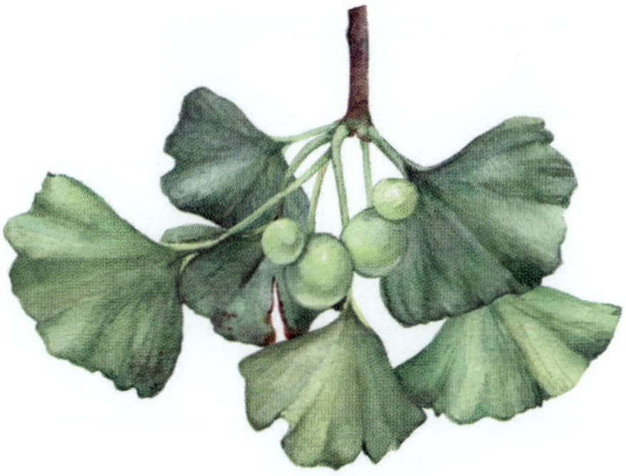

Curcuma

Le curcuma (*Curcuma longa*) est une plante qui pousse en Inde, en Asie et en Afrique. Sa couleur dorée caractéristique en fait une teinture largement utilisée pour les tissus, et son goût léger mais reconnaissable un ingrédient commun des plats indiens et asiatiques, comme les poudres de curry et les riz parfumés.

Comme son proche parent le gingembre, ce sont les racines souterraines (rhizome) du curcuma qui sont utilisées pour les épices et les compléments alimentaires. Le curcuma est disponible en poudre, gélules, infusion ou extrait. On peut parfois également le trouver sous forme de pâte à appliquer sur la peau.

Il existe de nombreuses utilisations traditionnelles du curcuma, allant de l'atténuation des douleurs articulaires à la régulation du cycle menstruel. Le curcuma est également utilisé en application topique contre l'eczéma, les démangeaisons et la cicatrisation. Il est aujourd'hui aussi utilisé pour traiter les inflammations, les brûlures d'estomac, les calculs biliaires et le cancer.

Notre avis

Bien que le curcuma soit utilisé depuis des millénaires en Inde et en Asie, peu d'études ont été conduites pour confirmer ses bienfaits pour les problèmes de santé.

Selon certaines études, le curcuma et plus particulièrement son principe actif, la curcumine, pourrait être efficace dans le traitement de la douleur, des inflammations, de l'hypercholestérolémie et autres problèmes médicaux. De plus amples études sont nécessaires pour confirmer ces résultats.

Le curcuma est sans danger pour la plupart des adultes, il n'y a donc aucun mal à l'essayer pour voir si cela fonctionne pour vous. Les effets secondaires sont généralement légers, mais il a été prouvé que des doses élevées ou une utilisation sur le long terme peuvent provoquer des indigestions, des nausées ou des diarrhées.

Consultez votre médecin concernant la prise de curcuma si vous souffrez de calculs biliaires, ou si vous êtes sous anticoagulants, car le curcuma peut augmenter les risques de saignements.

Ce que dit la recherche

Hypercholestérolémie

Selon certaines études, les compléments à base de curcuma pourraient réduire efficacement le cholestérol et les taux de triglycérides. Dans une étude, des personnes en surcharge pondérale souffrant d'hyperlipidémie ont vu une réduction de leurs taux de cholestérol total, de lipoprotéine à basse densité (LDL) ou « mauvais » cholestérol et de triglycérides, un type de lipide présent dans le sang.

Arthrose

Plusieurs études sur le lien entre le curcuma et l'arthrose ont été menées. La recherche montre que le curcuma pourrait réduire la douleur et faciliter les mouvements chez les personnes souffrant de cette maladie. En effet, en matière de soulagement de la douleur, une étude a montré que prendre de l'extrait de curcuma trois fois par jour revenait à prendre 1200 mg d'ibuprofène (un médicament antiinflammatoire) par jour. Bien que ces résultats soient prometteurs, de plus amples études sont nécessaires.

Polyarthrite rhumatoïde

Selon certaines données scientifiques, le curcuma pourrait atténuer certains des symptômes de la polyarthrite rhumatoïde comme le gonflement des articulations et la rigidité matinale. De plus amples études sont nécessaires pour confirmer ces résultats.

Autres utilisations

L'effet du curcuma sur la maladie d'Alzheimer, la maladie de Crohn, certains cancers (colorectal et de la prostate), la dépression, le diabète, les douleurs articulaires, le syndrome du côlon irritable et sur d'autres pathologies, est également à l'étude.

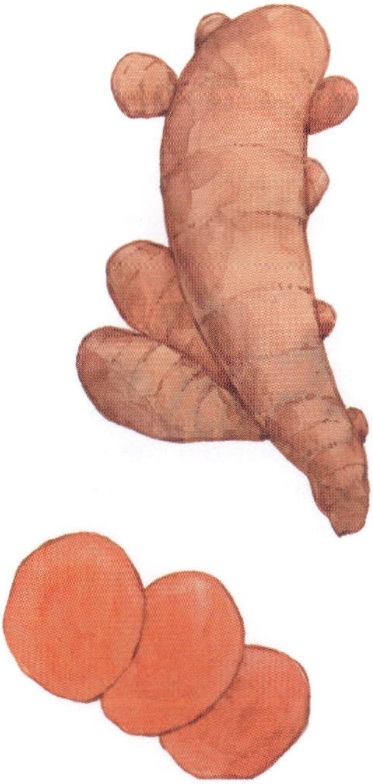

Ginseng

Le terme *ginseng* est associé à 13 espèces différentes de plantes vivaces à feuilles caduques appartenant au genre *Panax*. En tant que complément alimentaire, cependant, le ginseng fait communément référence au ginseng asiatique (*Panax ginseng*) et parfois au ginseng américain (*Panax quinquefolius*).

Le ginseng asiatique pousse en Chine, en Corée et en Sibérie. La racine brune et noueuse du ginseng est la partie de la plante utilisée dans les compléments. La racine du ginseng ressemble parfois au corps humain en raison des ramifications filandreuses qui ressemblent à des bras et à des jambes. Étant donné cette ressemblance, les praticiens de médecine traditionnelle chinoise considéraient souvent cette herbe comme la panacée pour la plupart des maux humains dont les allergies, l'asthme, la stimulation de l'appétit, les problèmes hémorragiques, les difficultés respiratoires, le cancer, les étourdissements, les céphalées, les problèmes cardio-vasculaires, l'insomnie, les maladies hépatiques, les accidents vasculaires cérébraux et bien d'autres encore. Le ginseng asiatique est utilisé pour la santé depuis plus de 2000 ans.

Le ginseng est sans danger lorsqu'il est pris sur des périodes courtes. Les effets secondaires, le cas échéant, sont généralement légers et incluent des maux de tête, des insomnies et des problèmes gastro-intestinaux.

Toutefois, il est déconseillé d'utiliser le ginseng pendant plus de six mois ou de dépasser les doses maximums journalières recommandées. Évitez également de prendre du ginseng en cas de grossesse, car selon certaines études il pourrait être à l'origine de malformations congénitales.

Notre avis

Les données scientifiques laissent supposer que sur le court terme le ginseng pourrait améliorer la performance mentale et que les effets secondaires sont très limités lorsque pris selon les recommandations. Voilà pourquoi le ginseng obtient un feu vert. Cependant, ne prenez pas de ginseng pendant trop longtemps. De plus amples études sont nécessaires avant de formuler des recommandations précises quant à son utilisation. De plus amples études sont également nécessaires pour déterminer l'efficacité du ginseng concernant d'autres pathologies comme le cancer et le diabète.

Ce que dit la recherche

Cancer

Certaines études suggèrent que le ginseng pourrait améliorer la qualité de vie des patients souffrant d'un cancer. Les résultats sont mitigés, cependant, en ce qui concerne l'effet sur les risques de développer un cancer. En effet, selon certaines études préliminaires, le ginseng pourrait réduire le risque de développer certains cancers, alors que d'autres études contredisent ces résultats. De plus amples études sont donc nécessaires.

Dysfonctionnement érectile

La recherche suggère que le ginseng pourrait améliorer la fonction sexuelle chez les hommes souffrant de dysfonctionnement érectile.

Performance sportive

Certains athlètes utilisent le ginseng pour améliorer leur endurance, mais les bienfaits réels ne sont pas clairs. La recherche suggère en revanche que le ginseng n'améliore pas la performance aérobique. Par conséquent, de plus amples études sont nécessaires.

Cœur

Le ginseng semble posséder des vertus antioxydantes qui pourraient être utiles aux personnes souffrant de troubles cardiovasculaires. Toutefois, de plus amples études sont nécessaires pour pouvoir faire des recommandations en ce sens.

Performance intellectuelle et humeur

Selon certaines études, le ginseng améliorerait légèrement l'humeur, les temps de réaction, la réflexion, l'attention et la performance en matière d'apprentissage chez une personne d'âge moyen en bonne santé. Il existe également certaines données scientifiques affirmant que, bien que le ginseng ne semble pas améliorer la mémoire, il peut avoir un effet positif sur la performance cognitive des personnes souffrant de la maladie d'Alzheimer. Cependant de plus amples études sont nécessaires.

Diabète de type 2

Les résultats sont mitigés concernant l'effet du ginseng sur le diabète de type 2. Selon certaines études, le ginseng ferait baisser le taux de glycémie chez les personnes souffrant de diabète de type 2, alors que selon d'autres le ginseng n'améliorerait pas significativement les concentrations en glucose. De plus amples études sont donc nécessaires.

Millepertuis

Le millepertuis (*Hypericum perforatum*) est un arbuste à fleurs natif d'Europe. Son nom signifie « mille trous », du vieux français *pertuis* (trou) en référence à la feuille de certaines espèces. Il est utilisé depuis longtemps pour traiter la dépression, l'anxiété, l'insomnie et les troubles nerveux. Il est également utilisé comme onguent pour soigner blessures et brûlures.

Les fleurs et les feuilles du millepertuis contiennent des agents actifs comme l'hyperforine et d'autres encore non identifiés. Le millepertuis est disponible en infusions, comprimés, poudres et sous forme liquide et de préparations topiques.

Même si le millepertuis est généralement sans danger, il existe des effets secondaires potentiels comme des troubles gastro-intestinaux et une sensibilité accrue au soleil. Plus grave cependant est l'interaction médicamenteuse potentielle. Certains agents actifs du millepertuis ne font pas bon ménage avec certains médicaments et d'autres compléments. Il s'agit entre autres des antidépresseurs, de la pilule contraceptive, des anticoagulants, des anticonvulsifs, de certains traitements de l'asthme et des stéroïdes. Il est par conséquent particulièrement important de consulter votre médecin avant d'utiliser le millepertuis.

Notre avis

Le millepertuis peut être efficace dans le traitement de la dépression légère à modérée et est relativement sans danger. L'inconvénient est qu'il interagit avec de nombreux traitements et peut alors avoir des effets secondaires graves, d'où le feu orange et non vert. De manière générale, ne prenez pas de millepertuis si vous suivez un traitement sur ordonnance.

Il n'a pas été prouvé que le millepertuis était sans danger pendant la grossesse. Il peut également augmenter la sensibilité de la peau aux rayons du soleil. Pour toutes ces raisons, il est important de consulter votre médecin avant de prendre du millepertuis.

Ce que dit la recherche

Les études sur le millepertuis se sont généralement concentrées sur la dépression et l'anxiété. Voici ce que dit la recherche la plus récente.

Anxiété
Bien que quelques preuves anecdotiques suggèrent que le millepertuis pourrait atténuer les symptômes de l'anxiété, les résultats des études sont mitigés. Dans une étude, le millepertuis a été associé avec de la valériane

pour réduire l'anxiété modérée à grave. En revanche, il n'existe pas, à l'heure actuelle, de preuves suffisantes pour faire des recommandations.

Dépression
Selon plusieurs études, le millepertuis présenterait des vertus thérapeutiques dans le traitement de la dépression légère à modérée. En effet, la recherche a montré que la plante pouvait être aussi efficace que les antidépresseurs sur ordonnance avec moins d'effets secondaires.

Malgré ces résultats positifs, le millepertuis n'est pas un traitement scientifiquement prouvé pour la dépression. Selon deux études, il n'existe aucun bienfait pour la dépression sévère. Le principal point négatif du millepertuis est son potentiel d'interaction dangereuse avec différents types de médicaments sur ordonnance.

Comme pour les autres compléments, n'utilisez pas le millepertuis à la place d'un traitement conventionnel ou sans avoir au préalable consulté votre médecin.

Symptômes de la ménopause
Certaines données suggèrent que prendre du millepertuis associé à une forme particulière d'extrait d'actée à grappes pourrait réduire les symptômes de la ménopause comme les bouffées de chaleur. La recherche est moins concluante lorsque le millepertuis est utilisé seul. Bien que certaines études suggèrent que le millepertuis puisse réduire la fréquence et la gravité des bouffées de chaleur, d'autres études contredisent ce fait. Par conséquent de plus amples études sont nécessaires.

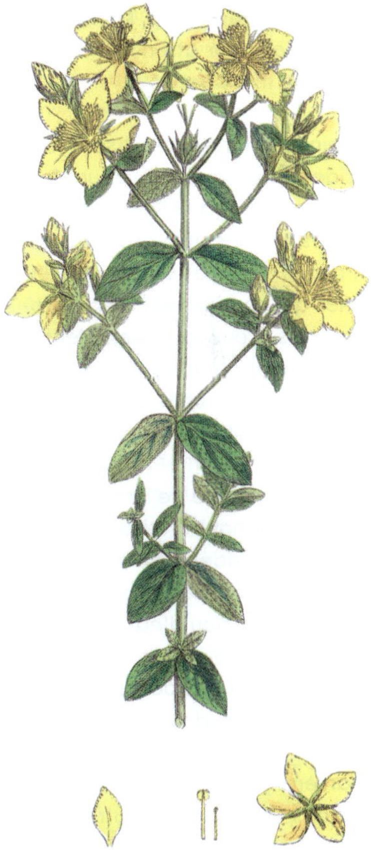

Valériane

La valériane (*Valeriana officinalis*) est une grande plante à fleurs de pâturage native d'Europe et d'Asie. On la trouve également en Amérique du Nord. Les racines et les tiges souterraines (rhizomes) de la valériane sont utilisées pour faire des infusions et des compléments alimentaires sous forme de gélules, de comprimés et d'extraits liquides.

La valériane est utilisée pour traiter l'insomnie depuis des millénaires, c'est-à-dire depuis la Grèce et la Rome antiques. Elle a toujours été utilisée pour soigner la nervosité, les tremblements, les maux de tête et les palpitations cardiaques.

Aujourd'hui, cette plante est toujours utilisée dans le traitement de l'insomnie et des troubles du sommeil liés à l'anxiété, et dans celui de la dépression et de l'anxiété, des maux de tête, des tremblements, des troubles du déficit de l'attention avec ou sans hyperactivité (TDAH) et du syndrome de fatigue chronique. La valériane est également utilisée contre les crampes menstruelles et les symptômes de la ménopause dont les bouffées de chaleur.

La valériane est généralement sans danger sur de courtes périodes. Les effets secondaires, en principe légers, sont des maux de tête, des étourdissements, des maux d'estomac et de la fatigue matinale après une prise. Comme on ne sait rien de son innocuité sur le long terme, ne prenez pas de valériane pendant plus de quatre à six semaines. Par ailleurs, attention à la prise d'alcool associée à un traitement de valériane, car la combinaison des deux peut avoir un effet sédatif.

Notre avis

La valériane semble présenter des vertus pour traiter l'insomnie, et peut avoir des effets bénéfiques sur l'anxiété, les crampes menstruelles et les symptômes de la ménopause. De plus amples études sont nécessaires pour permettre de tirer des conclusions définitives.

Comme la valériane est généralement sans danger aux doses recommandées, il peut être utile d'essayer ce complément pour traiter ce genre de problèmes. Ne prenez pas de valériane pendant plus de quatre à six semaines, car son innocuité à long terme est inconnue.

Un dernier conseil : si vous souhaitez essayer la valériane pour traiter l'insomnie, prenez le complément une heure avant de vous coucher pour de meilleurs résultats.

Ce que dit la recherche

Voici ce que suggère la recherche :

Anxiété
Les résultats sont contradictoires quant à l'efficacité de la valériane sur l'anxiété. Selon certaines études, les personnes prenant de la valériane ont vu leur anxiété et leur stress baisser. Selon d'autres, les participants n'ont remarqué aucun effet.

Insomnie
Une grande partie de la recherche disponible suggère que la valériane peut aider à l'endormissement et améliore la qualité du sommeil. En effet, dans une analyse de 18 essais cliniques portant sur les effets de la valériane sur l'insomnie, les scientifiques ont montré que la valériane augmentait les chances d'un sommeil de meilleure qualité. Toutefois, d'autres études n'ont pas mis en lumière d'amélioration significative de l'insomnie par rapport à un placebo. De plus amples recherches sont nécessaires pour déterminer exactement le rôle de la valériane dans le sommeil.

Douleurs menstruelles et symptômes de la ménopause
Les recherches préliminaires suggèrent que la valériane pourrait réduire la durée des douleurs menstruelles, y compris les crampes. Dans l'une des études auprès de femmes post-ménopausées, les scientifiques ont montré que la valériane réduisait effectivement les symptômes de la ménopause dont la fréquence des bouffées de chaleur. De plus amples recherches sont nécessaires pour confirmer ces résultats.

Autres utilisations
Il n'existe pas suffisamment de preuves scientifiques pour déterminer si la valériane fonctionne pour d'autres problèmes comme la dépression et le stress. Les scientifiques continuent d'étudier d'autres utilisations potentielles de cette plante.

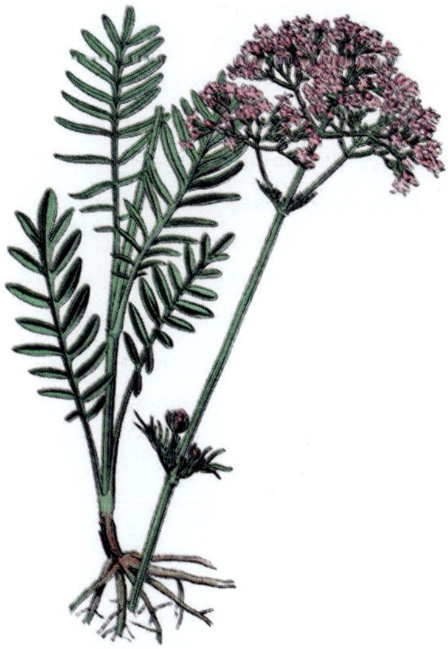

Gingembre

Le gingembre (*Zingiber officinale*) est une plante à tige feuillue et aux fleurs vertes et pourpres native de l'Asie. Les rhizomes de la plante produisent une épice aromatique souvent utilisée dans la cuisine asiatique.

Les compléments à base de gingembre sont réalisés à partir des rhizomes. Le gingembre est vendu en poudre, en comprimés, sous forme d'extrait, de teintures et d'huile.

Traditionnellement, le gingembre était utilisé pour atténuer les nausées lors d'une grossesse (nausées matinales) ainsi que la nausée liée au mal des transports, à la chimiothérapie et à l'anesthésie lors d'une opération chirurgicale. Le gingembre peut également être utilisé pour traiter la douleur associée aux crampes menstruelles et à l'arthrite.

Le gingembre est considéré comme étant sans danger s'il est pris en petite quantité. Les effets secondaires, généralement légers, sont des flatulences, des ballonnements et des brûlures d'estomac notamment lorsqu'il est pris en poudre. Le gingembre est déconseillé pour traiter les nausées pendant une grossesse si vous souffrez de problèmes de coagulation ou avez fait des fausses couches.

Notre avis

Le gingembre obtient un feu vert, car les études ont montré qu'il était plutôt efficace pour réduire les nausées matinales, pour retarder les effets du mal des transports et accélérer le rétablissement par la suite. Les résultats sont également prometteurs dans le traitement des crampes menstruelles douloureuses. Le gingembre est généralement considéré sans danger lorsqu'il est pris en petites quantités sur une courte période. Des doses élevées peuvent provoquer des troubles abdominaux. Avant de prendre du gingembre pour prévenir les nausées associées à une grossesse, consultez votre médecin. Évitez le gingembre si vous prenez des anticoagulants, car il augmente les risques de saignements.

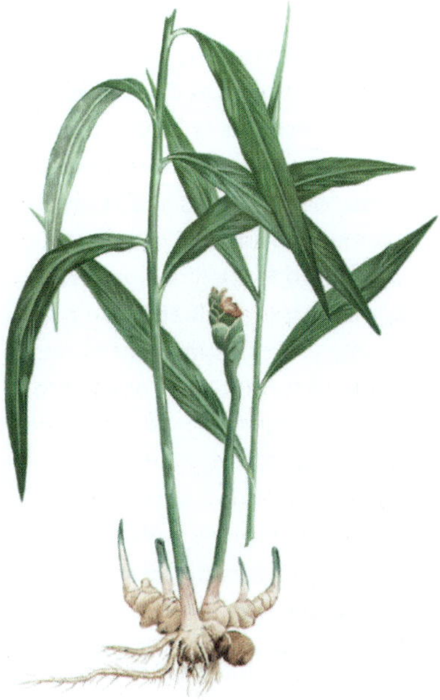

Ce que dit la recherche

Voici ce que suggère la recherche:

Arthrite
Les résultats sont mitigés quant à l'efficacité du gingembre dans le traitement de l'arthrose, de la polyarthrite rhumatoïde et des douleurs articulaires et musculaires. Certaines études suggèrent que le gingembre pourrait légèrement améliorer la douleur associée à l'arthrose. Toutefois, beaucoup de ces études sont de faible envergure. Par ailleurs, il n'existe pas suffisamment de preuves pour déterminer si le gingembre joue effectivement un rôle dans l'amélioration de la polyarthrite rhumatoïde. Par conséquent de plus amples études sont nécessaires.

Dysménorrhée
La recherche montre que le gingembre permet de réduire la douleur chez les femmes souffrant de crampes menstruelles douloureuses (dysménorrhée). Dans une analyse d'études à ce sujet, la prise de gingembre en poudre au cours des trois ou quatre premiers jours du cycle menstruel a permis de réduire jusqu'à 85 % les douleurs chez les femmes souffrant de dysménorrhée par rapport à un placebo.

Nausées
Les résultats sont mitigés quant à l'utilisation du gingembre dans le traitement des nausées. Les plus prometteurs peut-être concernent l'effet du gingembre sur les nausées en période de grossesse. Les études suggèrent que le gingembre pourrait aider à atténuer les nausées pendant la grossesse lorsqu'il est utilisé sur de courtes périodes. Toutefois, il peut falloir plusieurs jours avant que le gingembre ne fasse de l'effet.

Les résultats quant à l'efficacité du gingembre pour prévenir ou atténuer les nausées suite à une chimiothérapie et une anesthésie ne sont pas uniformes. Certaines études montrent que le gingembre réduit les nausées. Dans l'une d'elles, par exemple, les scientifiques ont trouvé que prendre du gingembre avant une intervention chirurgicale réduisait significativement les nausées post-opératoires et quelques essais ont montré que le gingembre permettait de contrôler les nausées après une chimiothérapie. Mais d'autres études ont mis en avant des résultats moins positifs.

En ce qui concerne le gingembre et le mal des transports, la recherche n'a encore rien trouvé de concluant. La plupart des études suggèrent que le gingembre n'empêche pas le mal des transports. De plus amples études sont donc nécessaires.

Compléments pour les lipides

Les lipides sont les graisses que l'on trouve dans le sang. Le lipide le plus connu est le cholestérol, mais il en existe d'autres. Le corps a besoin de lipides pour fonctionner correctement, mais en trop grande quantité ces lipides peuvent augmenter les risques de maladies cardiovasculaires. Il est possible de réduire les taux de lipides en suivant un régime alimentaire sain, pauvre en matières grasses, en faisant du sport régulièrement et en ayant un poids correct. Les traitements médicamenteux sont également souvent recommandés.

La recherche a montré que certains compléments alimentaires pouvaient permettre de stabiliser ou réduire les taux de lipides dans le sang. Deux de ces compléments sont les stérols de plante et la levure de riz rouge.

Stérols de plantes

Les stérols de plante bloquent l'absorption de cholestérol. Certaines huiles, oléagineux et fruits font cela de manière naturelle. Ces stérols sont également ajoutés à certains aliments comme les margarines, les jus d'orange et les yaourts à boire. Les compléments à base de stérols de plantes sont vendus sous forme de comprimés et de gélules.

Notre avis

Les compléments et les aliments enrichis en stérols de plante sont considérés sans danger et peuvent réduire les taux de cholestérol total et de lipoprotéine à basse densité (LDL), ou « mauvais » cholestérol. Deux à trois grammes de stérols de plante par jour sont bénéfiques.

Ce que dit la recherche

La recherche montre que les stérols de plante permettent de réduire jusqu'à 15 % les taux de cholestérol total et de cholestérol LDL. Certaines études montrent que les résultats pourraient être meilleurs pour ceux dont le taux de cholestérol LDL est très élevé par rapport à ceux dont le taux est normal ou limite.

Levure de riz rouge

La levure de riz rouge (*Monascus purpureus*) est le produit d'une levure qui a poussé sur le riz blanc. Le mélange de levure de riz rouge est un aliment de base en Asie, utilisé en médecine traditionnelle chinoise.

La levure de riz rouge contient plusieurs composés qui semblent réduire les taux de cholestérol. L'un de ces composés est la monacoline K, ingrédient que l'on retrouve dans la lovastatine, un hypocholestérolémiant.

Ne prenez pas de levure de riz rouge si vous prenez déjà un traitement contre le cholestérol. N'utilisez pas non plus ce complément en cas de grossesse ou d'allaitement. Utilisez la levure de riz rouge sous contrôle de votre médecin ou d'autres professionnels de santé.

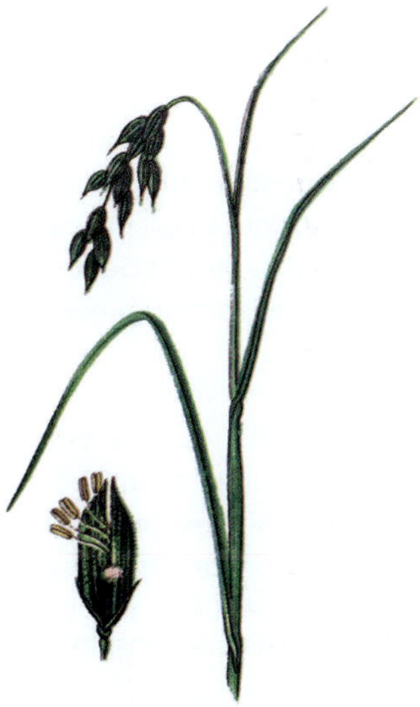

Notre avis

La levure de riz rouge contribue à réduire les taux de cholestérol. Bien que ce complément soit généralement considéré sans danger, il présente les mêmes effets secondaires que les statines, un hypocholestérolémiant.

Le seul avantage de la levure de riz rouge par rapport aux statines est le coût plus faible. La qualité et la quantité d'ingrédient actif dans un complément alimentaire ne sont cependant pas garanties. Certains produits à base de levure de riz rouge ne contiennent parfois que de très petites quantités de monacoline K et n'ont par conséquent que peu d'effet sur les taux de cholestérol.

Ce que dit la recherche

Plusieurs études indiquent que la levure de riz rouge contenant des quantités importantes de monacoline K peut réduire le taux de cholestérol total, le taux de lipoprotéine à basse densité ou « mauvais » cholestérol, et le taux de triglycérides.

Multivitamines : en avez-vous besoin ?

Un régime équilibré est le meilleur moyen de vous assurer de l'apport nécessaire en vitamines et minéraux. Toutefois, dans certains cas, des compléments contenant un ensemble de vitamines et de minéraux, communément appelé multivitamines, peuvent être adaptés.

Les multivitamines sont adaptées si vous ne consommez pas les portions recommandées de fruits, légumes et autres aliments sains ou si vous devez restreindre votre régime alimentaire à cause d'allergies ou d'intolérances alimentaires. Les multivitamines sont également recommandées pour les végétaliens qui ne consomment aucun produit animal. Ces personnes n'absorbent pas suffisamment de vitamines B12, de zinc, de fer et de calcium.

Si vous avez plus de 65 ans, il existe un ensemble de raisons qui font que vous n'absorbez pas nécessairement tous les nutriments dont vous avez besoin. Des multivitamines seront peut-être plus efficaces que des comprimés ne contenant qu'un seul nutriment.

Il est souvent recommandé aux femmes enceintes ou qui allaitent de prendre des vitamines supplémentaires. Consultez votre médecin pour voir ce que vous pouvez prendre.

Ce à quoi il faut faire attention
Lorsque vous choisissez une multivitamine, prenez en considération les éléments suivants :

Fer. Bien qu'un apport supplémentaire de fer soit conseillé lors d'une grossesse et en cas d'anémie ferriprive, une trop grande quantité de fer peut être toxique. Pour les hommes et les femmes postménopausées, il est sans doute préférable de prendre un comprimé contenant peu ou pas de fer c'est-à-dire au maximum 8 mg. Les formules seniors contiennent généralement moins de fer.

Vitamine B6 (pyridoxine). Des quantités adaptées de cette vitamine peuvent aider à réduire l'homocystéine dans le sang, facteur potentiel de risque d'infarctus. Les personnes âgées dont le régime alimentaire est peu varié n'absorbent sans doute pas suffisamment de vitamine B6. Par conséquent prendre une multivitamine qui en contient environ 2 mg peut être une bonne solution. Évitez les doses excessives, car un excès de vitamine B6 peut endommager les nerfs des bras et des jambes, ce qui est généralement réversible lorsque l'on arrête les compléments.

Vitamine B12. Des quantités appropriées de cette vitamine peuvent réduire le risque d'anémie et de dégénérescence maculaire liée à l'âge. Les personnes âgées n'absorbent généralement pas bien cette vitamine. Une multivitamine contenant au moins 2 microgrammes peut aider.

Vitamine D. Cette vitamine permet au corps de fixer le calcium et est essentielle au maintien de la solidité et de la densité osseuse. De nombreuses personnes âgées ne s'exposent pas assez régulièrement aux rayons du soleil et ont du mal à absorber le calcium. Par conséquent, prendre une multivitamine de 600 à 800 unités internationales (UI) devrait aider à améliorer la santé osseuse.

Vitamine E. Une analyse récente de la recherche indique que la prise quotidienne de vitamine E de plus de 400 UI, et et vraisemblablement déjà dès 150 UI, peut être dangereuse pour la santé. Consultez votre médecin avant de prendre des compléments de vitamine E.

5 choses à ne pas oublier

1. *Les multivitamines n'ont pas besoin d'être chères.* La plupart des produits génériques et marques de distributeurs conviennent.
2. *Recherchez sur l'étiquette la vérification par des tiers (USP ou NSF).* Cela signifie que le produit a été testé en laboratoire et répond aux normes de qualité (voir page 309). Cette indication n'est pas toujours présente en Europe.
3. *Cherchez une multivitamine qui contient un large éventail de vitamines et minéraux en quantités adaptées,* soit en principe 100 % de l'apport quotidien. Vérifiez la composition pour vous assurer qu'il n'y a pas une quantité trop importante d'un nutriment en particulier, ce qui peut être dangereux pour la santé. Dans la plupart des cas, si le comprimé n'excède pas 100 % de l'apport quotidien, il est considéré comme sans danger.
4. *Prenez votre multivitamine avec de la nourriture.* Si elle contient du fer, ne prenez pas de complément de calcium en même temps car le fer empêche l'absorption du calcium.
5. *Attention aux allégations comme formule antistress, dosage élevé, naturel ou à libération lente.* Ce sont souvent des stratégies de marketing pour faire augmenter le prix.

Compléments à éviter

Bien que certains compléments soient sans danger et sont prometteurs dans le contrôle et même la prévention de certains problèmes de santé, d'autres en revanche présentent des risques et doivent généralement être évités.

Kava

Le kava appartient à la famille du poivre et les rhizomes sont utilisés sous différentes formes pour traiter l'anxiété, l'insomnie et les symptômes de la ménopause. Selon certaines études scientifiques, le kava pourrait aider à contrôler l'anxiété, mais la Food and Drug Administration (FDA) américaine a publié une mise en garde stipulant que le kava pouvait gravement endommager le foie, provoquant notamment des hépatites, des insuffisances hépatiques et parfois la mort. Le kava peut également interagir de manière négative avec plusieurs médicaments dont les traitements pour la maladie de Parkinson.

Éphédra

Un autre complément à base de plantes dont il faut se méfier est l'éphédra. Son principal agent actif est l'éphédrine, connue pour stimuler le système nerveux et le cœur. L'éphédra a été utilisé comme ingrédient dans les compléments conçus pour aider à perdre du poids, stimuler l'énergie et améliorer la performance physique. Ces allégations de marketing ont rendu l'éphédra très attrayant auprès d'un grand nombre de personnes, mais la science ne soutient en rien ce phénomène.

Entre 1995 et 1997, la FDA a reçu plus de 900 rapports sur les effets potentiellement toxiques de l'éphédra. 37 incidents graves comme des accidents vasculaires cérébraux, des infarctus et la mort soudaine ont été rapportés. En été 2001, un défenseur des Minnesota Vikings[6] est mort lors d'un entraînement. Puis au printemps 2003, le lanceur des Baltimore Orioles[7], Steve Belcher, également. Des produits contenant de l'éphédra ont été reliés aux deux décès.

6 NDTR ; les Minnesota Vikings sont l'équipe de football américain de l'État du Minnesota

7 NDTR : les Baltimore Orioles sont l'équipe de baseball de la ville de Baltimore

En 2004, la FDA a interdit la vente de compléments alimentaire contenant de l'éphédra aux États-Unis. Il est toutefois important de noter que cette interdiction ne s'applique pas aux remèdes traditionnels chinois à base de plantes ou aux produits comme les infusions, qui sont réglementés comme des aliments conventionnels.

Orange amère

L'orange amère est un arbre dont l'huile est utilisée dans les aliments, les cosmétiques et les produits d'aromathérapie. Après l'interdiction de l'éphédra, de nombreux produits à base de plantes pour la perte de poids l'ont remplacé par des extraits concentrés d'écorce d'orange amère. Or, il est important de noter que l'orange amère contient de la synéphrine, agent identique au principal agent de l'éphédra. Il existe peu de preuves actuellement indiquant que l'orange amère soit moins dangereuse que l'éphédra ou que son ingestion permettrait une perte de poids permanente.

Yohimbe

L'écorce de yohimbe contient un agent appelé la yohimbine. En tant que complément alimentaire, l'écorce séchée de yohimbe se présente sous la forme d'infusion à boire. Un extrait d'écorce est également vendu sous forme de gélules ou de comprimés.

La yohimbine diminue la tension et augmente la circulation sanguine vers les organes génitaux. Traditionnellement, elle est utilisée en Afrique pour augmenter le désir sexuel. Aujourd'hui, elle est utilisée pour traiter les dysfonctionnements sexuels dont les troubles érectiles chez les hommes.

Une forme médicamenteuse de la yohimbine, le chlorhydrate de yohimbine, a été étudiée dans le traitement des dysfonctionnements érectiles et est considérée sans danger si pris sous contrôle médical.

Le yohimbe peut présenter de graves effets secondaires dont l'hypertension artérielle, des palpitations, une insuffisance rénale, des maux de tête, de l'anxiété, des étourdissements, des nausées, des vomissements, des tremblements et de l'insomnie. La plante peut être très dangereuse si prise en trop grande quantité et sur une période trop longue. Enfin, il est important de savoir que la quantité de yohimbine dans les compléments alimentaires varie considérablement et que certains produits n'en contiennent que très peu.

Spa : Revitaliser l'âme, le corps et l'esprit

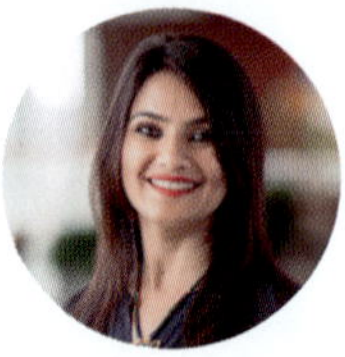

Dre Anjali Bhagra
Professeure de médecine interne, experte dans le domaine du stress et de la résilience

La Dre Bhagra est chargée de cours au sein du programme Médecine intégrative et santé de la Clinique Mayo, Rochester, Minnesota.

Rendez-vous avec la docteure Bhagra

Dans ce chapitre, vous allez découvrir les thérapies de remise en forme et comment leurs bienfaits particuliers vous permettent de vous sentir mieux et d'améliorer votre bien-être. Inclure les thérapies de remise en forme dans votre routine de bien-être peut être bénéfique pour trois raisons.

Tout d'abord, il n'y a rien de mal à aller dans un spa. Vous n'avez pas besoin d'un diagnostic médical pour y aller et vous n'avez pas non plus besoin d'une ordonnance. C'est un choix entièrement personnel, ce qui peut être très gratifiant. Ensuite, comme vous le verrez dans ce chapitre, la plupart des thérapies proposées dans les spas sont des traitements inoffensifs qui peuvent améliorer votre bien-être.

Enfin, la plupart des thérapies de remise en forme sont relaxantes et peuvent stimuler votre résilience. La résilience est la capacité à rebondir face aux difficultés de la vie. Il en existe quatre formes différentes :

- La résilience physique : être suffisamment fort et en bonne santé pour se remettre d'une maladie ou d'une blessure.
- La résilience émotionnelle : avoir des émotions positives et se remettre rapidement des émotions négatives.
- La résilience spirituelle : être capable de rester positif même face à une déception et à l'adversité.
- La résilience mentale : être capable de rester concentré face au stress.

En tant que médecin à la Clinique Mayo, j'essaie d'aider mes patients de deux manières différentes : traitement et guérison. Le traitement est très précis. Par exemple, je peux prescrire des antibiotiques pour traiter une pneumonie. Mais la guérison de cette pneumonie est bien différente. Une fois la pneumonie traitée par les antibiotiques, vous aurez peut-être encore à gérer les effets secondaires comme des douleurs thoraciques et de la toux. C'est là que les thérapies intégratives, et dans ce cas les thérapies de remise en forme, peuvent aider à guérir.

Vous avez le droit de faire les choix qui vous aideront à vous sentir bien et améliorer votre bien-être général. Les thérapies de remise en forme, ajoutées à votre routine de bien-être, vous y aideront.

Histoire du spa

Qu'imaginez-vous lorsque vous entendez le mot *spa* ? Le plaisir de se faire dorloter ? Ou peut-être êtes-vous tout simplement habitué à l'entendre à tout bout de champ pour les ongleries ou les toiletteurs pour chiens entre autres.

Qu'est-ce qu'un spa ?

La signification du mot *spa* est différente pour chacun, mais à l'origine le terme spa veut dire *sanitas per aquam*, soit la santé par l'eau.

Les services proposés dans les spas reposent sur des thérapies ayant prouvé leur efficacité pour améliorer la santé. Elles peuvent donc s'intégrer parfaitement dans un programme de bien-être personnel. Les spas, sont par essence, des lieux de repos, de santé, de rajeunissement de détente et de régénération grâce à l'eau sous toutes ses formes. Les spas existent partout dans le monde. Aux États-Unis, le premier spa a ouvert dans les années 1850 à Saratoga dans l'État de New York.

Bien que l'utilisation populaire du terme *spa* ait évolué dans le temps, le lien entre bien-être et soins balnéaire s'est renforcé ces dernières années. Les termes *bien-être* et *spa* sont même utilisés de manière interchangeable lorsque l'objectif d'un spa est d'aider à maintenir ou améliorer la santé.

Changement d'objectif

L'industrie du spa ne cesse d'évoluer ; par conséquent les spas mettent aujourd'hui davantage l'accent sur le bien-être et la santé intégrative, afin de se distinguer de la concurrence. L'intérêt grandit donc aux États-Unis où certains pensent que les spas relieront les soins et la prévention de la maladie, ou de manière plus générale la médecine traditionnelle et la médecine intégrative. Les spas qui souhaitent suivre cette tendance se concentrent donc prioritairement sur la relaxation et l'élimination du stress.

À ce jour, la cure thermale est souvent prescrite par les médecins européens pour des problèmes de santé précis et les études en confirment les vertus. La recherche récente montre également que les soins de remise en forme et de beauté, notamment l'hydrothérapie, aident à gérer les symptômes de la fibromyalgie. Les soins de remise en forme et de beauté sont également largement prescrits en Europe pour traiter les lombalgies.

Spa et bien-être

Vous avez déjà découvert dans ce guide tout ce que vous pouviez faire seul·e pour améliorer votre bien-être. C'est en cela que les soins de remise en forme et de beauté diffèrent. Un spa est sans aucun doute le seul endroit où quelqu'un s'occupe pour vous de votre bien-être, que vous fassiez un massage, un soin du visage ou autres. Dans un spa, un massage c'est une pause dans l'agitation de la vie, qui vous aide à recentrer votre énergie sur l'amélioration de votre bien-être. Par ailleurs, ces thérapies vous permettent également de recharger vos batteries, et vous encouragent ainsi à améliorer votre santé, votre bien-être et votre qualité de vie en général de manière différente.

Même si le mot *spa* a une signification différente pour chacun, les thérapies de remise en forme et de beauté peuvent vous aider à améliorer votre bien-être grâce à toute une série de techniques, certaines ayant déjà été abordées dans cet ouvrage. Vous allez en découvrir d'autres dans ce chapitre.

- **Massage.** Le massage est souvent proposé dans les spas avec ou sans aromathérapie. Outre les massages traditionnels qui n'utilisent pas d'eau, l'eau et même l'argile peuvent être utilisées lors d'un massage dans un spa. (Découvrez le massage et l'aromathérapie page 126).

- **Thérapies de relaxation.** De nombreux spas proposent différentes thérapies de relaxation. Comme se sentir mieux implique de trouver un équilibre entre le corps, l'esprit et l'âme, certains spas proposent des cours de méditation et la possibilité d'encourager un sentiment de relaxation en nourrissant son esprit. Les spas offrent la possibilité d'essayer ces techniques intégratives que vous pourrez ensuite utiliser chez vous si vous le souhaitez.

- **Aromathérapie.** L'aromathérapie utilise des huiles qui évoquent différents sentiments et sensations.

- **Acupuncture.** De nombreux spas proposent l'acupuncture pour atténuer le stress et réduire les douleurs. (Pour en savoir plus voir page 142)

- **Saunas.** (Voir ci-après dans ce chapitre)

- **Jacuzzi.** (Voir p 206 dans ce chapitre)

- **Soin de la peau.** (Voir page 210). Les spas proposent souvent un ensemble de soins de la peau dont les soins du visage et les manucures. Un soin de la peau dans un spa peut permettre de découvrir les autres services proposés et ainsi ce qui a commencé comme un simple soin de la peau peut être une entrée en matière pour d'autres techniques de bien-être auxquelles vous n'auriez peut-être pas pensé.

Comme pour tout traitement complémentaire, il est important de se rappeler que rien n'est jamais sans risque. Certains traitements cosmétiques peuvent être dangereux s'ils ne sont pas réalisés correctement. Attention aux bactéries ! Par conséquent il vaut peut-être mieux renoncer à certains traitements si vous avez une coupure ou une blessure.

Lorsque vous envisagez un soin de remise en forme et de beauté, vérifiez l'état de propreté des équipements. Les employés des spas doivent en principe utiliser des instruments neufs ou désinfectés sur vos mains et vos pieds. Ils doivent également utiliser différentes limes et coupe-ongles sur chaque personne.

En outre, sachez que les assurances maladie ne couvrent pas la plupart des massages et autres traitements et soins de beauté dans les spas, sauf dans certains cas.

Ce chapitre présente les soins de remise en forme et de beauté, en quoi ils consistent et ce qu'en dit la recherche actuelle. Voici un aperçu des services que vous pouvez trouver dans un spa et ce qu'il faut en savoir.

Saunas

Les saunas sont utilisés depuis des siècles mais portent des noms différents à travers le monde. Les Finlandais les appellent saunas. Les Indiens d'Amérique les appellent tentes de sudation. Les Russes les appellent *banias*. Peu importe leurs noms, ils ont une chose en commun : c'est un moyen de se sentir mieux grâce à la chaleur et à la sudation.

Les saunas peuvent détendre les muscles et provoquer une réaction identique à celle ressentie pendant un exercice physique modéré : une transpiration importante et une augmentation de la fréquence cardiaque.

Utilisez les saunas avec modération et précaution notamment si vous souffrez de diabète non stabilisé ou de maladie rénale, ou si vous venez de subir une chirurgie bariatrique (intervention de l'estomac pour perdre du poids). Si vous avez un problème cardiaque, la recherche recommande et met en garde à la fois contre le sauna. En effet, certaines études montrent que les saunas sont déconseillés pour les personnes souffrant de maladies comme l'angine de poitrine instable ou celles qui ont fait un infarctus. En revanche, d'autres études montrent que l'utilisation régulière du sauna permettrait d'améliorer les fonctions cardiaques.

Comme pour toute technique de médecine intégrative, discutez avec votre médecin de ce qui est le plus adapté à votre cas personnel.

Les saunas à la Clinique Mayo

La Clinique Mayo a étudié l'utilisation des saunas à infrarouge, différent des saunas traditionnels en ce qu'ils utilisent la lumière pour former la vapeur. Un sauna traditionnel utilise la chaleur pour réchauffer l'air, qui ensuite chauffe le corps. Le sauna à infrarouge chauffe directement le corps sans réchauffer l'air autour.

Comme pour le sauna traditionnel, le sauna à infrarouge provoque une réaction corporelle semblable à celle obtenue lors d'une activité physique modérée, mais à une température moins élevée. Ce qui fait que le sauna à infrarouge peut être une bonne alternative pour les personnes qui ne tolèrent pas la chaleur d'un sauna traditionnel et qui pourraient ainsi profiter de ses bienfaits. De plus amples recherches sont nécessaires pour confirmer ces bienfaits.

Notre avis

Plusieurs études se sont intéressées aux saunas à infrarouge pour traiter les problèmes de santé chroniques comme l'hypertension artérielle, l'insuffisance cardiaque congestive et la polyarthrite rhumatoïde et ont mis en lumière certains bénéfices. Toutefois, des études de plus grande envergure et plus rigoureuses sont nécessaires pour confirmer ces résultats, car la plupart des études étaient de faible envergure. Quoi qu'il en soit, si vous souhaitez explorer une alternative pour vous détendre, les saunas peuvent être un moyen tout à fait sûr. Discutez-en avec votre médecin pour vous assurer que c'est effectivement sans danger pour vous.

Ce que dit la recherche

Problèmes rhumatismaux
Les maladies rhumatismales comprennent un ensemble d'affections comme l'arthrite, le lupus et la fibromyalgie. Pour ces problèmes, les scientifiques ont montré que les saunas contribuaient à améliorer la mobilité articulaire et réduisaient la douleur. Dans une étude de faible envergure, notamment, les personnes souffrant de polyarthrite rhumatoïde ayant fait des saunas à infrarouge et infrarouge lointain (un type d'infrarouge de longueur d'onde spécifique) deux fois par

semaine pendant quatre semaines présentaient moins de raideurs.

Trouble du déficit de l'attention avec ou sans hyperactivité (TDAH)
Selon certaines recherches, les saunas peuvent aider les personnes souffrant de TDAH et autres troubles associés.

Asthme et bronchite
Les scientifiques ont montré que les saunas permettaient d'améliorer la respiration chez les personnes asthmatiques et souffrant de bronchite. Toutefois, il est déconseillé de faire un sauna pendant une infection respiratoire.

Bronchite pulmonaire chronique obstructive (BPCO)
Des scientifiques ont mené une étude de faible envergure sur une cohorte de 12 hommes néerlandais et ont découvert que des saunas réguliers amélioraient la fonction pulmonaire.

Rhume
La recherche montre que des personnes ayant été au sauna deux fois par semaine pendant six mois avaient moitié moins de chance d'attraper un rhume.

Maladies cardiovasculaires
Les saunas pourraient aider à traiter différentes formes de maladies cardiovasculaires. Les saunas à infrarouge et infrarouge lointain, par exemple, semblent avoir des effets bénéfiques sur la tension.

Douleur chronique
Des scientifiques ont étudié une cohorte de 46 personnes hospitalisées pour douleur chronique et ont montré que celles qui avaient utilisé un sauna à infrarouge ou infrarouge lointain cinq jours par semaine pendant quatre semaines montraient moins de signes de douleur. Deux ans plus tard, la plupart de celles qui avaient suivi ce traitement avaient pu retourner travailler.

Dépression
Dans une étude sur une cohorte de 28 personnes souffrant de dépression légère, celles qui avaient suivi un traitement de 20 saunas à infrarouge et infrarouge lointain sur quatre semaines présentaient moins de symptômes de dépression, avaient plus d'appétit et étaient plus détendus.

Jacuzzi et piscines d'eau chaude

Les jacuzzis font partie des soins balnéaires populaires. On trouve des jacuzzis dans les piscines, les spas et les hôtels. L'eau chaude détend les muscles contractés et atténue les tensions.

Il fut un temps où l'on pensait que les jacuzzis et les piscines d'eau chaude pouvaient être dangereux. Les scientifiques de la Clinique Mayo ont donc étudié une cohorte de 15 hommes atteints de coronaropathie stable et n'ont détecté aucun problème lors d'un bain de 15 minutes dans une eau à 40 °C.

Ils ont montré qu'un bain dans un jacuzzi avait des vertus identiques à celles de l'activité physique, avec toutefois un stress moindre pour le cœur. Un bain dans un jacuzzi augmente la fréquence cardiaque tout en faisant baisser la tension artérielle. Néanmoins, les jacuzzis ne sont pas nécessairement bons pour tout le monde. N'utilisez pas un jacuzzi si vous avez une blessure, souffrez de problèmes respiratoires graves ou êtes enceinte.

En outre, les jacuzzis peuvent être un réservoir à bactéries, certaines potentiellement pathogènes. L'eau peut également être à l'origine de maladies infectieuses. Dans une étude où 43 échantillons d'eau prélevés dans des bains à remous privés et publics ont été testés. Les scientifiques ont trouvé, dans les 43 échantillons, une prolifération bactérienne allant de légère à dangereuse. Les bactéries dans les jacuzzis peuvent causer des infections urinaires, des septicémies, des pneumonies et différents types d'infections cutanées.

Une autre maladie diagnostiquée par la Clinique Mayo et appelée poumon du jacuzzi, peut également être contractée dans un jacuzzi. Les symptômes, causés par une bactérie inhalée dans le jacuzzi, en sont la toux, de la peine à respirer et de la fièvre.

Bien que les jacuzzis présentent des vertus, il convient de rester prudent. Pour certains, une piscine chaude calme ou un bain chaud sont plus adaptés. L'eau chaude stimule la circulation sanguine vers les muscles contractés et les articulations rigides, contribuant ainsi à une détente en douceur pour plus de souplesse.

Notre avis

Comme pour toute thérapie, le jacuzzi a des effets à la fois positifs et négatifs. Si vous souhaitez essayer, discutez avec votre médecin, afin de vous assurer que cela ne présente aucun risque pour vous. Si c'est le cas, vous avez peut-être trouvé une nouvelle technique pour votre programme de bien-être

Ce que dit la recherche

Les études montrent que l'eau chaude permet de contrôler certaines maladies douloureuses. Voici ce que dit la recherche à ce sujet.

Arthrite et fibromyalgie
Les spécialistes de l'arthrite recommandent un bain d'eau chaude de seulement 20 minutes pour réduire la force de gravité comprimant les articulations, soutenir les membres douloureux, réduire le gonflement et l'inflammation et augmenter la circulation. L'eau chaude peut aider à réduire les douleurs et les raideurs causées par l'arthrite. Plusieurs études montrent que les personnes atteintes d'arthrite qui participent à un programme d'exercices en eau chaude deux à trois fois par semaine sont souvent capables de se déplacer plus facilement et ont beaucoup moins de douleurs. Ces programmes ont permis aux personnes de se sentir mieux moralement, de mieux dormir et ont été particulièrement efficaces pour les personnes en surpoids.

Fibromyalgie
Comme pour l'arthrite, les scientifiques ont montré que l'eau chaude atténuait la douleur associée à la fibromyalgie. Dans une étude, les scientifiques ont suivi 33 femmes pendant 12 semaines et ont montré que des exercices en piscine d'eau chaude, deux fois par semaine pendant 12 semaines, permettaient de réduire les douleurs. En fait, l'amélioration a été plus marquée chez les femmes plus âgées et chez celles dont la douleur était la plus intense.

Point de vue d'expert

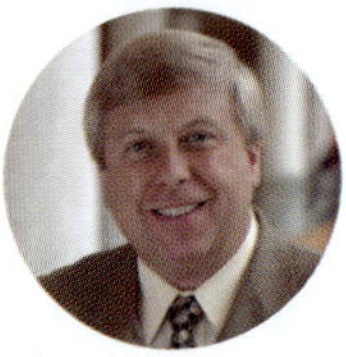

Pr Brent A. Bauer
Rédacteur médical du Guide de Médecine Intégrative de la Clinique Mayo

Outre son rôle de rédacteur médical de cet ouvrage, le Pr Bauer a plusieurs casquettes à la Clinique Mayo. Il est directeur de recherche en médecine intégrative et santé, ainsi que directeur médical du Spa « Rejuvenate » au sein du programme « Healthy Living » à la Clinique Mayo de Rochester dans le Minnesota

Pourquoi la Clinique Mayo est-elle équipée d'un spa ?
Nous cherchons tous toujours de nouvelles méthodes pour prévenir efficacement les maladies et promouvoir la santé, tout en soignant les maladies. La médecine intégrative fait pleinement partie de cette tendance. Ainsi, le programme « Healthy Living » de la Clinique Mayo à Rochester dans le Minnesota propose des programmes de bien-être, des formations pour apprendre à vivre sainement et des soins de remise en forme et de beauté, car ils participent tous au bien-être.

Pourquoi en particulier les soins de remise en forme et de beauté ?
Le Spa « Rejuvenate » qui a ouvert à la Clinique Mayo en 2014, propose un ensemble de thérapies intégratives dont le massage corporel, les traitements cosmétiques comme des soins du visage et des enveloppements, des manucures, pédicures et épilation à la cire. Le cadre est conçu pour être un endroit serein représentant l'essence même du bien-être et de ce que l'on imagine généralement d'un spa.

En quoi est-il différent des autres types de spas ?
Tous les spas n'ont pas nécessairement le même objectif que « Rejuvenate ». Dans le monde actuel, le terme spa est utilisé pour tout, des ongleries, aux toilettages pour chien.

Pour moi la signification du spa est bien plus traditionnelle. Ce sont des espaces où « vous venez prendre les eaux » ou comme on dit en Europe, « vous faites une cure ». Un spa peut être une technique ayant prouvé son efficacité, un ensemble d'activités et de thérapies conçues pour améliorer votre bien-être général personnel. C'est pour cette raison que la Clinique Mayo a ouvert le spa « Rejuvenate ».

La recherche médicale, comme les découvertes mentionnées dans cet ouvrage, a-t-elle joué un rôle dans la décision de la Clinique Mayo d'ouvrir un spa ?
La Clinique Mayo est un centre médical académique, il est donc normal

qu'après 15 ans de recherches nous ayons décidé d'ouvrir un spa sur le campus de Rochester, dans le Minnesota.

Les découvertes, comme celles décrites dans cet ouvrage, ont été incroyables. Par exemple, nous avons découvert que le massage permettait non seulement aux gens de se sentir mieux mais réduisait également le stress, améliorait le moral et permettait de traiter des problèmes médicaux répandus comme la lombalgie. En résumé, nous avons découvert que les soins de remise en forme et de beauté avaient beaucoup à offrir aux patients de la Clinique Mayo.

Proposer des services améliorant le bien-être comme le massage et l'acupuncture dans un spa permet de toucher plus de monde, ce qui est particulièrement important pour les patients et leurs familles qui viennent à Rochester pour des soins. Ils peuvent ainsi en profiter pour soulager leur stress et atténuer la douleur tout en améliorant leur qualité de vie en général.

Découvrez le spa « Rejuvenate » du programme de la Clinique Mayo « Healthy Living » sur *https://healthyliving.mayoclinic.org/services-/rejuvenate-spa.php.*

Trouver un spa près de chez vous

Un véritable centre de remise en forme et de beauté complet apporte des éléments de bien-être vous permettant d'atteindre vos objectifs en la matière. Si vous êtes prêt·e à franchir le pas, vous vous demandez peut-être comment trouver un spa qui réponde parfaitement à vos besoins et à vos préférences.

Le spa « Rejuvenate » du Healthy Living Center de la Clinique Mayo peut vous servir d'exemple dans votre recherche. Bien que le spa « Rejuvenate » soit plus un centre thermal qu'un centre de bien-être quotidien, il vous donnera des idées sur ce qui est important lorsque vous cherchez un spa près de chez vous.

Le spa « Rejuvenate » propose différents services dont les massages, les soins du visage et des traitements corporels. Par ailleurs, le spa « Rejuvenate » n'est pas un spa indépendant ; il fait partie intégrante du programme « Healthy Living » du Dan Abraham Healthy Living Center de la Clinique Mayo qui propose des cours de nutrition, d'activité physique, de relaxation, de gestion du stress, de résilience, de méditation ainsi que des cours particuliers sur la santé. Le spa « Rejuvenate » rassemble tout ce dont nous parlons dans cet ouvrage :

la gestion du stress par le massage ou la méditation, l'aromathérapie et le yoga ainsi que la possibilité de faire des exercices physiques et d'apprendre à mieux manger.

Si vous ne trouvez pas près de chez vous un centre de bien-être reposant sur les mêmes principes du bien-être que celui du programme « Healthy Living » de la Clinique Mayo, recherchez un endroit qui vous enseignera les compétences nécessaires pour faire les choses vous-même et qui propose également des massages ou des cours pour vivre plus sainement. En fonction de l'endroit où vous habitez, il vous faudra peut-être développer un programme à la carte.

Soins de la peau

Même si l'expression « dermatologie thermale » ne vous dit rien, ces techniques font typiquement partie de ce que l'on retrouve dans un spa.

La microdermabrasion, les traitements au laser, les traitements au botox, les manucures et pédicures font partie des soins de la peau proposés dans un spa. De tels services peuvent être une première étape vers le bien-être simplement parce qu'ils aident à se sentir mieux.

Ils peuvent vous permettre de découvrir d'autres offres de bien-être auxquels vous n'auriez peut-être pas nécessairement pensé. Si vous souhaitez faire une manucure ou une pédicure, trouvez un spa fiable qui utilise des techniques irréprochables et profitez de l'expérience. Pendant que vous y êtes, posez des questions sur les autres services ou thérapies qui pourraient améliorer votre bien-être. La pédicure ou la manucure que vous avez l'habitude d'apprécier ouvriront peut-être la porte à d'autres manières d'améliorer votre bien-être général.

Autres approches

Ce chapitre s'intéresse aux approches globales de la santé et de la guérison. Vous trouverez des informations sur des systèmes médicaux complets très différents de la médecine traditionnelle occidentale. Ces systèmes sont appelés « systèmes médicaux globaux », car ils sont utilisés pour expliquer, diagnostiquer et traiter les maladies.

Ce type de médecine se pratique dans différentes cultures et repose largement sur les coutumes traditionnelles, dont certaines sont millénaires.

Ces approches globales de santé et de guérison reposent sur la croyance que l'esprit et le corps sont intimement liés et que le corps à la capacité à s'autoguérir. Les traitements qui font partie de ces systèmes médicaux intégratifs que vous allez découvrir se concentrent sur la prévention et sur l'obtention d'un équilibre sain. Ces systèmes promeuvent un régime alimentaire, des exercices physiques, un sommeil de qualité et une routine quotidienne pour maintenir son bien-être et encourager la guérison.

La différence entre les systèmes médicaux intégratifs et la médecine conventionnelle est que les traitements sont individualisés. Des personnes présentant les mêmes symptômes ne recevront pas le même traitement. Ainsi, deux femmes ménopausées et souffrant de bouffées de chaleur peuvent consulter le même thérapeute de médecine chinoise traditionnelle. Toutefois, elles recevront des formes d'acupuncture différentes et différentes plantes en fonction de leur diagnostic individuel.

À ce jour, la recherche s'est principalement concentrée sur l'étude des composantes individuelles de ces systèmes médicaux et non sur le système dans son entier, ce qui est plus complexe. En effet, il existe des études validant l'utilisation de l'acupuncture dans la gestion de la douleur, des nausées et des vomissements. Mais l'acupuncture n'est qu'un aspect de la médecine chinoise traditionnelle.

La recherche sur l'efficacité des systèmes médicaux complets est en cours et les résultats attendus avec impatience. Pour le moment, découvrez les résultats de la recherche la plus récente et les informations générales sur ces approches de la médecine intégrative.

Ayurvéda

L'ayurvéda, qui signifie « science de la vie », est apparu en Inde il y a des milliers d'années et est considéré comme l'un des plus anciens systèmes de technique médicale au monde. Selon les théories de base de la médecine ayurvédique, toutes les formes de vie sont des combinaisons des trois éléments énergétiques : le vent, le feu et l'eau. Lorsque ces éléments sont équilibrés, la personne est en bonne santé ; lorsqu'ils sont déséquilibrés, le corps est affaibli et sujet aux maladies.

Pour rétablir l'harmonie et l'équilibre et ainsi traiter la maladie, les praticiens en médecine ayurvédique utilisent les thérapies suivantes :

- les lavements, le jeûne ou l'utilisation de certains aliments ou métaux pour éliminer les impuretés et nettoyer l'organisme ;
- les exercices de respiration, les plantes et certains aliments pour réduire les symptômes ;
- le massage des « points vitaux » du corps, où est stockée l'énergie vitale, pour réduire la douleur et la fatigue et améliorer la circulation ;
- les thérapies comme le yoga et la méditation pour réduire l'inquiétude et l'anxiété et stimuler l'équilibre et l'harmonie.

En Inde, la médecine ayurvédique est toujours pratiquée par la majorité de la population, même si elle cohabite avec la médecine occidentale. Selon la National Health Interview Survey de 2012, près de 250 000 adultes américains avaient utilisé la médecine ayurvédique l'année précédente.

Les éléments corporels

La médecine ayurvédique repose sur des croyances bien précises quant au fonctionnement du corps humain.

Prana

Selon la médecine ayurvédique, le corps humain abrite une énergie vitale appelée *prana*. Prana, semblable au *chi* de la médecine chinoise traditionnelle et au *ki* de la médecine japonaise traditionnelle, est la base de la vie et de la guérison.

Doshas

L'énergie vitale qui circule dans tout le corps est influencée par des éléments appelés *doshas*. Les dosha contrôlent les activités de base de l'organisme et sont à l'origine d'importantes caractéristiques individuelles. Selon la croyance ayurvédique l'équilibre des doshas est nécessaire à la santé.

Chaque dosha est composé d'une combinaison d'éléments de base : l'espace (éther), l'air, le feu, l'eau et la terre. Ces éléments représentent les qualités subtiles de l'énergie vitale et la manière dont elle s'exprime dans notre corps.

Les doshas sont influencés par le régime alimentaire, l'activité et les processus corporels et sont sans cesse formulés et reformulés.

Un déséquilibre dans un des doshas produira des symptômes liés à ce dosha en particulier, qui seront différents des symptômes produits par le déséquilibre d'un autre dosha.

Pakriti

Pour chaque personne, certains doshas sont dominants et déterminent sa «constitution». En ayurvédique le terme désignant la constitution est *pakriti.*

La constitution fait référence à l'état de santé général, la propension ou non du corps à être en déséquilibre et sa capacité à résister ou se rétablir de la maladie. Selon la croyance ayurvédique, la constitution demeure la même tout au long de la vie.

Notre avis

Certains traitements utilisés en médecine ayurvédique, comme le yoga, le massage ou la méditation semblent sans danger et peuvent être efficaces.
Essayer l'ayurvéda présente peu de risque. Toutefois, les études scientifiques de qualité sur les pratiques ayurvédiques sont limitées. Les thérapies, notamment celles impliquant l'utilisation de plantes et de métaux, ne sont pas suffisamment étayées par la recherche scientifique pour être recommandées.
Par ailleurs, les médicaments ayurvédiques peuvent parfois être toxiques pour le corps. Les ingrédients n'ont pas été suffisamment étudiés. Par conséquent assurez-vous de consulter votre médecin avant d'essayer des compléments ayurvédiques et ne les utilisez que sous étroite surveillance médicale.

Détails sur les doshas

Chaque dosha présente des caractéristiques physiques et psychologiques essentielles.

- **Le dosha Vata.** Il contrôle les mouvements et les processus corporels essentiels comme la division cellulaire, le cœur, la respiration et l'esprit. Il peut être déséquilibré si vous vous couchez tard.
- **Le dosha Pitta.** Il contrôle les hormones corporelles et le système digestif. Lorsqu'il est déséquilibré, la personne peut ressentir des émotions négatives ou des symptômes digestifs.
- **Le dosha Kapha.** Il contribue à maintenir la force, l'immunité et contrôle la croissance. Les personnes dont le Kapha est le dosha principal sont plus vulnérables au diabète, au cancer, à l'obésité et aux maladies respiratoires.

Ce que dit la recherche

Maladies cardiovasculaires

Dans leur recherche sur différents aspects des maladies cardiovasculaires, les scientifiques ont découvert que :

- La préparation à base de plantes et de minéraux appelée *abana*, réduirait la fréquence et la gravité des douleurs provoquées par l'angine de poitrine.
- La poudre d'écorce appelée *terminalia arjuna* pourrait atténuer les douleurs thoraciques après un infarctus, et semble efficace dans le traitement de l'insuffisance cardiaque congestive.
- Le remède ayurvédique traditionnel à base de plante MAK-4 pourrait être utile pour prévenir les effets de la lipoprotéine à basse densité (LDL) ou « mauvais » cholestérol, qui contribue aux maladies cardiovasculaires.

Fonctions cognitives

La plante brahmi pourrait améliorer la mémoire et les fonctions cognitives.

Diabète

Bien qu'une série de plantes et de préparations à base de plantes pourraient aider à contrôler et même prévenir le diabète, les études sur les médicaments ayurvédiques produisent des résultats mitigés.

Maladies neurodégénératives

Même si de plus amples études sont nécessaires, l'Ashwagandha, racine de la *Withania somnifera*, pourrait aider dans le traitement de la maladie d'Alzheimer et dans les blessures de la colonne vertébrale, ainsi que dans les maladies de Parkinson et de Huntington.

Vitiligo

La poudre de racine du *Pricrorhiza kurroa* pourrait aider à traiter le vitiligo, une maladie cutanée.

Obésité

Certaines recherches montrent que la plante ayurvédique *Guggulu* (Medohar) pourrait aider à faire perdre du poids, mais de plus amples études sont nécessaires pour confirmer ces résultats.

Arthrite

Certaines préparations ayurvédiques à base de plantes semblent être efficaces pour traiter l'arthrose notamment celle du genou. Selon certaines études, la formule RA-11 et le *Curcuma longa* (curcuma) pourrait également réduire le gonflement des articulations dans la polyarthrite rhumatoïde, mais d'autres études n'ont mis en avant aucun bénéfice.

Les herbes chinoises se présentent généralement sous forme d'infusions, de gélules, d'extraits liquides, de granules ou de poudres, mais les herbes séchées et brutes employées il y a des siècles sont toujours utilisées. Il existe au total plus de 2000 herbes chinoises.

Notre avis

En Chine, plus de la moitié de la population continue d'utiliser les préparations traditionnelles à base de plantes. La médecine traditionnelle chinoise fait partie du système de santé du pays et est utilisée en association avec la médecine moderne. Aux États-Unis, l'utilisation de cette médecine prend de l'ampleur, les personnes choisissant certains aspects de cette médecine et les utilisant de manière isolée. Les techniques comme l'acupuncture, le massage et la manipulation peuvent être utiles dans le traitement de certains problèmes. Quelques herbes chinoises sont également utilisées pour traiter les maladies cardiovasculaires et les effets secondaires du cancer. Mais elles doivent être utilisées avec précaution, car elles peuvent être très puissantes et certaines sont même dangereuses. L'éphédra (ma huang), principal ingrédient actif de nombreux produits naturels amaigrissants, aurait provoqué le décès de 22 personnes et serait à l'origine de 800 cas d'intoxication.

Ce que dit la recherche

L'acupuncture est l'aspect de la médecine traditionnelle chinoise qui a été le plus étudié. Seules quelques études ont été conduites sur les herbes chinoises, car la plupart d'entre elles sont utilisées en association avec d'autres et non seules, ce qui les rend plus difficiles à étudier.

Maladies auto-immunes et inflammatoires

L'herbe chinoise appelée « vigne du tonnerre divin » semble atténuer les symptômes de la polyarthrite rhumatoïde, notamment les douleurs et gonflements des articulations. Elle semble également améliorer le fonctionnement physique. Les scientifiques ont montré que prendre cette plante en association avec des anti-inflammatoires non stéroïdiens atténue encore davantage les symptômes. Toutefois, elle peut avoir un impact sur le système immunitaire et diminuer la densité minérale osseuse.

Cancer

Certaines études suggèrent que les herbes chinoises pourraient réduire les tumeurs, diminuer les effets secondaires et améliorer la réponse au traitement. Mais ces études ne sont pas de très bonne qualité.

Maladies cardiovasculaires
Des formules à base d'herbes chinoises sont prises pour réduire les symptômes de l'angine de poitrine, stabiliser les arythmies cardiaques et améliorer le fonctionnement cardiaque et la composition sanguine. Même s'il existe quelques preuves des bienfaits potentiels, les études sont limitées et mal conçues.

Arthrose du genou
Une étude récente montre que le Tai Chi, thérapie chinoise, traite aussi efficacement les symptômes de l'arthrose du genou chez les personnes d'un certain âge qu'une physiothérapie classique.

Acupression

L'acupression repose sur les mêmes principes que l'acupuncture. Toutefois, au lieu d'insérer des aiguilles, le·la thérapeute applique une pression physique sur des points spécifiques à la surface du corps en utilisant un doigt, la main, le coude ou un appareil. L'objectif est de rétablir la circulation de l'énergie vitale ou *chi*.

Certaines personnes utilisent l'acupression comme technique de relaxation, mais elle est également utilisée pour traiter un ensemble de problèmes dont les douleurs musculo-squelettiques et les tensions, la dépression, l'anxiété, les troubles du sommeil, les céphalées et les nausées.

Il existe plusieurs études scientifiques prouvant l'efficacité de l'acupression appliquée sur un point précis du poignet appelé le point P6 pour prévenir et traiter les nausées associées à la chimiothérapie et la chirurgie ainsi que les nausées matinales pendant une grossesse. Pour certains également, l'acupression du poignet est utile en cas de mal des transports. Le point P6 se trouve à trois largeurs de doigts de la première pliure du poignet.

Notre avis

L'utilisation d'un bracelet d'acupression avec un bouton stimulant le point P6 du poignet est une bonne stratégie d'auto-soin si vous êtes intéressé·e par cette méthode.

Ce que dit la recherche

Bien que de plus amples études soient nécessaires, la recherche montre que l'acupression peut aider à traiter certains problèmes de santé.

Douleurs dorsales

Selon les scientifiques, l'acupression réduit considérablement la douleur et le handicap chez les personnes souffrant de lombalgie chronique par rapport à la physiothérapie. Selon d'autres études, combiner l'acupression et l'aromathérapie à un traitement conventionnel réduit la douleur et améliore la mobilité chez les personnes souffrant de lombalgie.

Nausées et vomissements

Une étude de 20 essais cliniques montre que l'acupression permet de réduire les nausées et les vomissements post-opératoires. Cependant, d'autres études montrent qu'elle ne permet pas de réduire ces symptômes. S'agissant des nausées matinales, les bracelets d'acupression ne seraient pas plus efficaces qu'un placebo, mais certaines femmes les trouvent utiles.

Eczéma

Parmi les formes de thérapies intégratives étudiées pour traiter l'eczéma (dermatite atopique), une étude a montré que quatre semaines d'acupression réduisaient les démangeaisons et la desquamation.

Crampes menstruelles

Bien que la recherche sur l'effet de l'acupression sur les crampes menstruelles soit limitée, il semblerait que l'acupression soit plus efficace qu'un placebo pour atténuer les crampes menstruelles.

Réflexologie

La réflexologie est basée sur une théorie selon laquelle certaines zones spécifiques de la plante du pied correspondent à d'autres parties du corps, comme la tête, le cou ou les organes internes.

Les réflexologues utilisent des cartes du pied pour les guider dans leur massage, puis appliquent des pressions manuelles variées sur certains points du pied afin d'agir sur un problème sur une autre partie du corps. Ils utilisent parfois des objets comme des balles en caoutchouc, des élastiques ou des bâtons en bois pour les aider dans leur travail. Cette technique a été développée par le Dr William Fitzgerald au début du XXe siècle.

La réflexologie est principalement pratiquée pour traiter un ensemble de problèmes. Cependant, des réflexologues affirment pouvoir diagnostiquer certaines maladies en fonction de l'état de la plante des pieds d'une personne.

La réflexologie est parfois associée à d'autres thérapies manuelles et peut être proposée par les chiropracteurs et physiothérapeutes.

Notre avis

La réflexologie est relativement sans danger, et le massage de la plante du pied peut être agréable. Toutefois, il existe peu de preuves scientifiques indiquant que cette thérapie puisse traiter différentes maladies ou symptômes, comme le revendiquent les réflexologues. La théorie qui sous-tend la réflexologie est difficile à appréhender pour la plupart des médecins conventionnels.

Ce que dit la recherche

Malgré les quelques études existantes sur la réflexologie, de plus amples études restent nécessaires. Voici les résultats les plus récents qui nécessitent cependant d'être confirmés :

Anxiété
Les résultats préliminaires indiquent que la réflexologie pourrait aider à la relaxation.

Symptômes de la ménopause
La recherche préliminaire montre que la réflexologie pourrait réduire certains symptômes de la ménopause, mais cette diminution n'est pas significative.

Douleur
Certaines études ont montré que la réflexologie pourrait réduire les douleurs associées aux céphalées et autres maux de tête, ainsi que les douleurs liées au cancer. Mais cela ne serait que de courte durée.

Technique Alexander

La technique Alexander tient son nom de Frederick Matthias Alexander, acteur anglo-australien qui croyait en un lien entre la posture, les mouvements du corps et les problèmes physiques. La technique Alexander permet de prendre conscience de sa posture et des mouvements corporels.

Au contraire d'autres approches du mouvement comme le yoga ou le Pilates, la technique Alexander n'est pas un ensemble d'exercices. C'est en fait un moyen de prendre davantage conscience de la manière dont nous bougeons pour améliorer la coordination et ainsi faire de l'exercice de manière plus efficace. La technique Alexander est utilisée pour atténuer la douleur, prévenir les blessures et améliorer le fonctionnement physique.

Notre avis

La technique Alexander est relativement populaire. Pour les dorsalgies et les cervicalgies, les preuves scientifiques actuelles indiquent qu'elle peut être utile, mais pour d'autres zones les études sont insuffisantes pour confirmer son utilité. Bien que peu de données soient disponibles sur son efficacité, les risques sont minimes. Si vous estimez qu'elle peut améliorer votre coordination ou soulager certains symptômes comme les douleurs chroniques, parlez-en avec votre médecin.

Ce que dit la recherche

Dans de nombreux cas, il n'existe pas assez d'études de bonne qualité pour confirmer l'efficacité de la technique Alexander comme traitement des problèmes de santé pour lesquels elle est utilisée. Parmi les études effectivement menées jusqu'ici, voici ce que les scientifiques ont trouvé :

Douleur
Une étude menée auprès de 500 adultes a montré que la technique Alexander réduisait les douleurs cervicales par rapport à des soins conventionnels. Une étude auprès de près de 600 adultes souffrant de lombalgie récurrente a montré que cette technique permettait de réduire le nombre de jours au cours desquels les personnes ressentaient des douleurs.

Mobilité et risque de chute
Une étude auprès de 120 adultes malvoyants de plus de 50 ans a montré que cette approche améliorerait la mobilité et permettrait de réduire le risque de chute.

Autres problèmes
Parmi les autres domaines qui ont été étudiés, on trouve l'équilibre, la dorsalgie, les douleurs chroniques dues à l'articulation temporo-mandibulaire (ATM), la maladie de Parkinson et les fonctions pulmonaires. Des études

de meilleure qualité sont nécessaires pour déterminer l'efficacité de la technique Alexander dans le traitement de ces pathologies ainsi que d'autres problèmes de santé.

Méthode Feldenkrais

La méthode Feldenkrais utilise des mouvements doux pour accroître la souplesse et la coordination. Bien que semblable au yoga, la méthode Feldenkrais n'a pas pour objectif des positions correctes, mais plutôt des mouvements corporels habiles, indolores et efficaces. L'objectif est de créer une prise de conscience et une qualité de mouvements grâce aux réponses du corps, et non par rapport à des postures prédéfinies. Lors de séances de groupe, qui peuvent faire partie de séances de physiothérapie ou d'ergothérapie, le·la thérapeute enseigne une série de mouvements – s'asseoir sur une chaise, se coucher ou se lever – qui évoluent en amplitude et en complexité.

Notre avis

Comme pour la technique Alexander, cette forme de thérapie par le mouvement présente peu de risques. Si vous estimez qu'elle peut améliorer un problème musculo-squelettique ou les symptômes d'une autre maladie, essayez-la. En termes d'efficacité, il n'existe pas suffisamment d'études pour permettre de tirer des conclusions définitives.

Ce que dit la recherche

Comme pour d'autres formes de médecine intégrative, la méthode Feldenkrais n'est pas considérée comme une cure, mais peut être recommandée en association avec des traitements médicaux conventionnels. La méthode Feldenkrais a été utilisée pour traiter un ensemble de maladies et troubles comme les douleurs chroniques, les problèmes liés au stress, la sclérose en plaques, les dorsalgies et les lombalgies, les spasmes musculaires et la fibromyalgie. Mais dans tous ces cas, de plus amples études sont nécessaires pour déterminer si cette méthode est efficace. Voici quelques résultats de recherche actuels :

Maladie de Parkinson
Dans une étude de faible envergure auprès d'adultes âgés de 50 à 70 ans et atteints de la maladie de Parkinson, des exercices de la méthode Feldenkrais réalisés deux fois par semaine semblent améliorer la qualité de vie.

Douleurs cervicales et de l'épaule
Dans une autre étude de faible envergure, cette fois-ci auprès de femmes d'une trentaine, quarantaine et cinquantaine d'années souffrant de douleurs des cervicales et de l'épaule, celles utilisant la méthode Feldenkrais disent ressentir moins de douleur.

Mobilité chez les personnes âgées
Un petit groupe d'adultes de 70 ans et plus ayant suivi un programme de cinq semaines de la méthode Feldenkrais auraient vu leur équilibre et leur mobilité s'améliorer en participant à ce programme trois fois par semaine.

Toucher thérapeutique

Le toucher thérapeutique est une technique non invasive qui utilise le pouvoir du toucher pour influencer l'énergie d'une personne. L'objectif est d'améliorer la santé physique, mentale, émotionnelle et spirituelle en aidant la personne à s'auto-guérir. Il est semblable au *reiki*.

Lors d'une séance de toucher thérapeutique, le·la thérapeute déplace ses mains à quelques centimètres au-dessus du corps du patient, afin d'évaluer l'état énergétique du patient. Puis le·la thérapeute touche doucement le patient en différents points d'énergie du corps de manière à déplacer son énergie vers le patient, renforçant et réorientant la circulation de l'énergie du patient à l'intérieur et autour de son corps. Le but est d'encourager les processus d'auto-guérison du corps en débloquant le courant d'énergie. Certaines personnes ayant participé à une séance de toucher thérapeutique ont affirmé que ce traitement avait modifié leur humeur de façon positive, réduit leurs douleurs et leur d'anxiété et leur avait procuré un plus grand sentiment de bien-être. Une séance dure généralement entre 20 et 30 minutes.

Les défenseurs du toucher thérapeutique affirment que cette technique est efficace pour traiter les problèmes liés au stress et les maladies cardiovasculaires, qu'elle améliore le système immunitaire, aide au rétablissement postopératoire, permet d'approfondir les liens spirituels, accompagne les soins en cas de cancer et permet d'atténuer la douleur. Cependant, il n'existe à ce jour aucune donnée pour confirmer ces allégations.

Notre avis

Il est entendu que certaines personnes pensent que le toucher thérapeutique est bon pour la santé et le bien-être. Cependant, en dehors de la détente il n'existe que très peu de preuves scientifiques affirmant qu'il permet d'améliorer la santé même s'il est utilisé pour de nombreuses maladies. Ceci étant dit, le toucher thérapeutique est relativement sans danger, c'est donc à vous de décider si vous voulez essayer cette thérapie en fonction de vos convictions personnelles.

Ce que dit la recherche

De nombreuses petites études sur le toucher thérapeutique suggèrent son efficacité dans le traitement de différents problèmes de santé. Dans une étude récente, les scientifiques ont montré que le personnel infirmier prodiguant le toucher thérapeutique trouvait des vertus à cette thérapie pour eux-mêmes tout comme pour ceux qui la recevaient. Une autre étude a montré que les enfants hospitalisés de manière régulière bénéficiaient également des bienfaits du toucher thérapeutique. Et bien que de plus amples études soient nécessaires, la recherche préliminaire montre que le toucher thérapeutique est efficace pour traiter la douleur, l'anxiété, la fatigue et détend ceux qui ont subi une chirurgie en ambulatoire et d'autres types d'interventions chirurgicales et médicales.

Il existe quelques exemples anecdotiques étonnants sur l'efficacité du toucher thérapeutique. Toutefois, de plus amples études sont nécessaires pour confirmer ces résultats.

Reiki

Reiki vient des mots japonais *rei*, signifiant esprit universel, et *ki* (ou *chi*) qui veut dire énergie vitale. Comme pour d'autres thérapies énergétiques, les thérapeutes en reiki pensent que les perturbations des systèmes énergétiques du corps peuvent provoquer la maladie et qu'en améliorant la circulation et l'équilibre énergétique, il est possible de soigner et de maintenir en bonne santé.

Le·la thérapeute utilise ses mains pour augmenter la quantité de *ki* à l'intérieur et autour du·de la patient·e. Il existe de nombreuses formes de reiki.

Une séance de reiki dure généralement de 30 à 90 minutes. Pendant une séance, la personne entièrement habillée est soit assise soit allongée. Le·la thérapeute place ses mains sur ou à quelques centimètres au-dessus de son corps. Il existe entre 12 et 15 positions reiki des mains. Chaque position est maintenue jusqu'à ce que le·la thérapeute sente que le flux d'énergie a ralenti ou s'est arrêté, généralement au bout de 2 à 5 minutes.

Après une séance, les patients décrivent parfois un sentiment profond de relaxation accompagné d'un sentiment de bien-être. Ils parlent également de sensations de chaleur, de fourmillements, de somnolence et disent se sentir rafraîchis.

Le reiki est utilisé pour traiter le stress, la douleur, l'anxiété, la fatigue, les nausées suite à une chimiothérapie et la dépression ainsi que pour améliorer le bien-être.

Notre avis

Comme pour le toucher thérapeutique, les vertus associées au reiki proviennent probablement de sa capacité à stimuler la relaxation. Cette thérapie présente peu, voire pas de risque pour la santé. Mais il existe également peu de preuves scientifiques quant à son efficacité pour le traitement de problèmes spécifiques. C'est donc à vous de décider si cela vaut la peine d'essayer.

Ce que dit la recherche

Le reiki est proposé dans le traitement de nombreuses maladies et problèmes de santé. Toutefois la recherche est limitée. Certaines études montrent que le reiki pourrait avoir un effet sur la tension artérielle et la fréquence cardiaque. Des études préliminaires soutiennent également l'utilisation potentielle du reiki pour les problèmes liés à la douleur, au stress, à l'anxiété et à l'humeur.

Thérapie intégrative pour traiter des pathologies communes

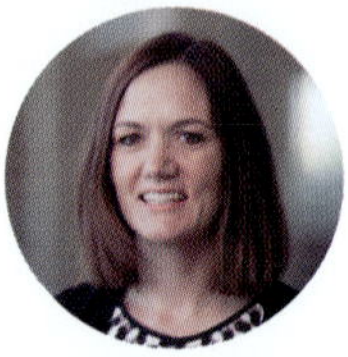

Dre Denise M. Millestine
Médecine interne

La Dre Millestine travaille au centre de santé de la femme de la Clinique Mayo de Scottsdale en Arizona et est membre du corps professoral du Centre de Médecine Intégrative de l'Université d'Arizona, à Tucson, Arizona.

Rendez-vous avec la docteure Millestine

Nous sommes tous à un moment ou à un autre confrontés à un problème de santé et à des symptômes. Les systèmes de soins actuels incitent les personnes à s'orienter vers les médecins conventionnels qui sont formés en pharmacologie, procédures et thérapies utilisées pour inverser, stabiliser ou améliorer ces problèmes de santé.

Par exemple, imaginons que votre main vous fasse souffrir à cause de votre arthrose et que vous n'arriviez pas à dormir. Votre médecin, formé à la médecine conventionnelle, vous prescrira deux médicaments ou plus. En revanche, un médecin formé à la médecine intégrative envisagera un éventail plus large de thérapies. En plus du traitement conventionnel, un spécialiste en médecine intégrative pourra également suggérer des modifications dans votre alimentation, des exercices, des techniques esprit corps, de l'acupuncture, des compléments ou des plantes. Il s'agit là d'un exemple de la manière dont la médecine intégrative met l'accent sur l'amélioration de la santé et sur le traitement des problèmes de santé chroniques en insistant sur différents aspects du bien-être dont le régime alimentaire, l'activité physique, la diminution du stress et le maintien du lien avec autrui.

La recherche scientifique visant à prouver l'efficacité et l'innocuité de la médecine intégrative est toujours en cours, mais elle s'intensifie. Le défi est de trouver les traitements qui soient les plus bénéfiques et les moins nocifs tout en évitant les plus risqués et les moins bénéfiques. C'est en cela que votre médecin peut être utile.

Ce chapitre passe en revue huit pathologies courantes bénéficiant d'une recherche solide quant à l'utilisation de la médecine intégrative. Pour chaque pathologie nous aborderons les options à la fois conventionnelles et intégratives. Vous découvrirez les preuves scientifiques actuelles et les recommandations ainsi que les mises en garde le cas échéant. En suivant la même approche pour d'autres problèmes de santé, vous devriez pouvoir mettre en place une approche saine pour évaluer de nouvelles thérapies avec votre médecin lorsqu'elles se présenteront.

Je vous souhaite une bonne santé !

Arthrite

Lorsqu'il est question d'arthrite, on pense immédiatement douleurs et raideurs articulaires, ce qui est tout à fait exact. Ce sont là les symptômes types de l'arthrose et de la polyarthrite rhumatoïde, les deux formes d'arthrite les plus répandues (il en existe en fait plus d'une centaine).

L'arthrite est la principale cause d'incapacité aux États-Unis. Plus de 50 millions d'Américains souffrent d'une forme ou d'une autre d'arthrite et d'ici 2040, selon certains experts, plus de 78 millions de personnes seront diagnostiquées.

L'arthrose est connue comme étant l'arthrite de l'usure. Elle consiste en l'usure du cartilage resistant lubrifié qui recouvre généralement les extrémités des os dans les articulations. La polyarthrite rhumatoïde est causée par une réponse anormale du système immunitaire, provoquant une inflammation de la membrane des articulations. L'arthrite touche des personnes de tout âge, mais elle est plus courante chez les personnes âgées. Les femmes, probablement pour des raisons hormonales, présentent un risque plus élevé de polyarthrite rhumatoïde que les hommes.

La population blanche présente un risque plus élevé de développer de l'arthrite que les populations noire, asiatique, hispanique et autres minorités. Par ailleurs, les personnes qui ont plus de 5 kg en trop présentent un risque accru, notamment d'arthrite des genoux. Des blessures articulaires passées peuvent également augmenter les risques d'arthrose.

Traitement conventionnel de l'arthrose

Il n'existe aucun médicament connu pour l'arthrose, mais certains traitements sont disponibles pour réduire la douleur et conserver un mouvement articulaire. Le traitement conventionnel type consiste en un ensemble de thérapies qui peuvent inclure un traitement médicamenteux, des auto-soins, de la physiothérapie et de l'ergothérapie. Dans certains cas, la chirurgie peut être nécessaire.

Traitements médicamenteux

Des médicaments sont utilisés pour traiter la douleur et l'inflammation légère de l'arthrose afin d'améliorer les mouvements articulaires. Il s'agit de traitements topiques et par voie orale. Parmi les antalgiques topiques sans ordonnance, on trouve des applications chaudes et des préparations contenant de la capsaïcine, crème fabriquée à partir du piment de Cayenne.

Les médicaments sans ordonnance comme le paracétamol, l'ibuprofène et le naproxène sodique peuvent suffire pour soulager une arthrose légère, mais il existe également des médicaments plus puissants : le tramadol, les antalgiques et certains antidépresseurs.

Votre médecin peut également occasionnellement proposer une injection intra-articulaire d'un corticostéroïde pour diminuer l'inflammation. L'injection de dérivés d'acide hyaluronique dans les articulations du genou (viscosupplémentation) peut également atténuer la douleur. Enfin, la prolothérapie peut être une option supplémentaire pour traiter les symptômes de l'arthrose. Il s'agit d'injections d'une solution irritante dans les articulations, les ligaments et les tendons. Bien qu'utilisée depuis des années, les scientifiques et experts médicaux ne sont pas certains qu'elle améliore efficacement les symptômes.

Chirurgie ou autres interventions
Les interventions chirurgicales peuvent aider à atténuer les incapacités et les douleurs causées par l'arthrose. Les interventions possibles comprennent la pose de prothèse, le nettoyage et débridement par arthroscopie pour retirer un débris de cartilage d'une articulation, le repositionnement osseux pour corriger une déformation et la fusion osseuse pour augmenter la stabilité et réduire la douleur.

Auto-soins
Il est possible d'atténuer une grande partie de l'inconfort associé à l'arthrose grâce à des stratégies de vie saine et des techniques d'auto-soins (*self-care*). Ces stratégies peuvent être :

- des exercices physiques réguliers pour conserver la mobilité et l'amplitude de mouvement ;
- le contrôle du poids, afin de réduire la pression sur les articulations ;
- un régime alimentaire sain pour contrôler le poids et diminuer l'inflammation ;
- l'application de chaleur pour soulager la douleur et détendre les muscles tendus et endoloris ;
- l'application de froid pour atténuer la sensation provoquée par une poussée.

En outre, il est important de choisir des chaussures confortables et amortissantes lorsque l'on souffre d'arthrite dans les articulations portantes ou dans le dos. Il est également important de suivre les traitements selon les recommandations pour éviter que la douleur ne s'aggrave.

Traitement complémentaire et intégratif de l'arthrose

Plusieurs thérapies intégratives peuvent aider à soulager la douleur de l'arthrose.

Glucosamine et chondroïtine
La glucosamine est un complément alimentaire extrait de coquilles d'huîtres et de carapaces de crabes. Il s'agit d'une version synthétique d'un sucre aminé produit par l'organisme pour préserver la santé des articulations.

La chondroïtine est un complément alimentaire extrait entre autres du cartilage de vache et de requin. Ces deux substances sont souvent utilisés ensemble. Certaines études montrent que la glucosamine et la chondroïtine permettent de réduire la douleur et d'améliorer la fonction articulaire en cas d'arthrose. Pour ce qui est de la polyarthrite rhumatoïde, quelques études montrent qu'elles pourraient réduire les douleurs associées. Si vous voulez en savoir plus sur ce que disent les scientifiques de la glucosamine et de la chondroïtine dans le traitement de l'arthrite, voir page 161.

Acupuncture

Pendant une séance d'acupuncture, des aiguilles de la taille d'un cheveu sont insérées dans la peau en des points spécifiques du corps. Il a été prouvé que cette thérapie réduisait de nombreux types de douleurs, dont celle provoquée par certaines formes d'arthrite. Quelques études montrent que l'acupuncture permet de soulager la douleur et améliorer le mouvement chez les personnes atteintes d'arthrose du genou. Si vous voulez en savoir plus sur l'acupuncture et notamment comment trouver un·e thérapeute expérimenté, voir page 142.

La capacité d'adaptation joue un rôle important

Comme l'arthrose peut nuire aux activités quotidiennes et donc à la qualité de vie en général, il est important de mettre en place des stratégies d'adaptation pour gérer la maladie quelles que soient les thérapies que vous utilisez, conventionnelles ou intégratives.

Ces stratégies d'adaptation signifient avoir une attitude positive afin de dominer la maladie et non l'inverse, savoir limiter ses activités, utiliser des appareils et éviter les gestes de préhension qui peuvent endommager les articulations des doigts.

Ces stratégies visent également à répartir le poids d'un objet sur plusieurs articulations lorsqu'on le soulève, par exemple utiliser ses deux mains pour soulever une poêle lourde, maintenir une posture correcte pour distribuer équitablement le poids et utiliser les muscles les plus forts et les articulations les plus larges (par exemple, pousser la porte avec tout le corps plutôt qu'avec les mains).

Un ergothérapeute peut également vous aider à sélectionner les bons appareils au quotidien.

Tai Chi et yoga
Les mouvements lents et les étirements du yoga et du Tai Chi améliorent la souplesse et l'amplitude des mouvements chez les personnes atteintes d'une forme ou d'une autre d'arthrose. Évitez les mouvements douloureux. Pour en savoir plus sur le Tai Chi et le yoga, voir page 50.

SAMe
La SAMe (S-adénosyl-L-méthionine entérique) disponible dans le commerce est une version synthétique d'un composé présent naturellement dans les tissus humains. Certaines études montrent que ce complément alimentaire permet aussi bien de réduire la douleur de l'arthrose que les anti-inflammatoires non stéroïdiens. La SAMe stimulerait la croissance et la réparation du cartilage ainsi que son épaisseur.

Vous devrez peut-être prendre de la SAMe pendant plusieurs semaines avant que les symptômes ne s'atténuent. On compte parmi les effets secondaires des flatulences, des vomissements, des diarrhées, des maux de tête et des nausées. Il est également important de savoir que la SAMe peut interférer avec les antidépresseurs et ne doit pas être prise si vous souffrez de troubles bipolaires et que vous prenez des inhibiteurs de la monoamine-oxydase. Elle peut également aggraver la maladie de Parkinson.

Extrait de gingembre
Bien que certaines études suggèrent que le gingembre soulagerait légèrement la douleur de l'arthrose, il n'existe pas suffisamment de données scientifiques pour affirmer qu'il permet d'améliorer les symptômes de la polyarthrite rhumatoïde. Par conséquent de plus amples études sont nécessaires. Pour en savoir plus sur le gingembre, voir page 190.

Liane du Pérou
Des études suggèrent qu'un extrait lyophilisé de cette herbe pourrait soulager les douleurs de l'arthrose. D'autres suggèrent qu'un complément contenant de la liane du Pérou pourrait réduire la douleur et les raideurs, et améliorer les mouvements en cas d'arthrose. D'autres encore montrent que, par voie orale, la liane du Pérou atténue légèrement la douleur et le gonflement liés à la polyarthrite rhumatoïde.

Lorsque la liane du Pérou est prise en petites quantités, il y a peu d'effets secondaires. Consultez votre médecin pour savoir quel type et quelle quantité prendre.

Griffe du diable
La griffe du diable, plante traditionnelle utilisée en Afrique du Sud, atténuerait la douleur et l'inflammation. Une analyse de la recherche sur l'utilisation de la griffe du diable pour l'arthrite met en lumière des résultats mitigés. Certaines études montrent qu'elle pourrait soulager la douleur

associée à l'arthrose, tandis que selon d'autres elle n'apporterait aucune amélioration.

Huile d'avocat et de soja
Les scientifiques ont mis en évidence que les composés des huiles d'avocat et de soja pourraient légèrement améliorer la douleur et les mouvements, mais de plus amples études sont nécessaires. Ce complément alimentaire est un mélange d'huiles d'avocat et de soja.

Huile de poisson
Plusieurs essais contrôlés aléatoires montrent que les compléments alimentaires à base d'huile de poisson peuvent réduire les raideurs matinales et la sensibilité articulaire lorsqu'ils sont pris régulièrement pendant trois mois. Les scientifiques ne sont pas certains des effets de l'huile de poisson au-delà de trois mois.

L'huile de poisson pourrait même réduire le besoin de prendre des anti-inflammatoires non stéroïdiens. Toutefois comme la qualité de la recherche n'est pas optimale, de plus amples études sont nécessaires. Pour en savoir plus sur l'huile de poisson, voir page 158.

Curcuma
La recherche clinique indique que la curcumine dans le curcuma pourrait réduire les raideurs matinales et les gonflements articulaires. Pour en savoir plus sur le curcuma, voir page 180.

Aimants
Bien qu'ils soient populaires, il existe peu de preuves scientifiques étayant l'utilisation des aimants dans le traitement de l'arthrite. Les effets secondaires sont rares, mais les aimants peuvent perturber le fonctionnement des défibrillateurs implantables et des pacemakers. Il est impératif d'éviter les aimants dans ces cas-là, ainsi que pendant une grossesse.

Traitement conventionnel de la polyarthrite rhumatoïde

Le traitement de la polyarthrite rhumatoïde implique généralement une combinaison d'auto-soins semblables à ceux de l'arthrose (voir page 233) et d'autres traitements médicamenteux. Parfois, la chirurgie ou d'autres interventions peuvent être nécessaires.

Traitements médicamenteux
Les traitements médicamenteux de la polyarthrite rhumatoïde peuvent soulager les symptômes et en ralentir ou arrêter la progression.

Les anti-inflammatoires non stéroïdiens, comme l'ibuprofène et le naproxène sodique sont souvent prescrits. Les corticostéroïdes comme la prednisone réduisent l'inflammation et la douleur, et ralentissent la détérioration articulaire.

Les antirhumatismaux modificateurs de la maladie, comme le méthotrexate, le léflunomide, l'hydroxychloroquine et la sulfasalazine peuvent ralentir la progression de la polyarthrite rhumatoïde et protéger les articulations et autres tissus contre la dégradation.

Des agents biologiques, appelés également modificateurs de réponse biologique, sont également utilisés. Dans cette nouvelle classe d'antirhumatismaux modificateurs de la maladie, on trouve l'abatacept (Orencia), l'adalimumab (Humira), le certolizumab, l'étanercept (Enbrel), le golimumab (Simponi), l'infliximab (Remicade), le rituximab Mabthera, le tocilizumab (Actemra) et le tofacitinib (Xeljanz). Ces médicaments peuvent cibler les parties du système immunitaire qui déclenchent l'inflammation endommageant les articulations et les tissus.

Chirurgie et autres procédures
Si la détérioration articulaire est trop avancée, une arthroplastie peut souvent aider à rétablir la fonction articulaire, réduire la douleur ou corriger une déformation.

Notre avis

Énormément de recherches ont été effectuées sur un ensemble de thérapies intégratives qui pourraient permettre d'atténuer les symptômes de l'arthrite. Comme pour de nombreux traitements intégratifs, il n'existe pas suffisamment d'études de bonne qualité pour dire si certains de ces traitements peuvent être utiles ou pas. Toutefois, l'acupuncture fait figure d'exception. Ces dernières années, les données scientifiques sur l'acupuncture dans le traitement de l'arthrite se sont améliorées, de sorte que cette thérapie est recommandée pour l'arthrose du genou, l'une des formes les plus répandues d'arthrite. En outre, sous forme de complément alimentaire, les huiles d'avocat et de soja sont largement utilisées en Europe pour traiter l'arthrose du genou et de la hanche. Elles agissent comme un anti-inflammatoire et certaines études ont montré qu'elles pouvaient ralentir voire empêcher la détérioration articulaire.

Commencez par parler de ces thérapies avec votre médecin. S'il pense qu'elles pourraient être adaptées à votre situation, essayez-en une pendant quatre à six semaines et voyez les résultats que vous obtenez. Si cela n'améliore pas la situation, consultez votre médecin pour choisir une nouvelle technique. L'arthrite nécessite une approche sur le long terme, ne soyez donc pas déçu si la première thérapie que vous essayez ne vous convient pas.

Traitement complémentaire et intégratif de la polyarthrite rhumatoïde

Huile de poisson
Certaines études préliminaires ont montré que les compléments à base d'huile de poisson pourraient réduire la douleur et les raideurs provoquées par la polyarthrite rhumatoïde. Il peut y avoir certains effets secondaires comme des nausées, des éructations et un arrière-goût de poisson dans la bouche. L'huile de poisson peut interférer avec certains traitements médicamenteux : consultez donc votre médecin avant d'en prendre. Pour en savoir plus sur les compléments à base d'huile de poisson, voir page 158.

Huile végétale
Les données préliminaires montrent que les graines d'onagre, de bourrache et les pépins de cassis contiennent une forme d'acide gras qui pourrait atténuer les douleurs et les raideurs matinales de la polyarthrite rhumatoïde. Les effets secondaires peuvent inclure des nausées, des diarrhées et des flatulences. Certaines huiles végétales peuvent endommager le foie ou interférer avec des traitements médicamenteux. Par conséquent, consultez votre médecin afin de vous assurer que ces huiles sont sans danger pour vous.

Curcuma
Bien qu'il y ait peu de recherches fiables sur les humains à ce sujet, le curcuma est souvent utilisé pour ses vertus anti-inflammatoires dans le traitement de la polyarthrite rhumatoïde et l'arthrose. Pour en savoir plus sur le curcuma, voir page 180.

Tai Chi
Cette thérapie par le mouvement consiste en des mouvements doux et des étirements associés à une respiration profonde. De petites études ont montré que le Tai Chi pourrait réduire les douleurs causées par la polyarthrite rhumatoïde. Lorsque l'instructeur est compétent, le Tai Chi est sans danger. Toutefois, évitez les mouvements douloureux. Pour en savoir plus sur le Tai Chi, voir page 50.

Notre avis

Les données les plus fiables de l'utilisation de la médecine intégrative pour traiter la polyarthrite rhumatoïde concernent l'utilisation de l'huile de poisson. Bien que certains risques soient associés à la prise de compléments à base d'huile de poisson (voir page 158 pour plus d'informations), plusieurs essais contrôlés aléatoires ont monté que l'huile de poisson pouvait aider à améliorer les symptômes de la polyarthrite rhumatoïde et notamment les raideurs matinales et la sensibilité articulaire lorsqu'elle est prise régulièrement pendant trois mois.

Syndrome de fatigue chronique

Le syndrome de fatigue chronique est un trouble complexe, caractérisé par une fatigue extrême qui ne s'améliore pas avec une cure de repos et qui peut s'aggraver avec l'activité physique ou mentale.

Parmi toutes les maladies chroniques de ce chapitre, le syndrome de fatigue chronique est certainement le plus mystérieux. Contrairement aux infections, le syndrome de fatigue chronique n'a aucune cause claire ; contrairement au diabète ou à l'anémie, il n'y a rien à mesurer ; et contrairement à certaines maladies comme les maladies cardio-vasculaires, il existe très peu de traitements. Les experts médicaux, en revanche, pensent avoir une explication pour ce genre de syndrome : un concept appelé *syndrome de sensibilité centrale* (pour en savoir plus, voir page 278).

Le syndrome de fatigue chronique peut apparaître après une infection comme un rhume ou une maladie virale. Il peut se manifester pendant ou juste après une période de stress intense, ou se déclencher progressivement sans que l'on sache quand et pourquoi.

Le syndrome de fatigue chronique ressemble à la grippe. Il vous vide de votre énergie et peut parfois durer des années. Des personnes, préalablement en bonne santé et pleines d'énergie, peuvent présenter un ensemble de symptômes dont une fatigue extrême, des maux de tête ainsi qu'une difficulté à se concentrer, des douleurs articulaires, musculaires et des ganglions lymphatiques.

Les femmes sont deux à quatre fois plus diagnostiquées que les hommes. On ne sait pas si ce syndrome affecte davantage les femmes ou si c'est parce qu'elles en parlent plus facilement à leur médecin que les hommes.

Signes avant-coureurs et symptômes

Outre une fatigue persistante ne provenant d'aucun autre problème de santé, selon les experts il existe d'autres signes et symptômes primaires possibles :

- la fatigue ;
- la perte de mémoire ou de concentration ;
- les maux de gorge fréquents ou récurrents ;
- des ganglions lymphatiques enflés dans le cou et sous les aisselles ;
- des douleurs musculaires inexpliquées ;
- des maux de tête d'un genre, type ou intensité nouveaux ;
- des douleurs qui se déplacent d'une articulation à une autre sans gonflement ou rougeur ;

- un sommeil qui ne repose pas ;
- un épuisement extrême pendant plus de 24 heures après une activité physique normale.

Selon les Centers for Disease Control and Prevention (CDC), une personne souffre du syndrome de fatigue chronique lorsqu'elle ressent une fatigue persistante inexpliquée pendant six mois et qu'elle souffre d'au moins quatre de ces signes avant-coureurs et symptômes.

Traitement conventionnel

Il n'existe aucun traitement spécifique pour soigner le syndrome de fatigue chronique, car il affecte chaque personne de manière différente. L'objectif des médecins est d'atténuer les symptômes en utilisant une combinaison de traitements spécifiques comme :

Changements dans le mode de vie
Votre médecin vous encouragera peut-être à ralentir vos activités. Ainsi, vous gardez de l'énergie pour des activités essentielles à la maison ou au travail et limitez les activités moins importantes.

Votre médecin peut également vous aider à modifier votre routine du sommeil pour en améliorer la qualité.

Exercices progressifs mais réguliers
Avec l'aide d'un physiothérapeute, votre médecin recommandera souvent un programme d'exercices dans lequel vous augmenterez progressivement l'activité physique. Cette approche peut aider à prévenir ou réduire la faiblesse musculaire causée par une inactivité prolongée. Par ailleurs, les exercices améliorent le niveau d'énergie et le sommeil.

Psychothérapie
Parler avec un psychothérapeute peut aider à déterminer comment vivre avec les limites qu'impose le syndrome de fatigue chronique. Les stratégies d'autogestion ou une thérapie cognitivo-comportementale, au cours de laquelle vous identifiez et gérez des obstacles spécifiques, font partie des stratégies les plus utiles. En définitive, l'objectif d'une thérapie est de vous aider à vous sentir davantage aux commandes de votre vie, ce qui peut considérablement améliorer votre moral.

Antidépresseurs
Les personnes souffrant du syndrome de fatigue chronique sont souvent déprimées. Traiter la dépression peut aider à gérer les problèmes associés au syndrome de fatigue chronique. Des antidépresseurs en faible dose peuvent aider à améliorer le sommeil et atténuer la douleur.

Traitement de la douleur existante
Le paracétamol ou les anti-inflammatoires non stéroïdiens comme l'ibuprofène et le naproxène sodique peuvent aider à atténuer la douleur et la fièvre.

Toucher thérapeutique
Le toucher thérapeutique est une thérapie énergétique qui permet d'équilibrer le bien-être physique, mental, émotionnel et spirituel lorsqu'il est réalisé par un·e thérapeute compétent·e. Il utilise le champ énergétique pour encourager la capacité naturelle du corps à s'auto-guérir.

Le toucher thérapeutique est parfois utilisé pour atténuer les symptômes du syndrome de fatigue chronique, bien que peu d'études aient été réalisées pour prouver ses vertus. Pour en savoir plus sur le toucher thérapeutique, voir page 226.

Notre avis

Pour de nombreuses personnes, la fatigue est un problème courant et frustrant. À la Clinique Mayo, les médecins conseillent toujours à leurs patients de commencer par rechercher des causes à leur fatigue. L'exercice physique, le sommeil et le régime alimentaire sont souvent les premiers responsables et doivent être corrigés avant d'essayer d'autres approches. Mais si la fatigue persiste malgré des changements dans le mode de vie et des soins conventionnels, une approche intégrative peut être l'étape logique suivante.

« Je commence généralement par m'assurer que mes patients pratiquent une technique corps-esprit pendant au moins 30 minutes, et de préférence une heure par jour. Je suggère également souvent, à ceux qui souffrent de douleurs musculaires, d'essayer l'acupuncture et le massage », explique le Pr Brent A. Bauer, rédacteur médical du Guide de médecine intégrative de la Clinique Mayo et directeur de recherche en médecine intégrative et santé à la Clinique Mayo de Rochester dans le Minnesota. « Mais nous sommes tous uniques, par conséquent il vous faudra beaucoup de patience et de tâtonnements avant de trouver ce qui vous convient. Au final, je dirais que 80 % de mes patients voient une amélioration considérable de leur fatigue une fois qu'ils ont trouvé la bonne combinaison entre approche conventionnelle et intégrative. »

Remarque sur la dépression et l'anxiété

La fatigue chronique n'est pas une forme de dépression ni d'anxiété. Cependant, la dépression et l'anxiété vont souvent de pair avec la fatigue chronique, comme c'est le cas pour toute pathologie à long terme. Il est normal de se sentir découragé ou inquiet. Mais si les symptômes persistent, ou s'aggravent, parlez-en à votre médecin.

La dépression et l'anxiété peuvent être traitées efficacement, et des études montrent que les traiter pourrait réduire la fatigue ou rendre cette fatigue plus gérable.

Douleurs chroniques

Nous ressentons tous de la douleur et vous savez certainement qu'il existe deux types de douleurs : aiguë et chronique.

La douleur aiguë est intense ou soudaine mais disparaît après un certain temps. Cette douleur peut être causée par une maladie, une blessure ou une intervention chirurgicale. Les antalgiques apportent un soulagement pendant que votre corps guérit.

La douleur chronique est différente de la douleur aiguë et est considérée comme étant un problème de santé. Elle fait parfois suite à une maladie ou une blessure qui semble guérie. Elle peut également être liée à un problème de santé de longue durée comme l'arthrite. La douleur chronique peut aussi apparaître sans que vous ou votre médecin n'arriviez à l'expliquer.

Quelle qu'en soit la cause, les conséquences émotionnelles de la douleur chronique peuvent aggraver la souffrance. L'anxiété ou la dépression peuvent amplifier les sensations désagréables et perturber le sommeil, vous laissant dans un état de fatigue et d'impuissance.

Traitement conventionnel

La douleur chronique peut être difficile à contrôler mais il existe un ensemble de traitements conventionnels qui peuvent être utiles :

Traitement médicamenteux
Les antalgiques sans ordonnance, les crèmes ou gels médicamenteux peuvent parfois être efficaces. Pour des douleurs plus intenses, votre médecin peut vous prescrire un traitement, comme du tramadol. Pour certaines personnes, ce sont les antidépresseurs tricycliques comme l'amitriptyline qui apportent un soulagement. Les anticonvulsifs comme la gabapentine (Neurontin) ou la prégabaline (Lyrica) peuvent également soulager certains types de douleurs chroniques.

Traitement par injection
Au lieu de prescrire des comprimés pour soulager la douleur chronique, votre médecin préférera peut-être des injections dans les zones douloureuses. Ces injections sont généralement une combinaison d'un agent anesthésiant (anesthésiant local), qui apporte un soulagement immédiat, et d'un corticostéroïde, qui réduit l'inflammation.

Neurostimulation
Différents appareils utilisent des impulsions électriques pour aider à bloquer ou masquer la sensation de douleur. La neurostimulation électrique transcutanée (TENS) s'effectue au moyen d'un appareil portable fonctionnant sur batterie qui envoie une impulsion électrique par l'intermédiaire d'électrodes placées sur la zone affectée. Les neurostimulateurs de la moelle épinière et des nerfs périphériques sont implantés en sous-cutané au moyen d'électrodes placées près de la moelle épinière.

Un appareil portable permet de contrôler soi-même le niveau de stimulation.

Pompe d'analgésie

Une pompe d'analgésie implantable envoie le médicament directement dans le liquide céphalorachidien. Pour remplir la pompe, les médicaments sont injectés en sous-cutané dans un orifice situé au centre de la pompe. Cette approche peu fréquente doit être réalisée par un spécialiste de la douleur.

Physiothérapie et ergothérapie

Les exercices d'étirements et de renforcement musculaire peuvent améliorer la force et la souplesse. Apprendre de nouvelles manières de réaliser les activités quotidiennes peut parfois aider à minimiser la douleur.

Psychothérapie

La thérapie cognitivocomportementale peut aider à gérer la réponse émotionnelle à la douleur chronique, ainsi qu'à identifier des modes de pensée ou des comportements qui peuvent aggraver la douleur.

Exercice

L'exercice peut inciter le corps à libérer des endorphines, substances chimiques qui empêchent les signaux de douleur d'atteindre le cerveau. Il peut également permettre de reconstituer les forces, d'augmenter la souplesse, d'améliorer la qualité du sommeil et de stimuler l'énergie. En outre, il peut améliorer l'humeur et protéger le cœur et les vaisseaux sanguins. Si vous souffrez de douleurs chroniques, consultez votre médecin avant d'entamer un programme d'exercice.

Traitement complémentaire et intégratif

De nombreuses thérapies complémentaires peuvent soulager les douleurs chroniques.

Acupuncture

Cette thérapie chinoise traditionnelle consiste à insérer de fines aiguilles dans la peau en certains points, afin de rétablir la circulation de l'énergie dans le corps. Il a été prouvé que l'acupuncture peut soulager la douleur causée par la lombalgie, la cervicalgie, l'arthrose, les maux de tête, la fibromyalgie et les douleurs post-opératoires. L'acupuncture est généralement sans danger. Pour en savoir plus sur l'acupuncture, voir à partir de la page 142.

Imagerie mentale dirigée

La visualisation, les jeux de rôle et la narration sont des techniques de l'imagerie mentale dirigée. L'objectif est de permettre aux personnes de visualiser un dénouement positif à leurs problèmes. L'imagerie mentale dirigée peut modifier la respiration, la fréquence cardiaque et la tension artérielle. Il a été également prouvé qu'elle réduisait la douleur postopératoire et celle causée par un cancer, mais de plus amples études sont nécessaires pour en confirmer le degré d'efficacité. Pour en savoir plus sur l'imagerie mentale dirigée, voir page 101.

L'imagerie mentale dirigée est en principe sans danger. Toutefois, elle pourrait interférer avec certaines maladies mentales. Il est dans ce cas-là préférable de l'utiliser sous surveillance médicale.

Massage
La littérature sur les nombreux bienfaits de la massothérapie est de plus en plus abondante. Les études suggèrent qu'elle permet de diminuer la douleur associée aux céphalées, à la fibromyalgie, à la dorsalgie, à la cervicalgie, mais également la douleur des épaules, myofasciales et de l'articulation temporo-mandibulaire (ATM). Pour en savoir plus sur le massage, voir à partir de la page 126.

Biofeedback
Le biofeedback est souvent utilisé dans le cadre d'un protocole de traitement complet de la douleur chronique. Des études ont montré qu'il permettait d'améliorer les symptômes des maux de tête, de l'anxiété, du stress, de la fibromyalgie, du syndrome du côlon irritable et de douleurs de l'articulation temporo-mandibulaire (ATM). Pour en savoir plus sur le biofeedback, voir page 104.

Hypnose clinique
Il apparaît que l'hypnose clinique pourrait soulager la douleur associée au cancer, au syndrome du côlon irritable, à la fibromyalgie, de l'articulation temporo-mandibulaire (ATM), aux interventions dentaires et aux maux de tête. Pour en savoir plus sur l'hypnose clinique, voir page 109.

Musicothérapie
La musicothérapie permettrait d'augmenter les seuils de douleur, d'améliorer l'humeur et de se détendre. Elle réduit également efficacement la douleur liée à un cancer, aux brûlures, à l'arthrose et à une chirurgie.

Les musicothérapeutes sont formés à adapter la thérapie aux besoins et situations spécifiques. Pour en savoir plus sur la musicothérapie, voir page 80.

Méditation
Au départ destinée à approfondir la compréhension des forces sacrées et mystiques de la vie, la méditation est aujourd'hui communément utilisée à des fins de relaxation et de réduction du stress. Certaines études montrent qu'elle peut permettre de contrôler la douleur. Toutefois, la méditation est souvent utilisée en association avec d'autres traitements et thérapies. D'un point de vue scientifique, ses vertus en tant que thérapie isolée pour traiter et soulager la douleur chronique, ne sont pas claires. Pour en savoir plus sur la méditation, voir page 90.

Tai Chi
Souvent décrit comme une forme de méditation en mouvement, le Tai Chi favorise la sérénité grâce à des mouvements doux et fluides. Certaines études suggèrent qu'il pourrait aider à réduire les douleurs articulaires en renforçant les muscles et en améliorant la souplesse articulaire.

Même si l'on pense que le Tai Chi permet de contrôler efficacement la douleur, il existe peu de recherches sur son efficacité. Par ailleurs, le Tai Chi peut être mauvais pour certaines personnes. Pour en savoir plus sur le Tai Chi, voir page 50.

Compléments alimentaires

Plusieurs compléments alimentaires sont souvent utilisés pour aider à contrôler la douleur chronique. L'huile de poisson, par exemple, permet d'améliorer les raideurs matinales et soulager les raideurs articulaires de la polyarthrite rhumatoïde. La glucosamine et la chondroïtine sont utilisées pour traiter l'arthrose. Pour en savoir plus sur les compléments alimentaires, voir page 158.

Données contradictoires ou peu claires

Lors de séances de toucher thérapeutique, les thérapeutes positionnent leurs mains à proximité de la personne pour ressentir et manipuler son champ énergétique. Le toucher thérapeutique est censé aider le corps à s'auto-soigner. Les données sur les effets du toucher thérapeutique sont limitées, mais de nombreuses personnes ont fait part de leur sentiment de relaxation après une séance. Dans l'attente de plus amples études, il est pour le moment considéré sans danger, mais il peut ne pas être efficace.

De la même manière, la magnétothérapie est répandue, mais il existe très peu de données scientifiques pour étayer son utilisation en tant que traitement contre la douleur. En outre, l'utilisation d'aimants peut poser problème dans de nombreuses situations. Ils peuvent perturber le fonctionnement de défibrillateurs implantables et des pacemakers et doivent être évités pendant une grossesse.

Enfin, on pense que la méthode Feldenkrais, qui utilise des mouvements doux pour augmenter la souplesse et la coordination, réduit la douleur des épaules et de la nuque, mais il n'existe pas suffisamment de recherche à ce sujet pour pouvoir l'affirmer avec certitude. Pour en savoir plus sur la méthode Feldenkrais, voir page 225.

Notre avis

L'acupuncture est la thérapie intégrative, parmi toutes celles souvent utilisées pour traiter, contrôler et soulager la douleur qui est la plus prometteuse. Une grande majorité des études menées sur l'acupuncture et la douleur postopératoire, par exemple, montre qu'elle a des vertus antalgiques.

Il existe également de solides preuves scientifiques confirmant l'utilisation de manipulation vertébrale lorsque réalisée correctement, ainsi que de la musicothérapie et de la physiothérapie.

Fibromyalgie

Vous avez mal partout et vous sentez souvent épuisé·e. Même après de nombreux examens, votre médecin ne semble rien trouver d'anormal. Si c'est votre cas, vous souffrez peut-être de fibromyalgie.

La fibromyalgie est une pathologie chronique caractérisée par de la fatigue, des douleurs diffuses, des difficultés cognitives souvent appelées « brouillard cognitif » empêchant de se concentrer, ainsi que par d'autres signes et symptômes, dont la dépression, les maux de tête et des douleurs ou des crampes dans le bas du ventre. La fibromyalgie touche davantage les femmes que les hommes.

La cause de la fibromyalgie est quelque peu mystérieuse. Comme pour le syndrome de fatigue chronique, la théorie actuelle tourne autour du concept du *syndrome de sensibilité centrale* (voir page 279). Cette théorie établit que les personnes atteintes de fibromyalgie ont un seuil de douleur inférieur dû à une plus grande sensibilité du cerveau aux signaux de la douleur. Les scientifiques pensent que cette sensibilité exacerbée pourrait être déclenchée par une série de facteurs dont les infections, un traumatisme physique ou un stress émotionnel. La fibromyalgie ayant tendance à être héréditaire, il se peut que certaines mutations génétiques favorisent également l'apparition de ce trouble.

Bien que l'intensité des symptômes varie, ils ne disparaissent en principe pas complètement. Toutefois, la fibromyalgie n'est pas une maladie progressive, invalidante ou mettant la vie en danger.

Traitement conventionnel

En général, le traitement de la fibromyalgie associe les traitements médicamenteux et des auto-soins, l'objectif étant de réduire les symptômes au maximum et d'améliorer la santé en général.

Traitements médicamenteux

Les traitements médicamenteux réduisant la douleur de la fibromyalgie et améliorant le sommeil sont :

Les antalgiques. Des antalgiques sans ordonnance comme le paracétamol, l'ibuprofène, ou le naxoprène sodique peuvent être efficaces. Votre médecin peut également vous prescrire un antalgique comme le tramadol.

Les antidépresseurs. Votre médecin peut vous prescrire des antidépresseurs comme la duloxétine (Cymbalta) pour aider à atténuer la douleur et la fatigue. Il peut également prescrire de l'amitriptyline pour la nuit, afin d'améliorer le sommeil.

Anticonvulsifs

Les traitements médicamenteux pour traiter l'épilepsie permettent souvent de réduire certains types de douleurs. La gabapentine (Neurontin) est parfois utilisée pour réduire les symptômes et la prégabaline (Lyrica) fut le premier médicament approuvé par la Food and Drug Administration américaine pour traiter la fibromyalgie.

Auto-soins

Les auto-soins *(self-care)* sont très importants dans la gestion de la fibromyalgie. Voici plusieurs étapes à suivre.

Réduire le stress. Mettez en place un programme pour éviter ou limiter la fatigue excessive et le stress émotionnel. Dégagez du temps chaque jour pour vous détendre. Cela peut vouloir dire apprendre à dire non sans éprouver de culpabilité. Essayez, cependant, de ne pas complètement modifier votre routine. Les personnes qui cessent de travailler ou arrêtent toutes leurs activités ont tendance à aller plus mal que celles qui essaient de rester actives. Essayez les techniques de gestion du stress comme la respiration profonde ou la méditation.

Dormir suffisamment. La fatigue étant l'une des caractéristiques principales de la fibromyalgie, dormir suffisamment est essentiel. Outre dormir suffisamment, avoir de bonnes habitudes de sommeil est important, comme se coucher et se lever à la même heure chaque jour et limiter les siestes.

Faire de l'exercice régulièrement. Au départ, l'exercice augmentera peut-être vos douleurs, mais en faire progressivement et régulièrement diminue souvent les symptômes. La marche, la natation, le vélo et l'aquagym sont des activités adaptées.

Si vous avez besoin d'aide supplémentaire, un physiothérapeute peut vous aider à mettre en place un programme d'exercices à domicile. Des exercices d'étirements, de bonne posture et de relaxation sont également efficaces.

Suivre un régime sain. Mangez sainement et limitez la quantité de caféine. Essayez également de limiter les aliments transformés, les sucres et les édulcorants.

Ralentir. Vos activités doivent être constantes. Si vous en faites trop les bons jours, vous aurez peut-être davantage de mauvais jours. Faites les choses avec modération, c'est-à-dire que non seulement vous ne devez pas trop en faire les bons jours, mais également que vous ne devez pas vous limiter ou ne rien faire du tout les jours où les symptômes sont plus intenses.

Prendre du bon temps. Faites quelque chose d'agréable et d'épanouissant chaque jour.

Programmes de traitement

Les programmes de traitement interdisciplinaires (voir page 297) peuvent aider à améliorer les symptômes de la fibromyalgie dont les douleurs. Ces programmes peuvent combiner différents traitements comme les techniques de relaxation, le biofeedback, et des exercices doux et progressifs. Il peut également être utile de vous renseigner sur la fibromyalgie. Il n'existe pas une seule combinaison de traitements qui fonctionne pour tout le monde. Votre médecin pourra concevoir ou vous conseillera un programme qui fonctionnera au mieux pour vous.

Traitement complémentaire et intégratif

Plusieurs traitements intégratifs semblent réduire le stress et soulager la douleur en toute sécurité, mais l'efficacité de ces pratiques reste incertaine en raison de l'absence d'études pertinentes.

Acupuncture

Les résultats de la recherche menée sur l'acupuncture pour soigner la fibromyalgie sont mitigés. Certaines études montrent que l'acupuncture permet d'atténuer les symptômes, alors que d'autres ne montrent aucun bienfait. Dans les quelques études existantes montrant son efficacité, les scientifiques déclarent que les personnes atteintes de fibromyalgie ayant reçu un traitement d'acupuncture ressentent moins de douleurs et de raideurs et que l'acupuncture peut améliorer le bien-être général et réduire la fatigue. La recherche a également montré que l'acupuncture pouvait potentiellement optimiser les effets de l'exercice et de la méditation sur la douleur. Cependant, à ce jour, par rapport à une version placebo, l'acupuncture véritable ne s'est pas montrée efficace dans le traitement des symptômes de la fibromyalgie.

L'acupuncture est généralement sans danger lorsqu'elle est réalisée par un·e praticien·ne expérimenté·e·ne utilisant des aiguilles stériles. Pour en savoir plus sur l'acupuncture, voir à partir de la page 142.

Massage

Plusieurs études se sont intéressées à l'efficacité des différents types de massage sur le traitement des signes et des symptômes de la fibromyalgie. Un petit nombre d'études montre que le massage pourrait réduire les douleurs, améliorer les symptômes de dépression et la qualité de vie pour les personnes atteintes de fibromyalgie. La plupart des études menées montrent que le massage peut soulager les symptômes pendant une courte période. Toutefois, de plus amples études sont nécessaires pour confirmer l'ampleur de l'effet sur cette maladie. Pour en savoir plus sur la massothérapie, et notamment les risques et les bienfaits, voir à partir de la page 126.

Méditation en mouvement

Le yoga, le Tai Chi et le qi gong sont des exemples de techniques qui associent la méditation, les mouvements lents, la respiration profonde et la relaxation. Elles ont toutes été étudiées pour évaluer leur efficacité sur la gestion des symptômes de la fibromyalgie, mais de plus amples études sont nécessaires pour confirmer leurs bienfaits. Une étude de 2010 a montré que les participants à un programme de Tai Chi sur 3 mois par rapport à un programme de formation au bien-être et d'étirements sur la même période, dormaient d'un sommeil plus réparateur, étaient moins déprimés et avaient une meilleure qualité de vie en général. Ces bienfaits se sont fait ressentir sur une période de 6 mois.

Bien que les données scientifiques concernant le qi gong et la fibromyalgie soient mitigées, une analyse de 2009 a montré que le qi gong pourrait améliorer les symptômes. Enfin, le yoga peut permettre de contrôler le stress, ce qui est une autre manière de contrôler la douleur due à la fibromyalgie. Pour en savoir plus sur le yoga, le Tai Chi et le qi gong, voir page 50.

Notre avis

Parmi toutes les thérapies intégratives actuellement à l'étude pour traiter la fibromyalgie, les données les plus solides désignent l'acupuncture comme traitement le plus efficace. Plusieurs études suggèrent que l'acupuncture permettrait de soulager la douleur due à la fibromyalgie. Des plus amples études de meilleure qualité sont nécessaires cependant pour confirmer les résultats de ces études.

Maux de tête

Bien que les maux de tête soient parfois intenses, ils ne sont généralement pas le résultat d'une pathologie sous-jacente. La grande majorité des maux de tête sont ce que l'on appelle des céphalées primaires. Elles comprennent la migraine et les céphalées de tension. La céphalée de tension est le mal de tête le plus courant et pourtant il n'est pas bien compris. Elle produit généralement une douleur diffuse, légère à modérée dans toute la tête. La plupart des personnes utilisent pour comparaison un bandeau serré autour de la tête. Les causes sont souvent inconnues.

Les migraines touchent plus de 36 millions d'Américains et trois fois plus de femmes que d'hommes. Une migraine est souvent invalidante. Dans certains cas, ces maux de tête douloureux sont précédés ou accompagnés de signes précurseurs sensoriels (aura), comme des flashs lumineux, des taches noires, des picotements sur un côté du visage ou dans les bras ou les jambes. Une migraine peut également être accompagnée d'autres signes et symptômes comme des nausées, des vomissements et une hypersensibilité à la lumière et au bruit.

Il est possible de contrôler les maux de tête en trouvant un équilibre entre des habitudes saines, des traitements non médicamenteux efficaces et l'utilisation adaptée de médicaments. Par ailleurs, un certain nombre de traitements préventifs, des auto-soins et des traitements intégratifs peuvent également aider à gérer les céphalées.

Traitement conventionnel

Le traitement pour les maux de tête dépend du type de céphalée dont vous souffrez. Voici un aperçu des différentes options pour les deux principaux types de maux de tête : les céphalées de tension et les migraines.

Céphalées de tension : antalgiques
Différents médicaments à la fois sur ordonnance et en vente libre sont disponibles pour traiter les céphalées de tension. Des antalgiques comme l'aspirine ou l'ibuprofène vous apporteront peut-être un soulagement rapide et efficace. Ces médicaments sont abordables, facilement accessibles et ne nécessitent pas d'ordonnance de votre médecin. Les personnes souffrant de céphalées de tension graves ou chroniques auront peut-être besoin d'antalgiques plus forts ou de traitements préventifs. L'efficacité du traitement varie en fonction de la personne.

Que vous souffriez de céphalées chroniques ou épisodiques, vous ne devez pas abuser des médicaments en vente libre. Limitez votre consommation d'antalgiques à deux fois par semaine. Essayez de ne prendre des médicaments que lorsque nécessaire et utilisez la dose la plus faible pour soulager votre douleur. Une surconsommation d'antalgiques peut provoquer des céphalées de rebond ou l'apparition de céphalées chroniques quotidiennes,

Les antidépresseurs. Les antidépresseurs tricycliques peuvent être efficaces dans la prévention de migraines, y compris chez les personnes ne souffrant pas de dépression. Les antidépresseurs tricycliques peuvent réduire la fréquence des migraines en influant sur le niveau de sérotonine et autres substances chimiques du cerveau. L'amitriptyline est le seul antidépresseur tricyclique qui se soit avéré efficace dans la prévention des migraines.

D'autres antidépresseurs tricycliques sont parfois utilisés, car ils présentent moins d'effets secondaires que l'amitriptyline. Ces médicaments peuvent causer, entre autres, une somnolence, une sécheresse buccale, une constipation, une prise de poids.

Une autre catégorie d'antidépresseurs, les inhibiteurs sélectifs de la recapture de la sérotonine, ne se sont pas avérés efficaces dans la prévention de la migraine. Ces médicaments peuvent même aggraver voire déclencher les céphalées. Toutefois, selon la recherche, la venlafaxine, un inhibiteur sélectif de la recapture de la sérotonine et de la noradrénaline, pourrait être utile dans la prévention des migraines.

Les anticonvulsivants. Certains anticonvulsivants, comme le topiramate et le valproate de sodium, semblent réduire la fréquence des migraines. Ces anticonvulsivants peuvent cependant avoir des effets secondaires.

Le valproate de sodium peut provoquer des nausées, des tremblements, une prise de poids, une perte de cheveux et des vertiges. Les médicaments à base de valproate de sodium ne doivent pas être utilisés par les femmes enceintes ou celles qui pourraient le devenir. Le topiramate peut provoquer des diarrhées, des nausées, une perte de poids, des troubles de la mémoire et de la concentration.

La toxine botulique A (botox).
La recherche a montré que la toxine botulique pouvait être efficace, notamment dans le traitement de la migraine chronique chez l'adulte. Le botox est injecté dans les muscles du front et du cou. Le traitement doit généralement être renouvelé tous les 3 mois.

Le soulagement est en principe ressenti pendant 10 à 14 jours et la plupart des gens arrêtent le traitement s'ils ne voient aucune amélioration après 3 injections. Si le traitement est efficace, il est renouvelé environ tous les 3 mois.

Traitement complémentaire et intégratif

Plusieurs thérapies intégratives sont utilisées pour traiter les douleurs céphalées.

Acupuncture

L'acupuncture peut permettre de soulager les céphalées, mais les scientifiques n'ont pas encore été en mesure de déterminer ce qui dans l'acupuncture produit cet effet. Les scientifiques ont examiné les résultats de 22 essais auprès d'environ 5000 personnes. Cette analyse a montré qu'au moins six séances d'acupuncture contribuaient à prévenir les migraines. Puis, dans une étude de 12 essais auprès d'environ 2300 participants, les scientifiques ont découvert que l'acupuncture était un traitement efficace des céphalées de tension.

Des études de meilleure qualité seront nécessaires avant que les scientifiques puissent déterminer avec certitude la manière dont l'acupuncture traite les maux de tête et ainsi affirmer que celle-ci est réellement un traitement efficace pour les céphalées. Pour en savoir plus sur l'acupuncture, voir à partir de la page 142.

Biofeedback

Le biofeedback est une technique de relaxation qui utilise des équipements ou appareils pour apprendre à surveiller et contrôler certaines réponses physiques liées au stress, comme les tensions musculaires. De nombreuses études sur le biofeedback dans les céphalées de tension ont montré qu'il peut être un traitement efficace. De la même manière, des études ont montré que les personnes qui l'utilisaient souffraient moins souvent de migraines.

Des études supplémentaires sont nécessaires pour prouver son efficacité dans le traitement et la prévention des céphalées. Pour en savoir plus sur cette technique, voir à partir de la page 104.

Massage

La massothérapie peut aider à réduire la fréquence des migraines. Par ailleurs, les scientifiques continuent d'étudier l'efficacité de la massothérapie dans la prévention des migraines. Bien que des données limitées issues d'études de faible envergure suggèrent que la massothérapie pourrait être efficace contre les migraines, il n'existe à l'heure actuelle pas suffisamment de données scientifiques pour affirmer qu'il s'agit réellement d'un traitement efficace. Pour en savoir plus sur la massothérapie, voir à partir de la page 126.

Yoga

Bien que de plus amples études soient nécessaires, celles qui ont été menées suggèrent que le yoga peut être efficace pour traiter les céphalées.

Par exemple, certaines études montrent que la pratique du yoga pendant trois mois réduit la fréquence des migraines, ainsi que leur intensité et la douleur. Les scientifiques ont tiré des conclusions similaires lorsqu'ils ont étudié les effets de la pratique régulière du yoga sur les céphalées de tension.

Le yoga aide à équilibrer l'esprit, le corps et l'âme créant un plus grand calme intérieur, qui en partie diminue les tensions et améliore la posture de manière à soulager les céphalées.

Exercices de relaxation

Les exercices de relaxation permettent au corps de répondre plus efficacement au stress et à la douleur. La relaxation musculaire progressive, une forme d'exercice de relaxation, est largement utilisée pour contrôler et prévenir les maux de tête. Lorsque vous êtes détendu·e, vous respirez plus profondément et par conséquent une plus grande quantité d'oxygène est envoyée vers le cerveau, ce qui semble prévenir les maux de tête. Selon l'American Migraine Foundation, lorsque le biofeedback et les exercices de relaxation sont associés, il est possible de diviser par deux la fréquence et l'intensité des maux de tête.

La recherche sur l'efficacité des techniques de relaxation dans le traitement et la prévention des céphalées en est encore à ses balbutiements. Les résultats issus d'études déjà réalisées ne sont pas suffisamment concluants pour recommander les exercices de relaxation dans le traitement des céphalées. Quant aux autres études, elles n'étaient pas de suffisamment bonne qualité.

Toutefois, une recherche clinique préliminaire montre que les exercices de relaxation pourraient contribuer à réduire l'intensité et la fréquence des céphalées. Certaines études montrent que les exercices de relaxation deux fois par semaine pendant deux semaines réduisent la fréquence des céphalées de tension ainsi que l'intensité des migraines.

La pleine conscience

Bien que la recherche en soit encore à ses prémices, la pleine conscience semble améliorer la réponse corporelle à la douleur physique. Le National Center for Complementary and Integrative Health est en train d'étudier l'effet de la méditation de pleine conscience sur les migraines. Pour en savoir plus sur la méditation de pleine conscience, voir page 91.

Plantes, vitamines et minéraux

Plusieurs compléments alimentaires ont été étudiés ou sont en cours d'étude concernant leur utilisation dans le traitement et la prévention des maux de tête.

Les directives de l'American Academy of Neurology et de l'American Headache Society classent un certain nombre de compléments en fonction de leur efficacité à prévenir les migraines :

- *Efficace :* pétasite
- *Probablement efficace :* grande camomille, magnésium et riboflavine
- *Potentiellement efficace :* coenzyme Q_{10}

Bien que selon certaines données scientifiques la grande camomille et la pétasite pourraient prévenir les migraines ou atténuer leur gravité, les résultats des études restent mitigés. Actuellement, des recherches très fiables montrent que la prise de pétasite par voie orale pourrait permettre de prévenir les migraines en réduisant l'inflammation et en empêchant la vasoconstriction, deux causes des maux de tête. Toutefois, des études supplémentaires de meilleure qualité sont nécessaires pour en confirmer l'efficacité et l'innocuité.

S'agissant de la grande camomille, il existe de solides données scientifiques concernant son utilisation pour soulager la douleur et prévenir les maux de tête. En revanche, étant donné certaines incertitudes concernant son innocuité à long terme, elle est déconseillée pour le traitement et la prévention des maux de tête.

Le magnésium peut être utile dans la prévention des migraines, notamment pour les personnes souffrant de migraine avec aura. En outre, le magnésium est l'un des rares traitements sans danger pour les femmes enceintes. Enfin, de nombreuses personnes présentent des carences en magnésium, notamment les personnes âgées, celles sous traitement chronique ou celles qui boivent régulièrement de l'alcool. La prise de magnésium est donc utile dans ces situations.

Une dose élevée de riboflavine (vitamine B_2) peut également prévenir les migraines ou réduire la fréquence des maux de tête. Selon les directives de l'American Academy of Neurology et de l'American Society of Headache, la riboflavine devrait être envisagée dans la prévention des migraines.

Des études supplémentaires suggèrent que la coenzyme Q_{10} pourrait également prévenir et réduire la fréquence des migraines. Dans leurs directives, l'American Academy of Neurology et de l'American Society of Headache recommandent que la coenzyme Q_{10} soit envisagée dans la prévention des migraines. Comme pour les autres thérapies intégratives, de plus amples études de bonne qualité sont nécessaires pour confirmer ces résultats. Pour en savoir plus sur la coenzyme Q_{10}, voir page 166.

Comme pour toutes les plantes, vitamines et minéraux, discutez avec votre médecin de ce que vous prenez. Plus important encore, passez en revue les compléments avec votre médecin, avant de les prendre, afin de vous assurer qu'ils soient sans danger pour vous. Pour en savoir plus sur les compléments alimentaires, voir à partir de la page 158.

Notre avis

Parmi toutes les thérapies intégratives qui ont été étudiées pour le traitement et la prévention des maux de tête et selon les données scientifiques, c'est la pétasite qui est la plus efficace et la plus sûre.

Insomnie

Presque personne n'échappe à une nuit blanche occasionnelle causée par le stress, des brûlures d'estomac ou une surconsommation de caféine ou d'alcool. L'insomnie est un manque de sommeil qui se produit de manière régulière et fréquente et souvent sans raison apparente.

La quantité suffisante de sommeil varie en fonction des personnes. Bien que la plupart des adultes aient besoin de sept à neuf heures de sommeil, il s'agit là d'une moyenne et le nombre d'heures peut varier. Certains ont besoin de plus, d'autres de moins.

L'insomnie peut avoir un impact non seulement sur le niveau d'énergie et l'humeur, mais également sur la santé, car le sommeil aide à renforcer le système immunitaire. Si vous ne dormez pas assez, vous risquez de tomber malade plus souvent. La fatigue, quel que soit l'âge, entraîne une diminution de la vivacité intellectuelle et de la concentration. Le manque de sommeil provoqué par l'insomnie est la cause d'accidents à la fois au travail et sur la route.

L'insomnie peut être soit temporaire, soit chronique. Mais nul n'est obligé d'endurer ces nuits blanches. De simples changements dans votre routine quotidienne et vos habitudes peuvent vous aider à mieux dormir.

Traitement conventionnel

Quel que soit l'âge, l'insomnie est généralement soignable. La clé réside souvent dans de simples changements de routine pendant la journée et juste avant le coucher.

Hygiène du sommeil

Voici quelques conseils pour vous aider à résoudre vos problèmes de sommeil :

- Respectez des horaires de sommeil réguliers.
- Évitez « d'essayer » de dormir.
- Cachez les réveils dans la chambre.
- Faites de l'exercice et restez actif·ve.
- Évitez ou limitez la caféine, l'alcool et la nicotine.
- Vérifiez vos médicaments, car certains peuvent affecter le sommeil.
- Trouvez des solutions à des problèmes de santé douloureux.
- Trouvez des manières de vous détendre.
- Évitez ou limitez les siestes.

Traitement médicamenteux

Si les mesures d'hygiène du sommeil ne fonctionnent pas, ou si vous pensez qu'un autre problème, comme la dépression, le syndrome des jambes sans repos ou l'anxiété, provoque ces insomnies, consultez votre médecin. Il pourra vous recommander un traitement médicamenteux pour vous aider à vous détendre ou à dormir.

Il existe plusieurs médicaments, disponibles en vente libre ou sur ordonnance, et chacun présente des avantages et des inconvénients dont il est important de discuter avec votre médecin.

Antihistaminiques

Les antihistaminiques provoquent la somnolence. Ils sont utiles pour un usage occasionnel, mais eux aussi perdent de leur efficacité si vous en prenez trop souvent et ils ne sont pas recommandés sur le long terme. Les antihistaminiques peuvent également provoquer une somnolence diurne, des vertiges, une confusion, un déclin cognitif et une rétention urinaire.

De nombreux somnifères contiennent de la diphénhydramine et de la doxylamine, déconseillées si vous souffrez de certaines maladies comme le glaucome à angle fermé, l'asthme, les maladies pulmonaires obstructives chroniques ou une maladie du foie aiguë.

Médicaments sur ordonnance

La prise de somnifères comme le zolpidem ou la zopiclone pendant une quinzaine de jours jusqu'à ce que le stress dans votre vie ait diminué, peut vous aider à dormir jusqu'à ce que vous remarquiez des progrès réalisés grâce aux mesures comportementales que vous aurez mises en place. Les antidépresseurs trazodone et mirtazapine (Remeron) peuvent également aider à traiter l'insomnie.

Les médecins ne prescrivent généralement pas de somnifère sur plus de quelques semaines, car ils peuvent avoir des effets secondaires indésirables comme une certaine torpeur diurne et un risque de chute accrue. En outre, ils peuvent être addictifs. Discutez avec votre médecin de ces médicaments et de leurs effets secondaires potentiels. Par ailleurs, n'oubliez pas que votre objectif est de développer une stratégie pour dormir sans aide médicamenteuse.

Traitement complémentaire et intégratif

De nombreux traitements intégratifs sont utilisés en cas d'insomnie et plusieurs présentent une certaine efficacité.

Mélatonine

La mélatonine est un complément alimentaire en vente libre qui est commercialisé comme moyen permettant de régler les problèmes d'insomnie. Elle est généralement considérée sans danger pendant quelques semaines, mais son innocuité à long terme est inconnue. La recherche montre que la mélatonine peut améliorer le temps d'endormissement et aider en cas d'insomnie en améliorant légèrement le temps total de sommeil, sa qualité et la durée d'endormissement. Toutefois, de plus amples études sont nécessaires. Pour en savoir plus sur la mélatonine, voir page 164.

Valériane

Ce complément alimentaire est vendu comme somnifère, car il a un effet légèrement sédatif, bien que cela n'ait pas été étudié en profondeur.

Parlez de la valériane à votre médecin avant de l'essayer. Elle est peut-être à l'origine de lésions du foie chez certaines personnes l'ayant utilisé à doses

L'organisme n'absorbe pas bien les sucres et les glucides qui se trouvent dans les aliments de ces catégories. Ce qui peut causer des ballonnements et des flatulences.

Un régime pauvre en aliments de ce type peut permettre de réduire la quantité de gaz produits par l'organisme. Ce type de régime est souvent utilisé pour traiter un ensemble de problèmes digestifs dont la diarrhée et la constipation, ce qui le rend utile dans le cas du syndrome du côlon irritable.

Un régime pauvre en FODMAP a été reconnu par les recommandations thérapeutiques australiennes comme thérapie principale dans la gestion des symptômes du syndrome du côlon irritable. Ce régime peut être modifié afin de répondre aux besoins spécifiques et aux préférences.

Une fois que vous aurez discuté du régime pauvre en FODMAP avec votre médecin et décidé que c'est la bonne approche pour vous, la première étape sera généralement d'éviter tous les aliments riches en FODMAP pendant 1 mois. Après cela, vous pouvez recommencer à introduire les aliments que vous aviez éliminés de votre régime alimentaire. L'objectif ultime est d'en inclure le plus possible, tant qu'ils ne provoquent pas de symptômes.

La plupart des personnes commencent à remarquer une amélioration de leurs symptômes en quelques jours, mais il faut généralement quelques semaines pour ressentir pleinement les effets de ces changements alimentaires.

Votre médecin vous aidera à déterminer comment suivre précisément ce régime pauvre en FODMAP, c'est-à-dire le nombre de portions par type d'aliment qui vous conviendront le mieux.

Psychothérapie
Si les antidépresseurs ne sont pas efficaces, vous obtiendrez peut-être de meilleurs résultats en faisant une thérapie si le stress a tendance à exacerber les symptômes.

Traitement complémentaire et intégratif

Les thérapies intégratives ci-après peuvent aider à atténuer les symptômes du syndrome du côlon irritable :

Probiotiques
Les probiotiques sont les bonnes bactéries qui se trouvent naturellement dans les intestins. On les retrouve également dans certains aliments comme les yaourts, et ils sont disponibles sous forme de compléments alimentaires, en gélules, en comprimés et en poudre. Les probiotiques permettent d'améliorer la santé du microbiote intestinal, l'environnement du système digestif dans lequel vivent les bactéries.

Les bactéries du système digestif sont une partie essentielle du système immunitaire. Lorsque le microbiote intestinal est en bonne santé, le reste de l'organisme l'est aussi. Les probiotiques permettent au système digestif de fonctionner correctement, ce qui permet à l'organisme tout entier de fonctionner de manière optimale.

De nombreuses variétés et combinaisons de probiotiques ont été étudiées pour leurs effets possibles sur les symptômes du syndrome du côlon irritable. La recherche actuelle montre que la prise de probiotiques peut permettre de réduire les symptômes de cette pathologie dont les douleurs, les flatulences, les ballonnements et la fréquence des selles. Ils peuvent également réduire l'inflammation. Toutes les études n'ont pas produit de résultats positifs et s'ils sont pris en doses trop importantes, les probiotiques peuvent provoquer des diarrhées. Pour en savoir plus sur les probiotiques, voir page 162.

Huile essentielle de menthe poivrée
La menthe poivrée permet de traiter le syndrome du côlon irritable, entre autres troubles digestifs et problèmes de santé. Les études les plus poussées concernent le syndrome du côlon irritable. Elles montrent que la menthe poivrée peut améliorer les symptômes de cette pathologie comme les crampes et les ballonnements. Toutefois, de plus amples études sont nécessaires et l'huile essentielle de menthe poivrée peut provoquer des effets indésirables chez certaines personnes.

Fenouil
Les graines de fenouil sont utilisées en phytothérapie en Europe et en Chine depuis des siècles et l'infusion de fenouil est souvent utilisée pour traiter les problèmes digestifs. Elle peut également soulager les symptômes du syndrome du côlon irritable, mais de plus amples études sont nécessaires.

Hypnose
La recherche préliminaire sur l'hypnose suggère qu'elle pourrait aider à traiter le syndrome du côlon irritable, mais de plus amples études sont nécessaires à ce sujet. Pour en savoir plus sur l'hypnose, voir page 109.

Notre avis

Parmi toutes les techniques de médecine intégratives étudiées pour traiter le syndrome du côlon irritable, le fenouil, l'hypnose, l'huile essentielle de menthe poivrée et les probiotiques sont les plus prometteuses, avec des données scientifiques solides. Mais d'autres thérapies n'ayant pas été autant étudiées valent peut-être tout de même la peine d'être prises en considération. L'acupuncture, notamment, est efficace dans de nombreux cas pour traiter le syndrome du côlon irritable et c'est là un bon exemple de la nécessité de discuter avec votre médecin des différentes options pour traiter une maladie chronique.

Contrôler le stress pourrait prévenir le syndrome du côlon irritable

Trouver des moyens de contrôler le stress peut aider à prévenir ou soulager les symptômes du syndrome du côlon irritable. Les stratégies de gestion du stress sont entre autres :

La psychothérapie. Parfois un professionnel de santé, comme un psychologue ou un psychiatre peut vous apprendre à réduire le stress : une thérapie cognitivo-comportementale qui peut aider à modifier ses pensées et ses comportements, un travail sur les relations avec les autres, et différentes formes de relaxation et de techniques de gestion du stress sont autant de méthodes efficaces. Différentes formes de thérapies peuvent aider à atténuer l'anxiété ou autres problèmes de santé mentale, ainsi que réduire les symptômes du syndrome du côlon irritable.

Le biofeedback. Cette technique de réduction du stress permet de réduire la tension musculaire et ralentir la fréquence cardiaque avec l'aide d'un appareil affichant des informations. Vous apprenez ensuite à mettre ces changements en place vous-même. Pour en savoir plus sur l'utilisation du biofeedback pour la gestion du stress, lire à partir de la page 104.

L'exercice régulier, le yoga, le massage ou la méditation. Vous pouvez prendre des cours de yoga et de méditation ou pratiquer ces techniques à la maison en utilisant des livres ou des enregistrements. Pour en savoir plus sur le yoga, voir page 34 ; le massage, à partir de la page 126 ; et la méditation, à partir de la page 90.

Exercices de relaxation progressive. Commencez par contracter les muscles des pieds, puis concentrez-vous sur le relâchement lent de la tension. Ensuite, contractez et détendez vos mollets. Continuez jusqu'à ce que tous les muscles de votre corps, y compris ceux des yeux et de la tête, soient complètement détendus. Pour en savoir plus sur la relaxation musculaire progressive, voir à partir de la page 72.

La respiration profonde. La plupart des adultes respirent par la poitrine. Mais il est plus facile de se calmer en respirant par le diaphragme, le muscle qui sépare la poitrine de l'abdomen. Lorsque vous inspirez, laissez votre ventre se remplir d'air. Lorsque vous expirez, votre ventre se contracte. Pour en savoir plus sur la respiration profonde, voir à partir de la page 75.

L'hypnose. Un·e thérapeute qualifié·e peut vous apprendre à vous détendre et vous guidera dans la visualisation de vos muscles intestinaux qui se détendent et se calment. Pour en savoir plus sur l'hypnose, voir page 109.

Stress et troubles de l'humeur

La vie moderne est remplie de pressions, de craintes et de frustrations. En d'autres termes, elle est stressante. Courir après des délais, être pris dans les embouteillages, se disputer avec son·sa conjoint·e, toutes ces situations font réagir votre corps comme si vous étiez face à une menace physique.

Cette réaction appelée la réaction «de lutte ou de fuite», a donné aux premiers hommes l'énergie nécessaire pour lutter contre leurs agresseurs ou pour fuir devant les prédateurs. Aujourd'hui, au lieu d'apporter une protection, la réaction du corps au stress, si elle est activée en permanence, peut en fait vous rendre plus vulnérable aux problèmes de santé liés au stress.

Il est normal de se sentir inquiet ou anxieux de temps en temps. C'est le cas pour tout le monde. Mais si vous êtes souvent anxieux·se sans raison et que vos inquiétudes perturbent votre vie quotidienne, vous souffrez peut-être de ce que l'on appelle le trouble anxieux généralisé. Ce problème se caractérise par une anxiété excessive et irréaliste et des inquiétudes quant aux évènements de la vie, généralement sans cause véritablement identifiable.

Heureusement, il est possible de contrôler le stress et l'anxiété chronique. Les traitements vont de l'apprentissage de nouvelles techniques pour faire face au stress ou à l'anxiété à la psychothérapie. Plusieurs thérapies complémentaires et intégratives peuvent également être utiles pour atténuer le fardeau émotionnel et physique.

Traitement conventionnel

Si vous êtes soumis·e à un stress permanent et que vous ne voyez pas le bout du tunnel, la solution pour vous sera peut-être d'apporter des changements à votre vie. La thérapie professionnelle peut également être utile. Une accumulation de stress peut aggraver le trouble anxieux généralisé. Dans ce cas, il est souvent recommandé d'associer un traitement médicamenteux à une psychothérapie.

Soins personnels
Il existe trois façons fondamentales de gérer le stress : en modifiant votre environnement afin que les exigences quotidiennes soient moins élevées, en apprenant à mieux faire face aux exigences de votre environnement, ou en faisant les deux.

Les techniques permettant de gérer le stress consistent à identifier et résoudre certains problèmes, à se débarrasser des facteurs de stress hors de votre contrôle, à prendre bien soin de vous, à adopter et maintenir un régime alimentaire sain, à faire de l'exercice, à trouver le temps de vous détendre, et à vous tourner vers les autres pour vous aider à passer les caps difficiles.

En dehors de ces stratégies, plusieurs types de traitements médicamenteux et de thérapies sont utilisés pour aider à traiter le stress et les troubles de l'humeur.

Traitements médicamenteux
Les médicaments communément utilisés pour aider à traiter le stress et les troubles de l'humeur sont :

Les anxiolytiques. Les benzodiazépines sont des sédatifs qui atténuent souvent l'anxiété au bout de 30 à 90 minutes. Comme ils peuvent être addictifs, votre médecin vous les prescrira peut-être pendant une courte période pour vous aider à traverser une période d'anxiété particulièrement intense. Les effets secondaires peuvent être l'instabilité, la somnolence, une diminution de la coordination musculaire et des problèmes d'équilibre. Ces médicaments peuvent également causer des problèmes de mémoire.

Les antidépresseurs. Ces médicaments influencent l'activité de certaines substances chimiques du cerveau (neurotransmetteurs) pour aider les cellules nerveuses (neurones) du cerveau à envoyer et recevoir des messages.
Il faut parfois plusieurs semaines avant de constater pleinement les effets des antidépresseurs. Il vous faudra peut-être en essayer plus d'un avant de trouver le médicament qui vous convient le mieux. Les antidépresseurs sont généralement utilisés pour atténuer les symptômes de la dépression, ainsi que ceux des troubles de l'anxiété.

Psychothérapie
La psychothérapie cognitivo-comportementale est l'une des formes les plus répandues de psychothérapie utilisée pour traiter l'anxiété. Lors des séances, le·la thérapeute vous aide à identifier les pensées qui déclenchent le stress psychologique, la peur ou la dépression. Grâce à la psychothérapie, vous apprenez à remplacer les pensées négatives par des perceptions plus positives et réalistes, et vous apprenez comment voir et contrôler les évènements de la vie différemment.

Traitement complémentaire et intégratif

Différentes formes de thérapies intégratives sont utilisées pour traiter le stress et l'anxiété. Le succès de ces traitements dépend souvent de la réaction de chaque personne. À l'exception de certains traitements de phytothérapie, la plupart sont relativement sans danger et présentent peu d'effets secondaires.

La musicothérapie
Que la musique soit *live* ou enregistrée, classique ou autre, la musicothérapie est généralement une technique corps-esprit efficace dans le traitement du stress et de l'anxiété, de la dépression et d'un ensemble d'autres troubles de l'humeur.

La musique aide le corps à se détendre ce qui permet de réduire la fréquence cardiaque, la tension artérielle, le niveau de tension et les taux d'hormones de stress dans l'organisme. Pour en savoir plus sur la musicothérapie, voir page 80.

La thérapie par l'art

Plusieurs formes de thérapie par l'art peuvent aider à analyser vos émotions ce qui permet de faire face au stress et à l'anxiété. Pour en savoir plus sur la thérapie par l'art, voir page 78.

L'hypnose clinique

Il a été prouvé que l'hypnose clinique, état de transe dans lequel vous êtes plus concentré, conscient et ouvert à la suggestion, peut être efficace dans le traitement de différents problèmes dont l'anxiété et le stress post-traumatique. L'hypnose clinique doit être utilisée avec précaution dans le cas de maladies mentales. Pour en savoir plus sur l'hypnose clinique, voir à partir de la page 109.

Le yoga

Le yoga, une combinaison d'exercices de relaxation, peut être un moyen efficace de réduire le stress et l'anxiété et aider à traiter toute une série de problèmes de santé mentale. Bien qu'il soit de manière générale sans danger, le yoga peut présenter des risques pour certaines personnes. Pour en savoir plus sur le yoga, voir page 50.

La méditation

Les scientifiques ont montré qu'elle pouvait aider à réduire les effets du stress et traiter la dépression. Toutefois, la méditation doit être utilisée avec précaution en cas de problèmes de santé mentale sous-jacents. Pour en savoir plus sur la méditation, voir page 90.

Thérapie de relaxation

La thérapie de relaxation consiste en de nombreux exercices allant de la respiration rythmée à la respiration profonde, en passant par la méditation et la relaxation musculaire progressive. La plupart des thérapies de relaxation impliquent la répétition d'un seul mot, d'une phrase ou d'une activité musculaire, et encouragent à se débarrasser des pensées et des facteurs de stress. Pour en savoir plus sur les différentes techniques de relaxation, voir à partir de la page 71.

Le biofeedback

Cette technique consiste, pour le·la praticien·ne, à mesurer la réaction physiologique du corps au stress ou à l'anxiété affichée sous forme de signaux auditifs ou visuels. En étant plus conscient des réactions de votre corps, vous essaierez de contrer les signaux par des techniques de relaxation. Le biofeedback est utilisé pour le stress et la dépression, bien que de plus amples études soient nécessaires pour prouver son efficacité. Pour en savoir plus sur le biofeedback, voir à partir de la page 104.

Le massage

De nombreuses études montrent que le massage peut aider à réduire le stress et les symptômes d'anxiété, et à traiter d'autres problèmes de santé mentale. La recherche montre également que le massage peut aider à atténuer la dépression. Pour en savoir plus sur le massage, voir à partir de la page 126.

L'aromathérapie

La recherche sur l'efficacité de l'aromathérapie, c'est-à-dire l'utilisation thérapeutique d'huiles essentielles extraites de plantes, est limitée. Toutefois, certaines études ont montré qu'elle pouvait avoir des effets bienfaisants sur la santé dont l'atténuation de l'anxiété et de la dépression. Pour en savoir plus sur l'aromathérapie, voir page 136.

Les compléments alimentaires et la phytothérapie

Le millepertuis, la SAMe, les acides gras oméga-3, le 5-HTP et la valériane sont les substances les plus répandues pour traiter l'anxiété et la dépression. Le millepertuis n'est pas approuvé par la Food and Drug Administration pour traiter la dépression aux États-Unis, mais c'est un traitement populaire en Europe. Bien qu'il permette de traiter l'anxiété et la dépression légère et modérée, il peut interférer avec certains médicaments et certains compléments. Parlez-en donc avec votre médecin avant d'en prendre. Pour en savoir plus sur le millepertuis, voir page 184.

Comme le millepertuis, la SAMe n'est pas approuvée par la Food and Drug Administration pour traiter la dépression aux États-Unis, mais on la trouve dans certains pays européens. La SAMe peut être efficace, mais de plus amples études sont nécessaires. Elle peut déclencher une phase maniaque chez les personnes souffrant de troubles bipolaires.

Les acides gras oméga-3 sont des matières grasses saines que l'on trouve dans les poissons d'eau froide, les graines de lin, les noix et autres types d'aliments. Certaines études montrent que les compléments d'oméga-3 peuvent aider dans le traitement de la dépression. Bien que généralement sans danger, les compléments d'oméga-3 peuvent interférer avec d'autres médicaments. Consommer des aliments riches en oméga-3 semble présenter des vertus bienfaisantes, mais de plus amples études sont nécessaires pour déterminer s'ils permettent de prévenir ou améliorer la dépression. Pour en savoir plus sur les acides gras oméga-3, voir page 158.

Le complément appelé le 5-hydroxytryptophane (5-HTP) est disponible en vente libre aux États-Unis, alors que dans certains pays il n'est disponible que sur ordonnance. La prise de 5-HTP peut jouer un rôle dans l'amélioration des niveaux de sérotonine, une substance chimique qui affecte l'humeur. Mais les données ne sont que préliminaires et de plus amples études sont nécessaires.

La valériane a été étudiée dans le traitement de l'anxiété, mais la recherche détaillant ses effets n'est pas assez solide. Certaines personnes ayant pris de la valériane ont affirmé être moins stressées et moins anxieuses, alors que d'autres n'ont remarqué aucune différence. Pour en savoir plus sur la valériane, voir page 188.

Notre avis

Parmi les thérapies intégratives les plus prometteuses pour l'atténuation du stress et des symptômes des troubles de l'humeur, la psychothérapie, la thérapie par l'art et la musicothérapie ainsi que le yoga sont les plus étayés scientifiquement pour l'anxiété et la dépression. La méditation et les thérapies de relaxation permettent de contrôler l'anxiété efficacement. Le millepertuis et l'hypnose clinique ont également fait leur preuve dans le traitement de la dépression avec toutefois quelques bémols.

La relation corps-cerveau

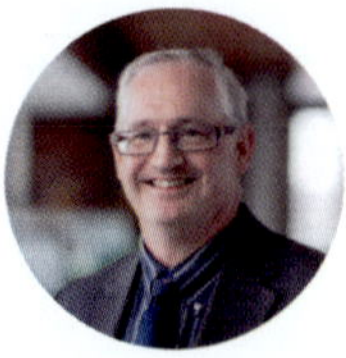

Dr Kevin C. Fleming
Médecine interne générale
Clinique Mayo

Le Dr Fleming est directeur de la clinique de fibromyalgie et de fatigue chronique à la Clinique Mayo, Rochester, Minnesota

Rendez-vous avec le docteur Fleming

Vous avez découvert dans cet ouvrage la médecine corps-esprit et la relation entre l'esprit et le corps. Dans ce chapitre, nous allons pousser la réflexion un peu plus loin et voir comment le cerveau fonctionne et comment il affecte différents problèmes de santé comme la fibromyalgie, la fatigue chronique, le syndrome du côlon irritable et les maux de tête quotidiens chroniques.

Ces problèmes de santé vous disent sûrement quelque chose et vous-même ou un être cher êtes peut-être concerné·e par un ou plusieurs d'entre eux. Ces quelques maladies présentent de nombreux signes et symptômes communs comme des douleurs musculaires, la fatigue, des troubles du sommeil et la dépression.

Ces problèmes ont également en commun le fait que souvent les médecins n'arrivent pas à en déterminer les causes ou la manière de traiter les symptômes.

Les scientifiques et les experts médicaux pensent qu'un concept appelé *syndrome de sensibilité centrale* pourrait être à l'origine des symptômes et syndromes qui ne semblent pas avoir de causes physiques. C'est donc là qu'intervient la relation corps-esprit.

Les thérapies intégratives comme celles qui figurent dans ce guide peuvent aider à soulager les symptômes liés au syndrome de sensibilité centrale et sont utilisées depuis des années dans les programmes de la Clinique Mayo pour le traitement de la douleur. Les scientifiques constatent qu'un éventail de techniques intégratives permet de réduire la douleur et autres symptômes de ces troubles. Plusieurs de ces thérapies et techniques renforcent la relation corps-esprit et peuvent aider à reconnecter les circuits du cerveau de manière à atténuer les signaux nerveux potentiellement à l'origine de certains de ces signes et symptômes.

En effet, les thérapies intégratives font de plus en plus partie des traitements de la douleur dans la mesure où les médicaments sont souvent inutiles voire parfois nocifs. Dans ce chapitre, vous allez découvrir les thérapies les plus efficaces. Mais pour l'instant, commençons par une explication simple du syndrome de sensibilité centrale et de son fonctionnement.

La relation corps-cerveau

De nombreux problèmes de santé aujourd'hui ne s'expliquent ni par des causes physiques ni par une explication rationnelle de ce qui se passe dans le corps.

Les tests et les examens ne mènent souvent nulle part, sauf à un sentiment de frustration et de déception pour ceux qui souffrent de symptômes qu'ils ne comprennent pas et qu'ils ne savent pas comment contrôler. La frustration s'amplifie lorsqu'aucun médecin n'arrive pas à apporter de réponse ou à poser un nom sur ce qui pourrait causer ces symptômes.

Après des années de recherche sur ces scénarios, les experts médicaux pensent aujourd'hui avoir une réponse quant à l'origine des symptômes et syndromes qui ne semblent pas avoir de cause physique : *le syndrome de sensibilité centrale.*

Qu'est-ce que c'est ?

Le syndrome de sensibilité centrale décrit simplement les changements dans le système nerveux central qui rendent hypersensible à la douleur.

Ce syndrome provoque toute une série de symptômes dans l'organisme. Cette variété fait qu'il est difficile de les relier et de comprendre qu'il s'agit en fait d'un seul et même problème. Le syndrome de sensibilité centrale est associé à la plupart des douleurs chroniques.

Dans le syndrome de sensibilité centrale, les symptômes et les syndromes apparaissent à cause d'un ou plusieurs circuits défectueux dans le système nerveux central. Les nerfs se connectent différemment, de sorte que le cerveau pense que les sensations ordinaires, comme le toucher, sont nocives ou douloureuses.

Comment cela fonctionne

Chaque millimètre carré du corps est recouvert de petites cellules sensorielles, à l'exception des cheveux et des ongles. C'est pour cette raison que l'on peut généralement les couper sans que cela soit douloureux. Des récepteurs sont présents dans la peau, l'intestin, les muscles, les articulations, les os, le système de l'équilibre, les nerfs, le système vasculaire et visuel. Des récepteurs supplémentaires aident à entendre, goûter et sentir.

De manière générale, ces récepteurs contrôlent l'environnement et envoient une série de sensations physiques au cerveau, tout en surveillant les sons, les images, les goûts, la douleur et autres réactions aux stimuli.

Plusieurs cellules nerveuses envoient les informations provenant de ces récepteurs vers la moelle épinière et aux différentes zones du cerveau, selon le principe de la ligne téléphonique sur laquelle circule l'information. À partir de là, le cerveau interprète l'information et indique au corps comment réagir. Par exemple, si vous avez trop chaud, vous irez vous rafraîchir. Si vous avez soif, vous boirez de l'eau. Ces exemples illustrent la manière dont les signaux sont envoyés au cerveau qui ensuite vous indique comment réagir. Ceci est valable pour tout le corps.

Dans le syndrome de sensibilité centrale, le signal envoyé à la moelle épinière et au cerveau est plus intense ou autrement dit amplifié. C'est un peu comme monter le son de la radio. Lorsque vous montez le son, la musique devient plus forte. C'est un peu ce qui se passe lorsque les signaux envoyés à la moelle épinière et au cerveau sont plus intenses.

En revanche, contrairement au son de la radio, dans le syndrome de sensibilité centrale, une fois que ces signaux sont amplifiés, tous les récepteurs de l'organisme sont hypersensibles. Les sons paraissent plus forts, les lumières plus brillantes, les mouvements peuvent être plus douloureux et le système digestif peut rencontrer plus de difficultés. L'hypothèse de base du syndrome de sensibilité centrale est donc de dire que c'est à cause de cette amplification que les symptômes sont plus gênants, difficiles à traiter ou qu'il est en fait tout simplement impossible de comprendre pourquoi ils se produisent.

Dans le syndrome de sensibilité centrale, les messages normaux provenant des terminaisons nerveuses sont amplifiés lorsqu'ils atteignent la partie pensante du cerveau. La recherche utilisant l'imagerie par résonance magnétique (IRM) du cerveau a montré que dans le syndrome de sensibilité centrale, il est possible de voir les changements dans le routage et le traitement des messages par le cerveau. Lorsque le cerveau reçoit les messages des récepteurs corporels, il pense qu'une catastrophe est en train de se produire alors qu'il ne se passe pratiquement rien.

La recherche actuelle a relié le syndrome de sensibilité centrale à une série de problèmes liés à la douleur et précédemment mystérieux comme :

- la neuropathie périphérique ;
- l'arthrite ;
- la migraine ;
- la fibromyalgie ;
- le syndrome du côlon irritable ;
- la douleur de l'articulation temporo-mandibulaire (ATM).

Plusieurs autres problèmes de santé que vous connaissez sûrement semblent également liés au syndrome de sensibilité centrale :

- le syndrome de fatigue chronique ;
- le syndrome d'intolérance systémique à l'effort ;
- le syndrome de tachycardie orthostatique posturale ;
- l'algoneurodystrophie.

D'autres formes de douleurs chroniques, comme la cystite interstitielle ou la douleur faciale atypique, sont également en partie liées au syndrome de sensibilité centrale. Enfin, on suppose, bien qu'il existe peu de données à ce sujet, que le syndrome de sensibilité centrale pourrait également être impliqué dans d'autres problèmes, comme le syndrome des jambes sans repos ou encore le syndrome de stress post-traumatique.

Symptômes

Un système nerveux central amplifié provoque un ensemble de symptômes qui s'aggravent avec le temps. Dans une étude publiée dans le journal *Pain Practice*, des scientifiques ont établi un questionnaire qui permet de mesurer 25 symptômes différents associés au syndrome de sensibilité centrale, afin que les médecins puissent déterminer si les patients souffrent de ce problème. À la Clinique Mayo, le Dr Arya B. Mohabbat, et d'autres médecins et scientifiques ont développé une liste de symptômes similaires. Voici un aperçu de la plupart d'entre eux.

La douleur

À peu près la moitié des symptômes du syndrome de sensibilité centrale correspondent à cette grande catégorie. Les symptômes comprennent la *myalgie* et *l'arthralgie*, en d'autres termes les douleurs musculaires et articulaires qui ne semblent pas être provoquées par une inflammation.

L'histoire de David

David, homme d'une cinquantaine d'années, avait pris rendez-vous à la Clinique Mayo parce qu'il présentait un ensemble de symptômes et qu'aucun de ses médecins n'était parvenu à en déterminer la cause.

À son arrivée, David a exposé ses symptômes à la médecin qui l'a pris en charge, entre autres de la fatigue, des douleurs musculaires et articulaires, une rigidité des cervicales, des fourmillements, des douleurs dans la mâchoire et des étourdissements. Il a également expliqué qu'il avait l'impression d'être dans le brouillard et se sentait confus.

Après avoir entendu tous les symptômes de David, sa médecin a pensé qu'il s'agissait peut-être du syndrome de sensibilité centrale. Elle a prescrit plusieurs examens afin d'éliminer d'autres causes et ils ont finalement découvert qu'il n'y avait en fait aucune autre raison possible.

Étant donné ce que les tests avaient éliminé et grâce à d'autres examens réalisés par les spécialistes vus par David, la médecin de la Clinique Mayo a diagnostiqué une fibromyalgie et vraisemblablement un syndrome de sensibilité centrale.

La médecin de David lui a parlé des différentes façons de traiter à la fois la fibromyalgie et le syndrome de sensibilité centrale, notamment de l'exercice à faible impact, des changements comportementaux, la gestion du stress et un traitement pour la dépression ou l'anxiété sous-jacentes. Elle l'a ensuite envoyé vers le programme de traitement de la fibromyalgie de la Clinique Mayo.

David a eu du mal à comprendre ce qu'était le syndrome de sensibilité centrale, ainsi que ce qui se passait dans son corps et dans son esprit. Il avait l'impression d'être soit très malade soit de perdre la tête. Il voyait mal comment ce qui se passait dans son système nerveux central pouvait être à l'origine de tant de symptômes disparates. Pourtant, c'était exactement ce qu'il se passait et c'est bien la définition même du syndrome de sensibilité centrale.

Avec le temps, David a appris à gérer ses nombreux symptômes grâce aux techniques que vous découvrirez un peu plus loin dans ce chapitre.
Bien que David n'ait pas pu se débarrasser de tous ses symptômes, il a pu réussir à les contrôler suffisamment pour recommencer à vivre sa vie de manière productive et plaisante.

Engourdissement ou fourmillements
Certaines personnes qui souffrent du syndrome de sensibilité centrale déclarent ressentir une sensation d'engourdissement ou des fourmillements. En termes médicaux, il s'agit de *paresthésies*. Il est possible de ressentir des engourdissements ou des fourmillements avec ou au lieu de la douleur.

Maux de tête
Les maux de tête sont parfois un symptôme du syndrome de sensibilité centrale. Il peut s'agir de céphalées de tension ou de migraines.

La douleur de l'articulation temporo-mandibulaire (ATM)
La douleur de l'articulation temporo-mandibulaire (ATM) est un autre symptôme possible du syndrome de sensibilité centrale. Cette pathologie se caractérise par une douleur dans l'articulation de la mâchoire et dans les muscles qui contrôlent le mouvement de celle-ci. Comme pour d'autres symptômes, la douleur est présente, mais aucune blessure ne l'explique.

Syndrome du côlon irritable
Les personnes souffrant du syndrome de sensibilité centrale déclarent

souvent avoir les symptômes du syndrome de l'intestin irritable. Ce syndrome touche le gros intestin (côlon). Il provoque généralement des crampes, des douleurs abdominales, des ballonnements, des flatulences, des diarrhées et de la constipation.

Cystite interstitielle
Une pression sur la vessie, des douleurs de la vessie, l'envie fréquente d'uriner et parfois des douleurs pelviennes sont des symptômes de la cystite interstitielle, mais également du syndrome de sensibilité centrale. Lorsque les personnes présentent de tels symptômes, mais n'ont aucune altération des tissus ni d'infection, le diagnostic posé est souvent celui de la cystite interstitielle.

Douleur pelvienne chronique
Le syndrome de sensibilité centrale peut causer des douleurs pelviennes chroniques ou des douleurs en dessous du nombril. Chez les femmes, cela s'accompagne généralement de problèmes menstruels. Il est donc important de parler à un gynécologue pour éliminer toute autre cause.

Syndrome des jambes sans repos
Le syndrome des jambes sans repos accompagne souvent le syndrome de sensibilité centrale. L'intensité des symptômes varie de légèrement gênants à insoutenables. Les symptômes tendent à s'aggraver le soir, ce qui peut perturber le sommeil et provoquer une fatigue diurne.

Fatigue
La fatigue est l'un des symptômes les plus répandus du syndrome de sensibilité centrale. C'est souvent parce qu'elles sont fatiguées que les personnes viennent au départ consulter. La fatigue est généralement permanente, et ne s'améliore pas avec le sommeil. Elle est chronique si elle est présente pendant au moins six mois et n'est provoquée par aucun problème médical sous-jacent.

Problèmes de sommeil
De nombreuses personnes ont des problèmes de sommeil, qu'elles souffrent du syndrome des jambes sans repos ou pas. Elles dorment soit trop, soit pas du tout. Ou bien elles ont le sentiment que leur sommeil n'est pas réparateur. Si vous ronflez beaucoup, ou que vous êtes en surpoids, il est judicieux de commencer par éliminer l'apnée du sommeil comme cause potentielle.

Étourdissements et vertiges
Le syndrome de sensibilité centrale peut provoquer des sensations d'étourdissement et de vertige. Ces sensations peuvent se produire en permanence ou juste en se levant ou en s'asseyant trop rapidement.

Faiblesse
Certaines personnes atteintes du syndrome de sensibilité centrale ont un sentiment général de faiblesse.

Cerveau dans le brouillard
Certaines personnes souffrant du syndrome de sensibilité centrale ont l'impression d'être mentalement dans le brouillard. Elles ont le sentiment que leur mémoire leur fait défaut, que leur capacité d'attention est réduite ou que leurs capacités intellectuelles diminuent. Certains diront que c'est un manque de sommeil, mais même ceux qui n'ont pas de problème pour dormir peuvent présenter ce symptôme.

Dépression et anxiété
Les troubles de l'humeur sont un sujet sensible dans le syndrome de sensibilité centrale. Pendant de nombreuses années, les médecins traitaient ces personnes d'hypochondriaques. Ils pensaient qu'ils souffraient d'un problème psychologique, alors qu'en fait les symptômes dont ils parlaient étaient bien réels.

Aujourd'hui, le corps médical sait que la dépression et l'anxiété peuvent effectivement être des symptômes du syndrome de sensibilité centrale et que des formes de dépression ou d'anxiété peuvent provoquer des symptômes physiques. Ces symptômes physiques chroniques sont tellement pesants qu'ils peuvent affecter l'humeur. Quelles que soient les causes de la dépression et de l'anxiété, ces problèmes peuvent être traités efficacement.

Hypersensibilité
Le syndrome de sensibilité centrale peut occasionner des symptômes définis comme de l'*hypersensibilité sensorielle globale*. Cela signifie que le corps semble surréagir aux stimuli, que ce soit les aliments, les médicaments ou quelque chose dans l'environnement. Une véritable réaction allergique peut également se produire.

La sensibilité à la lumière, aux bruits forts ou aux changements météorologiques que d'autres ne remarqueraient pas font également partie des symptômes dont souffrent les personnes atteintes du syndrome de sensibilité centrale.

Plus la sensibilité du système nerveux augmente et plus les symptômes s'aggravent et parfois s'intensifient, plus les personnes recherchent un soulagement à tout prix et plus ils sont perturbés par ce qui se passe dans leurs corps.

Causes

Le syndrome de sensibilité centrale peut être difficile à diagnostiquer. Par conséquent, comme on peut l'imaginer, il est également difficile d'en trouver une cause.

Il semblerait qu'un ensemble de facteurs soient à l'origine du syndrome de sensibilité centrale. Contrairement à d'autres problèmes de santé, il n'y a pas une seule mais un ensemble de causes au syndrome de sensibilité centrale. La recherche a toutefois identifié plus d'une dizaine de facteurs pouvant jouer un rôle. Un patient peut présenter plusieurs de ces facteurs.

Voici ce que les scientifiques et les professionnels de la santé savent aujourd'hui des différentes causes potentiellement impliquées dans le syndrome de sensibilité centrale.

Un évènement déclencheur
Un seul évènement peut déclencher le syndrome de sensibilité centrale et faire apparaître les symptômes.

Par exemple, une infection grave. Après avoir été malade, certaines personnes disent qu'ils ont le sentiment de n'avoir jamais vraiment récupéré. Une exposition à un produit chimique ou un traumatisme peut également provoquer un syndrome de sensibilité centrale. Un accident, une intervention chirurgicale ou une maladie rhumatismale comme un lupus ou une polyarthrite rhumatoïde peuvent mettre le corps à l'épreuve et finalement déclencher le syndrome de sensibilité centrale. Ce sont là plusieurs exemples de déclencheurs.

Stress
Tout comme il a été prouvé que le stress physique pouvait provoquer le syndrome de sensibilité centrale, les scientifiques ont également découvert que le stress psychologique ou un traumatisme pouvaient être déclencheurs. Ces traumatismes peuvent être soudains et brefs ou durer plusieurs semaines, mois ou années. Un traumatisme qui se prolonge, comme un déploiement militaire, est appelé facteur de stress prolongé.

Environnement
Comme le stress, certains facteurs environnementaux peuvent également déclencher le syndrome de sensibilité centrale. Les scientifiques considèrent que le traumatisme dans la petite enfance, comme la maltraitance, certaines infections et le stress émotionnel font partie des facteurs environnementaux qui peuvent provoquer le syndrome de sensibilité centrale.

Troubles de l'humeur
Les troubles de l'humeur sous-jacents peuvent être soit une cause soit un symptôme du syndrome de sensibilité centrale.

Sommeil
Dormir suffisamment d'un sommeil de bonne qualité est important pour la santé physique et psychologique en général. Bien que les troubles du sommeil affectent de nombreuses personnes pour différentes raisons, la recherche montre que ne pas dormir suffisamment d'un sommeil de bonne qualité, et notamment présenter des troubles du sommeil, peut déclencher un syndrome de sensibilité centrale.

Plus votre cerveau reçoit des informations sur ces symptômes, plus ceux-ci s'aggravent.

C'est la boucle sans fin du syndrome de sensibilité centrale. Le cerveau reçoit des messages sur une douleur qui n'existe plus, le cerveau informe le corps de la réaction à avoir et cette voie de communication s'amplifie dans le temps aggravant les symptômes du syndrome de sensibilité centrale. Voici quatre explications possibles.

1. Confusion chimique

De nombreuses personnes atteintes du syndrome de sensibilité centrale prennent différents médicaments pour traiter les différents symptômes. Les médecins prescriront des antalgiques et des somnifères ainsi que des anxiolytiques, des antidépresseurs et des médicaments pour le système digestif.

Plus l'on prend de médicaments pour traiter les différents symptômes causés par le syndrome de sensibilité centrale, plus le cerveau est embrouillé chimiquement, ce qui au bout du compte peut aggraver le syndrome de sensibilité centrale.

2. Comportements vis-à-vis de la douleur

Lorsque vous souffrez, il se peut que vous arrêtiez de faire certaines choses. Ou bien, les jours où vous souffrez moins, vous en faites peut-être trop et souffrez donc plus, plus tard. Par ailleurs, trop se reposer peut détériorer votre condition physique et vous affaiblir.

Faire trop peu ou trop selon l'intensité de la douleur ressentie sont des exemples de comportements vis-à-vis de la douleur : ce sont les choses que vous faites, dites ou pensez et qui vous font penser à votre douleur. Tous ces comportements peuvent aggraver le syndrome de sensibilité centrale.

3. Détresse émotionnelle

Les émotions sont une réaction au syndrome de sensibilité centrale. Plus le cerveau ressent de détresse émotionnelle, plus il ressentira également de détresse sensorielle ou physique. En résumé, la détresse émotionnelle alimente le syndrome de sensibilité centrale.

Il est normal de ressentir de la détresse émotionnelle lorsque vous présentez des symptômes que vous ne comprenez pas ou que vous n'arrivez pas à contrôler, surtout lorsqu'ils interfèrent avec le quotidien. C'est pourquoi les symptômes de dépression, d'anxiété et de stress sont si répandus dans le syndrome de sensibilité centrale, mais c'est également pour cela qu'il est important de contrôler ces symptômes afin d'atténuer les signaux envoyés au cerveau.

4. Détérioration de la condition physique

Les symptômes du syndrome de sensibilité centrale peuvent entraver la réalisation d'activités physiques ou même tout simplement enlever l'envie de bouger. La physiothérapie est par conséquent tout aussi importante que le traitement des problèmes émotionnels et chimiques provoqués par le syndrome de sensibilité centrale.

Traitement

Médicalement parlant, il est impossible de désactiver complètement le syndrome de sensibilité centrale comme s'il y avait un disjoncteur. Toutefois, il est possible de prendre des mesures pour atténuer les signaux qui l'alimentent.

Réentraîner le cerveau

Vous avez déjà vu dans cet ouvrage (page 70) que « neuroplasticité » signifie que de nouvelles connexions peuvent être créées dans le cerveau. Apprendre une nouvelle langue ou apprendre à jouer d'un instrument de musique sont des exemples de la manière dont on peut entraîner son cerveau. Plus vous vous entraînez à jouer d'un instrument, par exemple, plus vous renforcez les connexions dans le cerveau qui vous permettent de jouer de cet instrument. Il en va de même pour toutes les autres compétences que vous apprenez et que vous mettez en pratique afin de les maîtriser.

Dans le syndrome de sensibilité centrale, comme vous l'avez vu précédemment dans ce chapitre, le même genre de changements se produit dans le cerveau, mais ils ne sont pas positifs. Quelle qu'en soit la cause, les changements dans le système nerveux peuvent accroître la sensibilité à la douleur au point d'avoir le sentiment que la douleur est toujours là, même si physiquement vous êtes complètement guéri. Le cerveau essaie de vous protéger de la douleur qu'il pense être présente alors qu'elle a physiquement disparu.

Bien que le syndrome de sensibilité centrale puisse être considéré comme un exemple négatif de la neuroplasticité, n'oublions pas que la capacité du cerveau à se reconnecter peut aussi aider à traiter ce syndrome. La neuroplasticité peut atténuer des signaux de douleur trop actifs et tous les symptômes qui en découlent. En enrayant l'influence du syndrome de sensibilité centrale, il est possible d'atténuer les messages vers le cerveau pour qu'il comprenne que le corps n'est pas attaqué et qu'il n'a besoin pas d'être protégé.

Dans les centres interdisciplinaires de traitement de la douleur de la Clinique Mayo, les experts de la douleur aident les patients à surmonter et gérer les symptômes du syndrome de sensibilité centrale grâce aux mêmes techniques que celles utilisées pour gérer la douleur chronique. Ces techniques permettent d'apaiser le système nerveux, étape fondamentale pour atténuer les signaux qui provoquent les symptômes. Certaines de ces techniques sont des techniques intégratives que vous avez déjà découvertes dans cet ouvrage.

Pour en savoir plus sur les programmes de traitement de la douleur de la Clinique Mayo et les thérapies intégratives utilisées, voir page 297.

Priorisez. Planifiez les tâches les plus importantes dans les moments de la journée où vous avez le plus d'énergie et où vous vous sentez au mieux de votre forme.

Faites des pauses. Le nombre de pauses dépend de l'activité. Peut-être pourrez-vous faire une activité pendant 30 à 60 minutes avant de devoir faire une pause. Des tâches plus pénibles, comme tondre la pelouse, nécessiteront peut-être que vous fassiez des pauses toutes les 10 à 20 minutes. Assurez-vous de faire une pause avant d'être épuisé·e.

Avancez à un rythme modéré. Avancer à un rythme rapide plutôt que modéré nécessite deux fois plus d'énergie. Prenez votre temps et avancez à un rythme confortable.
Vous saurez que le rythme est bon lorsque vous aurez le sentiment que vous vous fatiguez sans toutefois avoir le sentiment de trop en faire. Il vous faudra peut-être plus de temps pour accomplir une tâche, mais au bout du compte vous vous sentirez mieux.

Modifiez la fréquence de vos tâches. Certaines tâches seront peut-être moins fatigantes si vous les morcelez et les réalisez par petits morceaux plus souvent. Par exemple, essayez de faire de petites machines trois fois par semaine au lieu de passer des heures à laver du linge une fois par semaine.

Déléguez. Si une activité est trop difficile ou physiquement trop exigeante, demandez de l'aide ou confiez-la à quelqu'un d'autre. Ce n'est pas toujours facile de demander de l'aide, mais c'est une manière d'utiliser intelligemment votre énergie.

Programmes interdisciplinaires de traitement de la douleur de la Clinique Mayo

Associer la médecine conventionnelle à la médecine intégrative pour traiter la douleur chronique

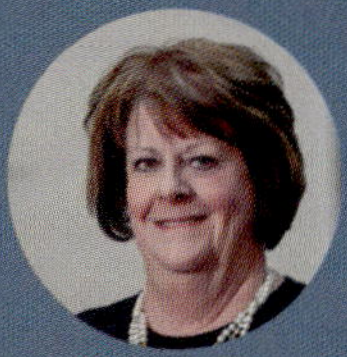

Par Barbara K. Bruce, Ph.D., L.P.

La Dre Bruce est directrice clinique du programme de traitement de la fibromyalgie et du programme de traitement de la douleur abdominale chronique de la Clinique Mayo, mis en place tous les deux à la Clinique Mayo de Jacksonville en Floride. La Dre Bruce dirige également le Centre de traitement de la douleur et a créé et dirige le Centre de traitement de la douleur pédiatrique, tous les deux situés à Rochester dans le Minnesota.

En 2011, plus de 131 millions d'ordonnances ont été rédigées pour de l'hydrocodone, qui est devenu le médicament le plus prescrit aux États-Unis. L'hydrocodone et l'oxycodone, tous les deux des antalgiques à base d'opioïdes, sont à l'origine d'une série d'addictions et d'overdoses mortelles dépassant celles à l'héroïne et à la cocaïne combinées.

Sur le long terme, les antalgiques à base d'opioïdes ne sont pas seulement dangereux : ils deviennent inefficaces pour traiter la douleur chronique. Avec le temps, il faut donc plus de médicaments pour obtenir le même effet, provoquant une dépendance, une accoutumance, un surdosage et une qualité de vie dégradée.

De ce fait, les Centers for Disease Control and Prevention ne recommandent plus les opioïdes pour traiter la douleur chronique. Il devient par conséquent nécessaire de trouver une nouvelle approche à la gestion de la douleur, ce qui rend les programmes interdisciplinaires pour le traitement de la douleur comme ceux de la Clinique Mayo, dont le premier a ouvert en 1974, plus importants que jamais. Ces programmes associent la médecine conventionnelle et les techniques intégratives, afin de réduire et gérer la douleur plus efficacement.

Au lieu de mettre l'accent sur une zone douloureuse particulière ou sur un ensemble de symptômes, les programmes interdisciplinaires reposent sur l'autogestion. Ce qui signifie que vous concentrez votre corps et votre esprit sur votre bien-être grâce justement aux techniques intégratives. La gestion de la douleur enseignée dans les programmes de traitement de la douleur de la

Clinique Mayo associe approches médicales traditionnelles et techniques intégratives. S'agissant de la médecine conventionnelle, ces programmes s'intéressent :

- au rôle des médicaments et autres traitements ;
- à la physiothérapie et à l'ergothérapie

Les thérapies intégratives enseignées dans les programmes de traitement de la douleur de la Clinique Mayo sont entre autres :

- les techniques de gestion du stress ;
- les exercices de relaxation ;
- la pratique de la pensée positive ;
- le biofeedback ;
- le yoga.

Ces sujets ne sont qu'un échantillon de ce que couvrent les programmes de traitement de la douleur de la Clinique Mayo, mais ils illustrent comment associer la médecine conventionnelle et les thérapies intégratives pour promouvoir la santé et le bien-être et améliorer la qualité de vie.

Cette combinaison semble fonctionner. En effet, parmi les patients ayant suivi un programme de traitement de la douleur complet à la Clinique Mayo, 84 % affirment être mieux à même de gérer leur douleur même sans médicament.

La médecine intégrative est-elle bonne pour vous ?

Comme vous l'avez vu dans ce guide, la médecine intégrative englobe une palette de substances, techniques et thérapies. L'objectif est de les combiner à la médecine conventionnelle pour prévenir et traiter et les maladies. Les approches complémentaires étant de plus en plus reconnues comme formes potentielles de traitement, un nombre croissant d'entre elles fait l'objet de recherche scientifique. Certaines sont incluses dans la médecine conventionnelle, alors que d'autres sont à mettre de côté car elles ont prouvé leur inefficacité ou leur dangerosité.

Toutefois, la question est toujours en suspens pour de nombreuses techniques intégratives. En effet, soit les résultats des études ne sont pas concluants, soit il n'existe pas suffisamment d'études scientifiques pour déterminer réellement l'efficacité et l'innocuité de la thérapie.

La médecine intégrative, comme tout traitement médical, n'est pas sans risque. Les risques dépendent généralement de la thérapie spécifique. C'est pourquoi chaque thérapie abordée dans cet ouvrage doit être considérée indépendamment. Il serait faux de penser que parce qu'un type de traitement est sans danger et efficace, c'est également le cas pour des substances et techniques similaires.

Voilà pourquoi il est important que vous vous informiez. Si vous envisagez un type de thérapie, renseignez-vous sur son innocuité, soyez conscient des effets secondaires potentiels et prenez les mesures nécessaires pour minimiser les risques. Et n'oubliez pas que même si une substance est dite naturelle, ce n'est en aucun cas un gage de sécurité. Elle peut très bien contenir certaines substances chimiques qui réagiront mal au contact des autres médicaments que vous prenez, ou encore contenir des ingrédients inconnus. Prenez le tabac, la strychnine et l'ortie, par exemple : ce sont des substances naturelles qui pourtant sont dangereuses !

Dans ce chapitre, vous allez découvrir comment trouver les bonnes informations sur les thérapies qui vous intéressent afin de pouvoir les évaluer. Vous découvrirez également comment discuter avec votre médecin des substances et techniques, et comment trouver un·e praticien·ne compétent·e si vous décidez qu'une approche intégrative vous convient.

Trouver des informations scientifiques fiables

Lorsqu'il s'agit de votre santé, assurez-vous que vos décisions reposent sur des informations fiables et de confiance. De nombreux sites internet, applications mobiles et publications fournissent des informations sur la santé, mais tous ne sont pas dignes de confiance. Où se renseigner sur des recherches fiables ? À ce jour, il n'existe pas de site internet de bonne qualité et digne de confiance en français concernant la médecine intégrative.* Commencez par faire des recherches sur les sites des agences nationales, comme le National Institutes of Health (*http://www.ncbi.nlm.gov/pubmed/*) et des hôpitaux et universités de renom. Les études fondées sur des données probantes ayant été publiées dans des journaux médicaux sont également une source d'informations crédibles sur la santé.

Qu'est-ce qui fait qu'une étude est fiable ?

Comme vous l'aurez remarqué en lisant ce guide, certaines substances et thérapies n'ont pas fait l'objet d'études fiables et nécessitent des recherches plus poussées. Qu'est-ce qui fait donc qu'une étude est fiable ?

En général, plus l'étude est à grande échelle et mieux c'est. Lorsqu'une étude est menée auprès de plusieurs centaines de personnes ou plus, notamment si elle s'effectue sur plusieurs mois ou années, elle gagne en crédibilité. Vous avez vraisemblablement remarqué aussi l'accent mis sur la recherche provenant d'études « de faible envergure » ou de la recherche menée sur une courte période. C'est en partie pour cela que nous avons indiqué que certaines des thérapies abordées devaient faire l'objet de davantage de recherche. La méthode de réalisation de l'étude joue également un rôle clé. Des études prospectives en double aveugle soigneusement contrôlées, aléatoires et publiées dans des journaux revus par les pairs sont la référence absolue. Qu'est-ce que cela signifie ? Voici des informations qui pourront vous éclairer :

- **Études cliniques.** Ce sont celles qui concernent les humains et non les animaux. Elles sont généralement précédées par des études qui démontrent l'innocuité et l'efficacité du traitement sur des animaux. Il existe deux grands types d'études cliniques. Dans une **étude d'observation**, les participants sont simplement observés et aucun traitement n'est administré. Dans une étude d'intervention, un traitement est administré et surveillé pour déterminer s'il fonctionne et s'il est sûr. Les études cliniques rigoureusement contrôlées sont conçues pour produire une quantité

* Le site planetesante.ch, premier site grand public d'information médicale en Suisse romande, contient toujours plus d'articles sur différentes approches complémentaires

importante de données qui montrent dans quelle mesure le traitement peut être sûr et utile.

- **Essais aléatoires contrôlés.** Dans ce type d'étude, les participants sont généralement répartis de manière aléatoire en deux groupes. Le premier groupe reçoit le traitement à l'étude, le second un placebo. La répartition aléatoire dans les groupes vise à s'assurer que les participants présentant certaines caractéristiques ne soient pas tous dans le même groupe. C'est également une manière d'équilibrer les caractéristiques spécifiques des participants. Le deuxième groupe fait office de groupe témoin. Les participants du groupe témoin reçoivent un traitement standard, aucun traitement ou une substance inactive appelée placebo (voir «l'effet placebo» plus loin). Dans un essai aléatoire, les participants sont répartis dans un groupe de manière aléatoire, afin de s'assurer que les groupes soient similaires.
- **Études en double aveugle.** Comme le nom l'indique, dans ce type d'étude, ni les scientifiques ni les participants ne savent qui reçoit le traitement actif et qui reçoit le placebo. Ce type d'étude est également appelé étude **en double insu**.
- **Études prospectives.** Elles sont prévisionnelles. Grâce à ces études, les scientifiques définissent des critères d'étude que les participants doivent suivre, puis mesurent ou décrivent les résultats. Les informations issues de ces études sont souvent plus fiables que ceux des études rétrospectives.
- **Études rétrospectives.** À l'inverse des études prospectives, elles se réfèrent aux données passées, ce qui laisse davantage place à l'erreur d'interprétation.
- **Journaux revus par les pairs.** Ces journaux ne publient que des articles qui ont été revus par un panel indépendant d'experts en médecine. Cette «revue» est généralement anonyme et les réviseurs ne sont pas rémunérés. Pour savoir si un article est revu par les pairs, visitez sa page internet. Consultez ensuite «revu par les pairs» et «taux d'acceptation». Un journal revu par les pairs et qui affiche un taux d'acceptation des articles reçus inférieur à 20 % offre les informations les plus fiables.

Lorsque vous évaluez une étude scientifique, recherchez les études cliniques sur les humains et non sur les animaux. Les souris et les hommes partagent de nombreux gènes, mais un être humain n'est pas une souris. Par ailleurs, vérifiez comment l'étude a été menée et le nombre de participants. Enfin, demandez-vous si la recherche s'applique à vous. Par exemple, la Clinique Mayo a mené deux études pour déterminer si le ginseng pouvait atténuer la fatigue chez les personnes qui avaient eu un cancer. Le ginseng étudié venait d'un producteur du Wisconsin, afin de s'assurer que la récolte et le traitement étaient uniformes pour tous les échantillons. Ceci a permis de s'assurer que chaque gélule contenait la même quantité d'ingrédient actif. Dans ce cas, les études ont montré que le ginseng atténuait la fatigue chez les participants. Mais cela ne veut pas nécessairement dire qu'il aura le même effet sur vous. Si vous n'achetez pas le même type de ginseng et que vous n'avez pas souffert d'un cancer, vous n'obtiendrez peut-être pas les mêmes résultats.

Lorsque vous vous intéressez à la recherche, regardez non seulement les études de bonne qualité, mais également celles qui vous correspondent en fonction des raisons pour lesquelles vous souhaitez prendre un complément alimentaire.

Les trois D

Au cours de vos recherches d'informations sur la médecine intégrative, ou sur une substance ou une thérapie en particulier, vous allez sûrement trouver toute une série d'informations sur internet, et certainement plus que nécessaire. Internet est une source infinie d'informations sur toutes sortes de traitements intégratifs. C'est également une source formidable de désinformation. Prenez donc soin de trier le bon grain de l'ivraie. Pour cela, utilisez la méthode des trois D:

Dates. Vérifiez la date de création ou de mise à jour de chaque article. Si vous n'en trouvez pas, partez du principe qu'il n'est pas forcément récent. L'article peut être obsolète et donc ne pas inclure les découvertes récentes.

Documentation. Qui gère le site? Les informations sont-elles revues par des experts en médecine? Les références sont-elles listées? Le marketing est-il clair? Cherchez le logo Health on the Net (HON) Foundation (*www.healthonthenet.org*), qui signifie que le site est conforme aux principes HON de fiabilité et de crédibilité de l'information.

Double vérification. Allez voir plusieurs sites internet sur la santé et comparez les informations. Si vous ne trouvez pas d'informations confirmant l'effet prétendu d'une substance de médecine intégrative, soyez sur vos gardes. Et avant de suivre les conseils que vous trouvez sur internet, vérifiez auprès de votre médecin.

En résumé, si ce que vous trouvez a l'air trop beau pour être vrai, c'est que c'est sûrement le cas. Faites l'effort de rechercher d'autres informations auprès d'une source de référence et parlez-en avec votre médecin ou un autre professionnel de santé de confiance.

L'effet placebo

Un placebo est une substance ou une thérapie qui ressemble à un vrai traitement médical, mais qui n'en est pas un. Un placebo peut être un comprimé, une injection ou tout autre type de faux traitement, souvent une solution sucrée ne contenant aucune substance active et ressemblant à ce qu'elle est censée imiter.

Les scientifiques ont découvert que les personnes qui pensent recevoir le vrai traitement, alors qu'il ne s'agit que d'un placebo se sentent parfois mieux. Ces vertus remarquables et réelles s'appellent « l'effet placebo » et constituent un bon exemple de la manière dont notre esprit et nos croyances affectent le corps. Lorsque vous vous attendez à ce que vos symptômes physiques s'améliorent, c'est souvent le cas, même si vous ne faites ou ne prenez rien de différent.

L'amélioration due à l'effet placebo reste une amélioration et c'est toujours une bonne chose. Cependant, n'oubliez pas que pour de nombreuses pathologies, il existe des traitements qui fonctionnent mieux que les traitements placebo. C'est pourquoi il est important d'essayer parfois plusieurs traitements recommandés, afin de déterminer ce qui fonctionne le mieux pour vous.

C'est trop beau pour être vrai ? Peut-être... !

La Food and Drug Administration (FDA) recommande de se méfier des allégations ou pratiques suivantes. Elles sont souvent des signes avant-coureurs concernant des compléments alimentaires potentiellement frauduleux ou autres traitements soi-disant naturels :

- Les messages publicitaires ou allégations semblent exagérées ou irréalistes, et utilisent les expressions « révolutionnaire », « magique » ou « nouvelle découverte ». Si le produit était réellement efficace, votre médecin vous l'aurait recommandé. Méfiez-vous également de l'affirmation « produit entièrement sûr ».
- Le fabricant prétend que le produit peut traiter un large éventail de symptômes, que c'est la panacée, ou qu'il peut guérir ou prévenir toute sorte de maladies. Ce n'est vrai pour aucun produit.
- Le produit est soi-disant soutenu par des études scientifiques, mais aucune référence n'est fournie. Méfiez-vous des informations qui proviennent de témoignages personnels.
- Le produit est censé être une alternative à un médicament approuvé par la FDA ou avoir des effets semblables à un médicament sur ordonnance.
- Le produit est commercialisé principalement à travers une campagne d'e-mailing de masse ou dans une langue étrangère.

Ce qu'il faut savoir sur les compléments alimentaires

Si vous avez parcouru un magasin de produits diététiques ou le rayon diététique de votre supermarché ou de votre pharmacie, vous avez sûrement remarqué la quantité effarante de remèdes à base de plantes et autres compléments alimentaires.

Une enquête de 2015 sur la sécurité du consommateur mené par le Council for Responsible Nutrition a montré que deux tiers des Américains prennent des compléments alimentaires, dont des vitamines et des minéraux. Les compléments alimentaires sont de loin la forme la plus répandue de médecine complémentaire, représentant près d'un cinquième de la médecine intégrative aux États-Unis.

Cette même étude a également montré que la grande majorité des personnes qui prennent des compléments alimentaires pensent que ceux-ci sont sans danger et efficaces. Ce qu'il faut savoir, c'est que les compléments ne sont pas des médicaments. Les sociétés qui les fabriquent ne sont pas soumises aux mêmes règles que celles qui fabriquent les médicaments.

Réglementation limitée

En 1994, le Congrès américain a voté la loi *Dietary Supplement Health and Education* (DSHEA). Cette législation a été au départ proposée par la Food and Drug Administration (FDA) pour accroître le contrôle sur les fabricants de compléments alimentaires, suite à la détection de graves effets secondaires attribués à des compléments à base de certaines plantes. Mais l'industrie s'est rebiffée et le Congrès a fini par voter la DSHEA. Celle-ci a créé la catégorie des compléments alimentaires et le résultat est un contrôle bien inférieur à ce qui était initialement prévu.

Deux parties importantes de cette loi méritent une attention particulière:

- Les fabricants n'ont pas l'obligation de prouver l'efficacité. Cela signifie qu'ils ne sont pas tenus de mener des recherches formelles pour prouver que leur produit a effectivement les effets revendiqués.
- Les fabricants n'ont pas l'obligation de prouver l'innocuité de leurs produits. Ils doivent disposer de données historiques sur l'utilisation pour en confirmer l'innocuité, mais là encore ils ne sont pas tenus de mener des tests spécifiques pour s'assurer que les produits sont sans danger.

Grâce à ces exemptions, le marché des compléments a fleuri. Parallèlement, le mécontentement concernant le domaine de la médecine conventionnelle aux États-Unis grondait de plus en plus. Les patients et les consommateurs souhaitaient être davantage impliqués dans leurs soins et l'explosion de la vente de compléments alimentaires a été en partie une conséquence de cette quête d'une plus grande autonomie.

Ceci ne veut pas dire que la FDA ne réglemente pas le marché des compléments alimentaires. L'agence œuvre dur pour s'assurer que les produits que nous achetons soient sûrs et de très bonne qualité. Toutefois, les règles que le Congrès a entérinées limitent considérablement sa marge de manœuvre. C'est pourquoi le consommateur doit choisir prudemment les compléments alimentaires qu'il souhaite ajouter à sa routine quotidienne.

Aux États-Unis, il est difficile de s'assurer de la qualité des plantes et des compléments disponibles. Dans de nombreux cas, des personnes ont mal réagi à des produits contenants soit les mauvaises plantes soit des médicaments normalement prescrits sur ordonnances. On a découvert, par exemple, que de nombreux remèdes à base de plante fabriqués en Chine contenaient des quantités toxiques de métaux lourds comme l'arsenic, le plomb et le mercure.

Aujourd'hui, grâce à des règles mises en place en 2010 appelés les BPF (Bonnes Pratiques de Fabrication), tous les compléments vendus aux États-Unis doivent contenir uniquement ce qui est indiqué sur l'étiquette. Néanmoins, il existe encore de mauvais joueurs, principalement des structures internet malhonnêtes. C'est pourquoi, malgré les BPF, il est important que vous sachiez ce que vous recherchez pour être sûr·e d'acheter des produits de bonne qualité.

En Suisse, la réglementation est un peu différente. Les plantes vendues en Suisse à but thérapeutique sont soumises à une réglementation spécifique, nécessitant une procédure d'autorisation de mise sur le marché. De plus, certaines plantes ou parties de plantes ne sont pas admises dans les denrées alimentaires en raison des risques encourus. Les compléments alimentaires sont réglementés par une ordonnance. Ce sont des denrées alimentaires, qui en tant que telles doivent satisfaire aux exigences légales. Les substances admises (vitamines, sels minéraux ou autres substances définies dans l'ordonnance) ainsi que les valeurs maximales sont réglées dans la législation suisse.
En France, les compléments alimentaires sont considérés comme des aliments et font l'objet d'un encadrement réglementaire strict visant à garantir la sécurité de leur emploi et la loyauté de l'information donnée aux consommateurs.

De manière générale au niveau européen, chaque État membre continue à procéder à sa propre classification des produits distribués et remis sur son territoire. Il peut dès lors arriver, malgré l'harmonisation des définitions, qu'un même produit soit par exemple considéré comme denrée alimentaire dans un État membre, et comme produit thérapeutique dans un autre (sources : OSAV et Swissmedic, novembre 2018 ; Direction générale de la concurrence, de la consommation et de la répression des fraudes, France).

Utilisation sans risque

Pour être sûr·e d'acheter des produits de bonne qualité et de les utiliser correctement, suivez ces indications :

- **Informez votre médecin de ce que vous prenez.** Certains compléments peuvent interférer avec l'efficacité des médicaments sur ordonnance que vous prenez, ou avoir d'autres effets nocifs. Il vaut toujours mieux informer votre médecin de ce que vous prenez.

- **Lisez l'étiquette et cherchez un label de qualité.** Un exemple est le label *USP Dietary Supplement Verified* de la U.S. Pharmacopeia. Il certifie que le produit est conforme aux normes de qualité. D'autres organismes certifient également la conformité des compléments, comme ConsumerLab.com et NSF International. Bien que chaque organisme ait une approche légèrement différente, leur objectif est de certifier qu'un produit est conforme à une certaine norme.

- **Choisissez une marque que vous connaissez.** Cherchez un grand fabricant connu. Même si cela ne garantit pas nécessairement que le produit contient exactement ce qui est indiqué, il est plus probable qu'une société connue jouissant d'une bonne réputation s'assure que son produit est de qualité.

- **Suivez la posologie.** Les produits à base de plantes contiennent des ingrédients actifs qui peuvent avoir un impact sur les fonctions corporelles. Ne dépassez pas les doses recommandées.

- **Restez vigilants avec les produits fabriqués ou achetés en dehors de l'Amérique du Nord ou de l'Europe.** Des ingrédients toxiques, dont le plomb et le mercure, et des médicaments sur ordonnance, comme la prednisone, ont été retrouvés dans des compléments alimentaires à base de plantes fabriqués à l'étranger notamment en Chine, en Inde et au Mexique.

- **Évitez les compléments lorsque vous êtes enceinte ou que vous allaitez.** Ne prenez des compléments que sur recommandation de votre médecin. Ils peuvent nuire au bébé.

- **Évitez certaines plantes potentiellement dangereuses.** Renseignez-vous sur les plantes qui peuvent être dangereuses et celles qui sont mortelles. Par exemple le chaparral, l'éphédra (*ma huang*) et le kava. Bien que ces substances soient interdites à la vente, elles restent disponibles sur internet.

Lorsque les médicaments et les compléments ne se mélangent pas

Que se passe-t-il lorsque l'on mélange des plantes avec des médicaments sur ordonnance ou en vente libre ? En réalité, bien souvent nous l'ignorons. Les scientifiques étudient la question et espèrent mieux comprendre ces interactions à l'avenir. Pour le moment, le mieux est de bien réfléchir avant de mélanger des plantes avec un médicament avec ou sans ordonnance.

Compléments dont il faut se méfier

Il est reconnu que certains compléments présentent des risques élevés d'interactions avec certains médicaments. Ne mélangez pas des médicaments avec ces plantes sans l'approbation de votre médecin, étant donné les risques potentiels. Ces compléments sont :

- l'actée à grappes ;
- l'angélique de chine ;
- l'huile d'onagre ;
- l'ail ;
- le ginkgo ;
- le ginseng ;
- l'aubépine ;
- le kava ;
- le millepertuis ;
- le yohimbe.

Médicaments dont il faut se méfier

Certains médicaments présentent une *marge thérapeutique étroite*. Si leur dosage est trop faible ou trop élevé, ils peuvent provoquer des complications. Prenons l'exemple des anticoagulants (qui fluidifient le sang). Un dosage trop bas peut causer une grave coagulation du sang, et un dosage trop élevé, une hémorragie.

Si vous prenez un anticoagulant, il est important que les autres médicaments que vous prenez, dont les vitamines, les plantes et les compléments, n'interfèrent pas avec la marge thérapeutique de ce médicament.

Les médicaments qui contrôlent l'arythmie, les médicaments prescrits après une transplantation et les antiépileptiques sont d'autres médicaments présentant une marge thérapeutique étroite.

Discutez avec votre médecin

Une fois que vous avez fait vos recherches et avez le sentiment d'avoir toutes les informations nécessaires pour discuter avec votre médecin de la thérapie intégrative que vous souhaitez essayer, il est temps de passer à l'étape suivante. Discutez avec votre médecin des informations que vous avez rassemblées, parlez de vos antécédents médicaux et voyez si la thérapie est adaptée et sans danger pour vous.

Cela peut paraître plus simple que ça ne l'est réellement. En effet, il se peut que vous hésitiez à parler avec votre médecin de thérapies non conventionnelles pour toute une série de raisons. Peut-être craignez-vous qu'il ne vous critique ou qu'il pense que vous avez perdu la raison. Si la thérapie n'est pas dangereuse, cela ne devrait pas être le cas. La plupart des médecins savent bien que les produits et techniques non conventionnels jouissent d'une grande popularité et souhaitent aider leurs patients à les utiliser en toute sécurité. Ces dernières années, les changements qui se sont produits simplifieront peut-être cette discussion.

En effet, ces vingt dernières années, de plus en plus d'études scientifiques sur les traitements non conventionnels ont été, et continuent, d'être menées. Cette recherche permet aux médecins de recommander certaines thérapies plus facilement. Aujourd'hui, si un médecin souhaite en savoir plus sur une thérapie ou si un patient a des questions, il lui est possible de consulter les données provenant d'études revues par les pairs.

Une autre évolution du système de santé est la relation entre le médecin et son patient, qui est de plus en plus un partenariat. Comme de nos jours les patients en savent plus et posent plus de questions, les médecins ont dû trouver de nouveaux modes de réflexion et d'interaction avec leurs patients, notamment pour ce qui est des traitements qui ne suivent pas forcément la pratique conventionnelle.

Une troisième différence dans la médecine actuelle est le passage de la médecine préventive au bien-être, et c'est là que les techniques intégratives jouent un rôle fondamental. La médecine conventionnelle permet de traiter des problèmes de santé qui existent déjà, mais elle n'est pas toujours adaptée pour prévenir les problèmes à venir. La gestion du stress, un régime alimentaire sain et une activité physique régulière sont autant de manières de prévenir un infarctus par exemple. L'association de la médecine conventionnelle et des techniques intégratives permet d'aider les personnes à réduire leur stress, manger mieux et améliorer leur santé en général, et par conséquent potentiellement permettre de prévenir les problèmes, avant même qu'ils ne se présentent.

C'est pourquoi les professionnels de santé sont de plus en plus ouverts à la médecine intégrative. En effet, les étudiants en médecine d'aujourd'hui suivent pour la plupart des régimes naturels, consomment souvent des aliments bios et ont des parents qui peut-être font du Tai Chi. Il n'est pas rare de nos jours, de voir des étudiants en médecine faire du yoga avant les cours ou méditer ensemble.

Agir le plus tôt possible

Essayer de ne pas remettre à plus tard cette discussion sur les thérapies intégratives. Il vaut mieux parler avec votre médecin *avant* de commencer une nouvelle thérapie plutôt qu'après, car il pourra vous aider à passer en revue toute une série de points importants. Votre médecin peut :

- identifier si un traitement présente des effets secondaires potentiellement dangereux ;
- vous dire si un produit peut interférer avec un traitement médicamenteux en cours ;
- vous aider à déterminer les dosages ;
- confirmer que la thérapie semble adaptée à vos besoins ;
- vous mettre en contact avec un·e praticien·e de cette thérapie ou quelqu'un qui peut vous apprendre à la réaliser vous-même.

Pendant cette discussion avec votre médecin, répondez honnêtement à ses questions, afin qu'il puisse contrôler précisément votre état de santé, évaluer les risques potentiels pour vous et que vous puissiez démarrer la thérapie dans de bonnes conditions.

Trouver un·e praticien·ne compétent·e

Le choix d'un·e praticien·ne de médecine intégrative doit être aussi précis et prudent que celui d'un médecin traitant. Le National Center for Complementary and Integrative Health aux États-Unis recommande de suivre les étapes suivantes :

- **Afin de trouver un ou une praticien·ne dans votre région, vérifiez d'abord avec votre médecin ou autre prestataire de soins.** L'hôpital le plus proche ou une faculté de médecine, les organisations professionnelles, les agences gouvernementales ou votre assurance maladie peuvent vous aider.
- **Faites un maximum de recherches sur la formation de thérapeute, ses diplômes, accréditations et agréments.** Les accréditations pour les praticiens de techniques intégratives varient d'une région à une autre et d'une discipline à l'autre.

Une fois que vous avez trouvé un·e praticien·ne potentiel·le, posez-vous les questions suivantes pour déterminer si la personne vous convient :

- **Est-il·elle prêt·e à travailler avec votre médecin traitant ?** Tous les professionnels impliqués dans vos soins de santé devraient communiquer et coopérer, afin de fournir les soins les plus sûrs et les plus coordonnés possible.

- **Sa formation et son expérience correspondent-elles à votre problème et vos préoccupations ?** Sélectionnez un·e praticien·ne qui sait comment prendre en charge vos besoins spécifiques, même si votre objectif est le bien-être général.
- **Ses services sont-ils pris en charge par votre assurance maladie ?** Contactez votre assureur et posez-lui la question. Les modèles d'assurances varient grandement dans la prise en charge de techniques intégratives, et même si une technique est couverte, il existe peut-être des restrictions.

Après la première séance, évaluez la personne et les soins reçus, et décidez si le.la praticien·ne vous convient et si le programme de traitement est raisonnable. Une fois votre choix fait, informez votre médecin de la personne choisie et du traitement suivi. Il est important que votre médecin soit au courant de tous les prestataires de soins de santé que vous voyez, afin de fournir les meilleurs soins possible.

Comprendre la réticence

S'agissant de la médecine non conventionnelle, ne soyez pas surpris si votre médecin se montre prudent à approuver certains produits ou techniques. La raison est souvent que la thérapie n'est pas suffisamment corroborée scientifiquement. Naturellement, plus il y a de données sur la fiabilité d'un produit ou d'une technique, moins les médecins auront de mal à les recommander.

Par ailleurs, n'oubliez pas que certains produits annoncés comme miraculeux ou décrits comme des alternatives sûres aux soins conventionnels ont eu des effets nocifs voire mortels.

Il est extrêmement difficile pour un professionnel de santé de voir, par exemple, une jeune femme souffrant d'un cancer du sein tout à fait soignable, se détourner de la médecine conventionnelle parce qu'elle a entendu parler des horreurs de la chimiothérapie, prendre un traitement non conventionnel et non corroboré scientifiquement puis retourner voir son médecin au bout de 6 mois avec un cancer plus avancé nécessitant un traitement plus compliqué, ou pire encore un cancer incurable.

Les médecins qui ont vu ce genre de cas seront certainement plus méfiants vis-à-vis des thérapies intégratives. Si c'est le cas de votre médecin, imaginez que celui-ci a peut-être fait ce genre d'expérience difficile avec un autre patient, d'où son scepticisme. Si possible, demandez-lui de vous envoyer voir un spécialiste qui connaît ce domaine, ou cherchez un deuxième avis auprès d'un autre professionnel de santé.

Histoires personnelles

Tout au long de cet ouvrage, vous avez découvert plusieurs formes de médecine intégrative et leur fonctionnement. Prenons maintenant deux exemples réels de patients de la Clinique Mayo qui ont expérimenté la médecine intégrative. Leur histoire illustre différentes façons d'utiliser la médecine intégrative pour aider à traiter une variété de problèmes de santé.

Lorsque Annemieke van der Werff a appris qu'elle souffrait d'un cancer du sein, elle a tout de suite su qu'il allait lui falloir gérer son stress. Juste avant son premier traitement, Annemieke est passée par la boutique de la Clinique Mayo à Rochester dans le Minnesota pour acheter un CD d'exercices de réduction du stress. Ce fut en fait la première étape vers la méditation qu'Annemieke continue encore aujourd'hui.

Lors de sa chimiothérapie, la méditation, et notamment la réduction du stress basée sur la pleine conscience, était pour Annemieke un moyen de prendre soin de son corps, tout en recevant le traitement. Cela lui a aussi permis de mieux profiter de la vie, pendant une promenade en forêt, en lisant un livre ou en rendant visite à ses amis, ce qui à chaque fois impliquait le partage d'un bon repas sain. Aujourd'hui, le traitement derrière elle, Annemieke continue la méditation au quotidien. En fonction des jours, elle médite assise en silence le matin en se concentrant sur sa respiration et sur son corps. Ou bien elle médite lors de promenades en utilisant la méditation dirigée en passant en revue tout son corps.

« Je suis heureuse et en bonne santé », dit Annemieke, « la vie est belle. ».

Voici le deuxième exemple. Un jour sans prévenir, Bill Hunt s'est mis à avoir des crises d'angoisse et à trembler de manière incontrôlable. « Ses symptômes se sont manifestés tellement vite que j'étais persuadée qu'il avait un trouble neurologique grave », explique la femme de Bill, Marie Friedel-Hunt. Mais après une batterie poussée d'examens, les résultats étaient mauvais. En effet, la perte des fonctions cognitives de Bill était due à une amylose cérébrovasculaire et à une légère atrophie du cerveau. Associé à un stress émotionnel, c'est ce qui provoquait les tremblements et l'anxiété de Bill. Dans leur recherche pour traiter les tremblements de Bill, les Hunt sont venus à la Clinique Mayo, dans le programme Médecine intégrative et santé, où ils ont rencontré le Dr Sood qui a recommandé à Bill d'essayer la méditation de pleine conscience.

Bill devait se concentrer totalement sur un objet pendant 15 minutes plusieurs fois par jour. Après une séance, les tremblements de Bill s'étaient atténués. Il a continué à utiliser cette technique plusieurs fois par jour en association avec d'autres suggestions du Dr Sood.

La médecine intégrative a permis à Bill de trouver du sens et de la passion dans la vie, ce qui l'a incité à avoir des activités qui lui faisaient du bien. Bien que Bill soit aujourd'hui décédé, Mary continue les exercices de méditation de pleine conscience qu'ils faisaient ensemble.

Points à discuter pour démarrer

Une fois que vous serez prêt·e à parler de médecine intégrative avec votre médecin et des objectifs que vous voulez atteindre, vous aurez peut-être besoin d'aide pour démarrer la discussion. Ce formulaire peut vous y aider.

De nombreux centres de santé utilisent un formulaire semblable pour les patients qui viennent pour la première fois dans un service de médecine intégrative. Ce formulaire, associé à vos antécédents médicaux complets, peut vous aider à réfléchir aux types de thérapies intégratives dont vous souhaitez discuter, aux raisons pour lesquelles vous souhaitez les essayer et aux objectifs que vous souhaitez atteindre, en ajoutant les thérapies de médecine intégrative dans votre programme de bien-être général.

Faites une copie de ce formulaire, remplissez-le et prenez-le avec vous lors de votre prochain rendez-vous avec votre médecin, afin de démarrer la discussion sur la médecine intégrative.

Quels sont les principaux sujets que vous souhaitez aborder aujourd'hui ?
Choisissez quatre sujets qui vous concernent le plus.

- ☐ Douleur
- ☐ Fatigue
- ☐ Stress
- ☐ Anxiété
- ☐ Fibromyalgie
- ☐ Problèmes de sommeil
- ☐ Cancer
- ☐ Maladies cardiovasculaires
- ☐ Autre(s)

Quelles parties de votre vie sont les plus affectées par ces problèmes ?

- ☐ Travail
- ☐ Sommeil
- ☐ Repas
- ☐ Relations
- ☐ Énergie
- ☐ Humeur
- ☐ Autre(s)

Qu'attendez-vous de ce rendez-vous ?

____

____

____

____

____

Quelles thérapies de médecine intégrative utilisez-vous déjà ou avez-vous essayées? (par exemple, compléments alimentaires, méditation, acupuncture, massage)

____

____

____

____

____

____

En moyenne, comment qualifieriez-vous votre niveau d'activité physique?

- ☐ Presque pas d'activité (position principalement assise)
- ☐ Activité légère (un peu de marche, ni soulever ni déplacer de lourdes charges)
- ☐ Activité modérée (beaucoup de marche, ni soulever ni déplacer de lourdes charges)
- ☐ Activité importante (course à pied, soulever/déplacer de lourdes charges)

État de santé général

En moyenne, comment décririez-vous votre état de santé général?

- ☐ Excellent
- ☐ Très bon
- ☐ Bon
- ☐ Moyen
- ☐ Mauvais

En moyenne, comment décririez-vous votre régime alimentaire?

- ☐ Excellent
- ☐ Très bon
- ☐ Bon
- ☐ Moyen
- ☐ Mauvais

En moyenne, comment décririez-vous votre sommeil?

- ☐ Excellent
- ☐ Très bon
- ☐ Bon
- ☐ Moyen
- ☐ Mauvais

Comment évaluez-vous votre niveau d'énergie?

- ☐ Très faible
- ☐ Faible
- ☐ Modéré
- ☐ Élevé
- ☐ Très élevé

Bien-être émotionnel

Comment évaluez-vous votre niveau de stress ?

- [ ] Très faible
- [ ] Faible
- [ ] Modéré
- [ ] Élevé
- [ ] Très élevé

Comment évaluez-vous votre niveau d'anxiété ?

- [ ] Très faible
- [ ] Faible
- [ ] Modéré
- [ ] Élevé
- [ ] Très élevé

Quels sont les principaux facteurs de stress dans votre vie ?

____
____
____
____
____
____

Que faites-vous pour faire face au stress ?

____
____
____
____
____
____

À quelle fréquence faites-vous de la relaxation ?

- [ ] Pas du tout
- [ ] Quelques fois par mois
- [ ] Quelques fois par semaine
- [ ] Presque tous les jours de la semaine
- [ ] Tous les jours

Quels types de relaxation pratiquez-vous (plusieurs réponses possibles) ?

- [ ] Prière
- [ ] Méditation
- [ ] Yoga
- [ ] Imagerie mentale dirigée
- [ ] Respiration profonde
- [ ] Musique
- [ ] Art
- [ ] Lecture

Signification et objectif

Qu'est-ce qui vous rend heureux·se et donne un sens à votre vie ?

____

____

____

____

____

____

En moyenne, comme décririez-vous votre équilibre vie privée/vie professionnelle ?

- ☐ Excellent
- ☐ Très bon
- ☐ Bon
- ☐ Moyen
- ☐ Mauvais

En moyenne, comment décririez-vous votre bien-être spirituel ?

- ☐ Excellent
- ☐ Très bon
- ☐ Bon
- ☐ Moyen
- ☐ Mauvais

En moyenne, comment décririez-vous vos relations ?

- ☐ Excellentes
- ☐ Très bonnes
- ☐ Bonnes
- ☐ Moyennes
- ☐ Mauvaises

Étapes suivantes

Et ensuite…

Nous espérons que ce guide et toutes les informations qu'il contient vous auront fait réfléchir. Nous espérons également qu'il vous aura mis au défi de prendre des mesures positives pour améliorer votre santé.

Essayez, dès que possible, d'intégrer dans votre routine quotidienne ce que vous avez appris. Que ce soit en faisant plus attention à votre alimentation ou en ajoutant le massage à votre programme d'activités hebdomadaire, les thérapies abordées dans ce guide peuvent jouer un rôle fondamental dans votre santé personnelle : âme, corps et esprit.

Bien entendu, adopter un mode de vie plus sain peut paraître un peu décourageant. Par exemple, vous vous demandez sûrement par où commencer. Dans ce chapitre, vous verrez ce que vous pouvez faire pour intégrer la médecine intégrative dans votre vie, afin d'améliorer votre santé et votre bien-être.

Cinq stratégies pour l'avenir

Si vous êtes prêt·e à mettre en place une approche intégrative pour votre santé, les cinq étapes suivantes vont vous permettre de mettre en pratique ce que vous venez d'apprendre.

1. Engagez-vous

Que vous soyez expérimenté·e dans la pratique du yoga ou que vous fassiez vos premiers pas dans le monde du bien-être, l'amélioration de votre santé doit devenir votre priorité.

Coucher ses objectifs sur le papier peut aider à définir et se tenir à des habitudes saines. Dans l'agitation de la vie, votre bien-être est souvent la dernière de vos priorités. C'est pourquoi il peut être utile de noter dans un endroit visible l'activité que vous vous êtes engagé·e à faire, un peu comme pour un rendez-vous important. Par exemple, notez 30 minutes de Tai Chi sur votre calendrier quelques jours par semaine ou 20 minutes de méditation chaque soir avant de vous coucher.

2. Commencez modestement

Choisissez une ou deux thérapies dans cet ouvrage qui vous intéressent ou qui ciblent un problème particulier. Par exemple, si vous souffrez de fibromyalgie, vous pourriez commencer par ajouter un massage quotidien à votre programme de bien-être.

Mais si vous en faites trop en même temps, vous serez peut-être dépassé·e et découragé·e. Commencez donc modestement. Si votre objectif est d'améliorer vos habitudes alimentaires, vous pourriez essayer d'ajouter progressivement une portion d'un fruit ou légume que vous aimez à votre régime trois fois par semaine. Après un mois, ajoutez une portion d'un autre fruit ou légume chaque semaine à la place d'un encas moins sain. Essayez différentes approches jusqu'à ce que vous ayez trouvé ce qui vous convient le mieux.

3. Ne baissez pas les bras

Aucune des approches de ce livre n'améliorera miraculeusement votre santé du jour au lendemain. Dans certains cas, il faudra plusieurs semaines pour que vous commenciez à voir des résultats, en général entre quatre et six semaines pour une nouvelle thérapie.

4. Réévaluez

Une fois que vous aurez apporté un changement, vérifiez qu'il est bien à la hauteur de vos espérances. Si la réponse est positive, continuez ! Si les améliorations que vous espériez ne sont pas au rendez-vous, ne vous découragez pas. Parlez-en avec votre médecin ou thérapeute, afin d'envisager d'autres options qui pourraient entraîner de meilleurs résultats. Si vous ne voyez toujours pas de résultats positifs, il faudra peut-être essayer autre chose. Continuez de chercher jusqu'à ce que vous trouviez les techniques qui vous conviennent.

5. Évoluez

Prenez soin de tous les aspects de votre vie : l'âme, le corps et l'esprit. Si vous commencez modestement, que vous ne baissez pas les bras et que vous trouvez qu'une thérapie intégrative vous aide, il est peut-être temps d'élargir vos horizons. Réfléchissez à un autre aspect de votre bien-être personnel qui pourrait bénéficier d'un peu plus d'attention et suivez les mêmes étapes : engagez-vous, commencez modestement, ne baissez pas les bras et enfin réévaluez.

Par ailleurs, l'être humain est généralement attiré par la nouveauté. Si ce que vous faites depuis un moment ne produit plus la même étincelle en vous qu'avant, une nouvelle activité est peut-être ce qu'il vous faut pour redonner du goût à votre programme quotidien.

Nous espérons que ce guide a réussi à montrer les bienfaits de thérapies comme le massage, la méditation et l'acupuncture. C'est à vous maintenant de trouver ce qui correspond à vos besoins et à votre mode de vie.

En dernier lieu, ce cheminement vers la médecine intégrative doit être un travail d'équipe. Parlez avec votre médecin de ce que vous avez appris. À partir de là, travaillez ensemble pour vous assurer que les changements que vous envisagez n'interféreront pas avec les soins que vous recevez déjà.

La médecine intégrative à petit prix

Pour la plupart des gens, la question du coût est très importante s'agissant des soins de santé. Par conséquent, vous vous demandez peut-être si la médecine intégrative est une forme de traitement qui peut rentrer dans votre budget.

Il est vrai que certaines thérapies intégratives comme le massage et l'acupuncture peuvent être coûteuses, mais ce n'est pas le cas de toutes. Voici une liste de techniques intégratives peu coûteuses ou gratuites, et que vous pouvez faire seul.

Thérapie par l'art
Que vous dessiniez, peigniez, sculptiez ou réalisiez une autre forme d'art, le processus de création ou d'interprétation d'une œuvre d'art peut être thérapeutique. Avec la thérapie par l'art, vous pouvez dépenser peu ou beaucoup pour trouver la forme d'art qui vous convient. Pour en savoir plus sur la thérapie par l'art, voir page 78.

Respiration profonde
La respiration est un processus naturel qui se produit sans que vous ayez à y réfléchir. Mais en respirant lentement et profondément à partir du diaphragme, cette technique intégrative a pour bienfait de soulager le stress. Pour en savoir plus sur la respiration profonde, voir page 75.

Imagerie mentale dirigée
La puissance de l'imagination est indéniable. Elle est intégrée au cerveau et prête à être utilisée. L'imagerie mentale dirigée consiste à former des images mentales d'endroits ou de situations que l'on trouve relaxants. Pour le prix d'un CD, vous pouvez écouter des instructions vous invitant à utiliser tous vos sens pour imaginer une scène qui vous donne un sentiment de plénitude. Pour en savoir plus sur l'imagerie mentale dirigée, voir page 101.

Méditation
La méditation est essentiellement la concentration de l'attention sur quelque chose qui vous permet d'atteindre un état de détente physique, de calme mental et d'équilibre psychologique. Vous pouvez par exemple vous concentrer sur votre respiration, en inspirant et en expirant, ou sur un mot que vous vous répétez. Ou bien vous pouvez méditer en prenant un moment pour vous sentir reconnaissant avant de vous asseoir à votre bureau. Pour en savoir plus sur la méditation, voir page 90.

Pilates
Avec juste un tapis, vous pouvez faire du Pilates, thérapie intégrative stimulant l'activité physique, atténuant le stress et présentant toute une série de bénéfices pour la santé et le bien-être. Si le Pilates est nouveau pour vous, parlez-en avec votre médecin et faites-vous aider par un·e thérapeute pour commencer. Pour en savoir plus sur le Pilates, voir page 50.

Pensée positive
La vision que vous avez de ce qui vous entoure et des évènements du quotidien peut avoir un impact sur votre bien-être général. Changer d'état d'esprit ne coûte rien. Pour en savoir plus sur la pensée positive et comment l'utiliser pour réorienter vos pensées, voir page 117.

Relaxation musculaire progressive
Contracter et relâcher chaque groupe de muscles les uns après les autres peut vous aider à trouver et à relâcher la tension dans votre corps. Pour en savoir plus sur la relaxation musculaire progressive, voir page 72.

Qi gong
Le qi gong est une pratique de médecine chinoise qui associe généralement la méditation, la relaxation, les mouvements physiques et des exercices de respiration et qui est conçue pour restaurer et maintenir l'équilibre. Pour savoir en quoi le qi gong est une forme d'activité physique intégrative qui stimule la santé et le bien-être, voir page 50.

Spiritualité
Quelle que soit la forme de spiritualité que vous choisissez, trouver un moyen d'être en contact avec soi-même et les autres, développer son propre système de valeurs et rechercher un sens à la vie sont des manières d'améliorer son bien-être et sa qualité de vie. Pour en savoir plus sur la spiritualité, voir page 113.

Tai Chi
Le Tai Chi est une technique corps-esprit que l'on réalise à son propre rythme et qui consiste en une série de positions ou de mouvements lents et gracieux tout en respirant profondément. Le Tai Chi ne nécessite aucun appareil spécial et peut être pratiqué n'importe où, en intérieur ou en extérieur, seul·e ou en groupe.

Il est possible de louer ou d'acheter des vidéos, ou de lire des manuels de Tai Chi. Il vaut tout de même mieux le pratiquer avec un·e thérapeute qualifié·e pour profiter au maximum des bienfaits qu'offre cette activité et apprendre les bonnes techniques.
Par ailleurs, il est important de discuter avec votre médecin avant d'essayer le Tai Chi, même s'il est généralement sans danger. En effet, les personnes souffrant de certains problèmes de santé devront peut-être prendre des précautions particulières. Pour savoir en quoi le Tai Chi est une forme d'activité physique intégrative qui stimule la santé et le bien-être, voir page 50.

Yoga
Le yoga présente des bienfaits à la fois physiques et mentaux et consiste en une série de positions et d'exercices de respirations contrôlées conçus pour développer une plus grande souplesse et une plus grande plénitude. Passer d'une position à l'autre nécessite de l'équilibre et de la concentration, ce qui vous incite à vous concentrer davantage sur le moment présent et moins sur votre journée bien remplie.

Bien qu'il soit possible d'apprendre le yoga à partir d'un livre et de vidéos, les débutants trouvent généralement plus utile d'apprendre avec un·e thérapeute. Si vous êtes débutant·e, parlez-en avec votre médecin avant toute chose. Le yoga est généralement sans danger pour la plupart des gens en bonne santé lorsqu'il se fait avec un·e professionnel·le qualifié·e, mais dans certains cas, il peut présenter des risques. Pour savoir en quoi le yoga est une forme d'activité physique intégrative qui stimule la santé et le bien-être, voir page 50.

Transformer votre santé et votre avenir

Alors que vous progressez dans votre quête vers le bien-être personnel et que vous regardez comment les techniques intégratives peuvent contribuer à vous garder en bonne santé, réfléchissez à ce que vous pouvez faire au quotidien pour améliorer votre bien-être. Repensez aux bases que vous avez découvertes au début de ce guide : l'alimentation, l'exercice, la gestion du stress et le soutien. Que faites-vous au quotidien dans ces domaines pour vous sentir mieux ? Chaque effort que vous faites, que ce soit manger sainement, faire de l'exercice régulièrement, méditer ou même passer du temps dans un spa pour améliorer votre santé physique et mentale, ne vous aidera pas juste vous, mais également votre famille et même votre communauté.

L'effet de propagation des habitudes saines est impressionnant. Regardez autour de vous afin de voir ce que vous pouvez faire pour associer les meilleures pratiques complémentaires au meilleur de la médecine conventionnelle, pour être en bonne santé et vivre mieux tout au long de votre vie.

Si vous voulez en savoir plus

À la fin de ce guide, vous trouverez un ensemble de ressources fournissant des informations plus détaillées provenant d'agences et organisation fiables. Rendez-vous également sur notre site : *www.MayoClinic.org*

Le bien-être : évolutions actuelles et futures

Dans ce guide, vous avez découvert le rôle de la médecine intégrative pour vous aider à créer une base solide qui vous permettra de vivre au mieux votre vie. La recherche a énormément investi depuis des années dans le bien-être, et notamment dans ce que cela signifie réellement et comment y parvenir. Voici un échantillon de ce que les experts savent du bien-être, ainsi que ce qui se profile à l'horizon.

Leçons des « Zones Bleues »
La recherche menée par Dan Buettner, du National Geographic, et une équipe de scientifiques et d'organisations spécialisées dans le vieillissement, a montré que les habitants de certaines régions du monde vivent plus longtemps, sont en meilleure santé, sont plus heureux et sont moins touchés par les maladies que d'autres. Dans ces régions, appelées les Zones Bleues, les habitants ont trois fois plus de chance que la plupart des Américains de vivre plus de 100 ans tout en continuant à apprécier la vie.

Les scientifiques, anthropologues, démographes et épidémiologistes travaillant sur le projet Zones Bleues ont découvert des facteurs communs clairs expliquant pourquoi ces personnes vivent plus longtemps, sont en meilleure santé et sont plus heureux. Les habitants des Zones Bleues :

- restent actifs toute la journée ;
- ont un but ;
- utilisent les techniques de gestion du stress ;
- mangent modérément (et surtout peu de viande) ;
- sont impliqués dans leur famille et leur communauté.

Un dernier point intéressant concernant les Zones Bleues : les personnes qui atteignent des âges respectables vivent dans des communautés qui ont des habitudes de vie très saines.

Le laboratoire « Well Living »,
C'est dans le cadre de la recherche actuelle sur le bien-être à la Clinique Mayo que s'est créé le laboratoire Well Living, fruit de la collaboration avec Delos, société spécialisée dans la santé et le bien-être à l'intérieur des bâtiments. L'objectif de Delos est de transformer les maisons, bureaux, écoles et autres environnements intérieurs en lieux propices à la santé et au bien-être.

La recherche montre que nous passons 90 % de notre temps en intérieur. C'est pourquoi, Delos et la Clinique Mayo associent leur expertise dans le domaine de la santé et de la science du bâtiment pour étudier les environnements intérieurs, afin de déterminer comment mieux concevoir et construire des lieux de travail, de vie, d'apprentissage et de jeux plus agréables.

La recherche du laboratoire Well Living repose sur la norme Well Building composée des sept piliers du bien-être. La norme a été définie par Delos et est gérée par l'International Well Building Institute.

Le laboratoire Well Living simule des environnements de vie et de travail réalistes, afin d'étudier l'impact sur la santé de certaines mesures. Dans le laboratoire de près de 700 m^2, des capteurs mesurent la réaction des personnes aux changements dans leur environnement, comme par exemple, une chaise qui sonne lorsque vous restez assis trop longtemps. La recherche montre que la position assise prolongée est liée à une santé moins bonne et des heures passées à la salle de sport ne compensent pas les risques d'une position assise prolongée. Des interventions comme la chaise qui sonne illustrent comment modifier les environnements afin d'améliorer la santé et le bien-être.

Le laboratoire Well Living illustre parfaitement l'objectif de ce guide : pour améliorer votre santé et votre bien-être, il est important d'être proactif. Ce qui signifie entre autres d'étudier votre environnement et de réfléchir à ce que vous pouvez changer afin d'améliorer votre santé et être plus heureux.

Adapté du livre The Blue Zones de Dan Buettner, 2e édition. Washington D.C. : National Geographic ; ©2012. Imprimé avec permission.

Ressources supplémentaires

Retrouvez la liste des principales associations de médecine complémentaire en Belgique, France et Suisse sur planetesante.ch/ medecine_integrative

Bases de données

Natural Medicines
1 Davis Square
Somerville, MA 02144
617-591-3300
https://naturalmedicines.therapeuticresearch.com

Organisations

Academic Consortium for Integrative Medicine & Health
6728 Old McLean Village Drive
McLean, VA 22101
703-556-9222
www.imconsortium.org

American Academy of Medical Acupuncture
2512 Artesia Blvd., Suite 200
Redondo Beach, CA 90278
310-379-8261
www.medicalacupuncture.org

American Academy of Osteopathy
3500 DePauw Blvd., Suite 1100
Indianapolis, IN 46268-1138
317-879-1881
www.academyofosteopathy.org

American Association of Acupuncture and Oriental Medicine
P.O. Box 96503 #44114
Washington, DC 20090-6503
www.aaaomonline.org

American Association of Naturopathic Physicians
818 18th St. NW, Suite 250
Washington, DC 20006
202-237-8150
www.naturopathic.org

American Botanical Council
P.O. Box 144345
Austin, TX 78714-4345
800-373-7105
http://abc.herbalgram.org

American Chiropractic Association
1701 Clarendon Blvd., Suite 200
Arlington, VA 22209
703-276-8800
www.acatoday.org

American Holistic Health Association
P.O. Box 17400
Anaheim, CA 92817-7400
714-779-6152
http://ahha.org

American Massage Therapy Association
500 Davis St., Suite 900
Evanston, IL 60201
877-905-0577
www.amtamassage.org

American Osteopathic Association
142 E. Ontario St.
Chicago, IL 60611-2864
888-626-9262
www.osteopathic.org

American Society of Clinical Hypnosis
140 N. Bloomingdale Road
Bloomingdale, IL 60108
630-980-4740
www.asch.net

Association for Applied Psychophysiology and Biofeedback
10200 W. 44th Ave., Suite 304
Wheat Ridge, CO 80033
800-477-8892
www.aapb.org

ConsumerLab.com, LLC
333 Mamaroneck Ave.
White Plains, NY 10605
914-722-9149
www.consumerlab.com

Food and Drug Administration, Office of Dietary Supplement Programs
5001 Campus Drive
College Park, MD 20740
888-723-3366
www.fda.gov/Food/DietarySupplements/default.htm

Healing Beyond Borders
445 Union Blvd., Suite 105
Lakewood, CO 80228
303-989-7982
www.healingbeyondborders.org

Mayo Clinic
www.MayoClinic.org

National Association for Holistic Aromatherapy
P.O. Box 27871
Raleigh, NC 27611-7871
919-894-0298
www.naha.org

National Cancer Institute
BG 9609 MSC 9760
9609 Medical Center Drive
Bethesda, MD 20892-9760
800-422-6237
www.cancer.gov/about-cancer/treatment/cam

National Center for Complementary and Integrative Health
9000 Rockville Pike
Bethesda, MD 20892
888-644-6226
https://nccih.nih.gov

National Center for Homeopathy
7918 Jones Branch Drive, Suite 300
McLean, VA 22102
703-506-7667
www.homeopathic.org

Office of Cancer Complementary and Alternative Medicine
National Cancer Institute, NIH
9609 Medical Center Drive,
Room 5-W-136
Rockville, MD 20850
240-276-6595
https://cam.cancer.gov

Visite de la Clinique Mayo

Vous avez peut-être été surpris·e d'apprendre que les médecins de la Clinique Mayo incluent des techniques comme le massage et la méditation dans leurs protocoles de soins pour leurs patients? Ou peut-être êtes-vous intéressé·e par la recherche que la Clinique Mayo mène dans le domaine de la médecine intégrative? Ou encore souffrez-vous d'un problème de santé qui, selon vous, pourrait bénéficier d'une approche intégrative?

Quelles que soient vos raisons, si vous souhaitez être vu·e en tant que patient·e à la Clinique Mayo, voici ce que vous devez savoir:

- Vous n'avez pas besoin d'une ordonnance de votre médecin pour consulter un médecin de la Clinique Mayo, mais cela peut aider.
- Pour prendre rendez-vous dans l'un de nos trois sites appelez les numéros suivants: Arizona 800-446-2279; Floride 904-953-0853; Minnesota 507-538-3270.
- Votre rendez-vous commencera en principe par un examen physique complet réalisé par un médecin spécialisé en médecine interne.
- Le médecin qui aura réalisé l'examen physique vous enverra ensuite vers un spécialiste s'il pense que cela peut être utile.
- Si les thérapies intégratives vous intéressent, parlez-en avec le médecin de la Clinique. Le formulaire de la page 316 vous fournira des points de discussion lorsque vous rencontrerez le médecin de la Clinique Mayo.
- Vous ne pouvez pas prendre rendez-vous directement auprès de la Clinique Mayo pour un traitement d'acupuncture, un massage ou de la méditation. Vous devrez d'abord passer par un médecin de la Clinique.
- Toutefois, la massothérapie et l'acupuncture sont disponibles pour les patients et leur famille lorsqu'ils participent au Programme Healthy Living de la Clinique Mayo à Rochester dans le Minnesota. Pour prendre un rendez-vous pour un massage ou de l'acupuncture ou un soin balnéaire et de beauté, appelez le 507-293-2966 ou en vous rendant sur le site *https://healthyliving.mayoclinic.orf/rejuvenate-spa.php* pour plus d'informations.

Index

N

T

Z

Achevé d'imprimer: août 2020